DICTIONNAIRE DES POSTURES AMOUREUSES

Textes choisis et présentés par Jacques Cotin

Éditions
Philippe Picquier

Collection dirigée
par Jacques Cotin

Quand ils se découvrirent nus, ils pénétrèrent dans le Pavillon.
Là, curieux, leurs corps déclinèrent les figures de l'amour.

Mas de Vert
B.P. 150
13631 Arles cedex

Illustrations intérieures : D.R.

En couverture : miniature érotique indienne, XVIIIe siècle,
collection privée
Photo © Roland et Sabrina Michaud / Agence Rapho

Conception graphique : Picquier & Protière

ISBN : 2-87730-546-5
ISSN : 1251-6007

Pour Alessandra et Matteo

POSITIONS ET PROPOSITIONS

L'Atlas britannique Penguin évalue à 120 millions le nombre des coïts humains chaque jour dans le monde.

Le Monde du jeudi 29 juin 2000, « En vue ».

Bien avant que Diderot ne fasse explicitement parler les sexes dans ses *Bijoux indiscrets*, les corps ont pris la parole. Car le sexe éprouve une invincible répugnance à se taire. Il se dit, répète, radote même ; par nature bavard, il vient investir nos corps nocturnes d'étranges défroques comme celle de la Bête des contes qui cherche à déflorer quelque Belle. A travers lui, notre part animale – ce qui nous *animalise* – revient. Nous sommes nés de *cela*, et cette scène d'où nous venons nous hante. Si le sexe tient un discours si incessant et si prodigieux, ce n'est peut-être après tout que pour tenter de nous faire toucher ce néant d'où nous venons[1]. Non content de parler, le sexe se met

1. Pour tout ceci, voir Pascal Quignard, *Le Sexe et l'effroi*, Folio, 1994, p. 9 et suiv. Voir aussi Agustina Izquierdo, *L'Amour pur*, POL, 1993, p. 71 : « L'homme a été formé du limon de la terre et de la poussière du temps. De même la terre, avant l'homme, avait été tirée du néant et du rejet des astres. Il n'y a donc qu'un peu de limon entre le néant et l'homme, et qu'une paroi de boue entre rien et nous-mêmes. Il n'y a qu'un peu de temps entre la lueur

aussi en représentation, c'est-à-dire en images : « Dans une lumière magique, religieuse, esthétique ou fantasmatique, l'acte sexuel et le jeu des corps sont représentés en tous lieux : la villa des mystères à Pompéi, les peintures du Bernin, de Boucher, de Fragonard, de Füssli, de Bellmer et de mille autres, l'art sacré de l'Inde, le dessin des Japonais, les romans de la vieille Chine, les mystères d'Eleusis, telle secte gnostique comme celle des borborites, etc. Au commencement même de l'humanité, la sexualité distribue déjà ses images, par exemple dans les grottes de Lascaux ou dans celles de Piauí au Brésil. Chaque fois qu'il y a sexualité, il y a représentation. [...] Il est possible que la sexualité humaine soit indiscernable de sa propre peinture, du discours qu'elle profère sur elle-même. On ne peut guère faire l'amour sans dire, ou se dire, qu'on est en train de le faire [1]. » Bien souvent d'ailleurs le texte engendrera l'image quand ce n'est pas elle qui viendra susciter le récit. A cet égard, l'aventure des *Sonnets luxurieux* de l'Arétin et des peintures de Jules Romain est exemplaire. Le XVIIIe siècle européen sera l'âge d'or de cet accord entre un texte et ce que l'éditeur choisit d'en donner à voir dans des gravures [2]. Celles-ci ne se contentent pas de la seule mise en

---

solaire et la nuit de l'abîme. Nous étreignons, quand nous aimons, cette vitre de boue. »

1. Gilles Lapouge, article « Pornographie » dans l'*Encyclopædia universalis*.

2. Jean-Pierre Dubost a traité cette réactivation de la tradition antique à partir de la Renaissance italienne dans deux remarquables études : l'une a été publiée en appendice à son édition de *L'Académie des dames*, dans la même collection (Editions Philippe Picquier, 1999) : « Du texte à l'image. Statut de la représentation érotique et libertine », p. 259 et suiv. ; l'autre dans le tome I des *Romanciers libertins du XVIIIe* siècle, Bibliothèque de la Pléiade, 2000 : « Notice sur les gravures libertines », p. LXIII et suiv.

montre de telle scène, mais elles viennent le plus souvent l'accompagner quasi musicalement : il n'est pas rare en effet que les planches, passant de livre en livre, retrouvent à leur insu un sens qu'elles ne possédaient pas lorsqu'elles furent gravées, une fiction nouvelle fournissant une signification imprévisible à la gravure.

C'est bien ce qui passe dans l'Occident chrétien à partir de la Renaissance : l'Arétin, dans sa *Vie des nonnes*, fait l'inventaire d'une galerie de tableaux :

> Dans le quatrième tableau étaient représentées toutes les façons et toutes les postures au moyen desquelles on peut enfiler et se faire enfiler ; et les nonnes, avant d'être lâchées en liberté avec leurs bons amis, sont obligées d'essayer au naturel les postures des peintures : cela pour qu'elles ne soient pas au lit comme ces coquecigrues qui se plantent là en quatre, sans odeur et sans saveur, de sorte que qui en goûte en a tout autant de plaisir que d'une platée de fèves sans sel ni huile.

Dans la même œuvre, il duplique la scène, mais cette fois avec un livre :

> La lettre lue, je la repliai, et, avant de la cacher dans mon sein, je la baisai ; puis, retirant le paquet de son enveloppe, je vois que c'est un très beau livre de messe, ce que m'envoyait mon ami ; du moins je crus que c'était un livre de messe. Il est relié en velours vert, ce qui signifie amour, avec des cordons de soie. Je le prends en souriant, je le caresse de l'œil, je le baise partout, en déclarant que c'était le plus beau que j'eusse jamais vu, et je congédie le messager en lui disant d'embrasser mon maître pour moi. Restée seule, j'ouvre le livre pour lire le *Magnificat,* et aussitôt je vois qu'il est plein d'images où l'on se divertissait dans les postures pratiquées par les doctes nonnains. En en regardant une, qui, exhibant sa boutique par le cul d'un panier sans

fond, se laissait tomber au bout d'une corde sur le gland d'un membre démesuré, j'éclatai de rire si fort, que je fis accourir une sœur : c'était une de celles avec qui j'étais le mieux apprivoisée, et comme elle me dit : « Que signifient ces éclats de rire ? » je n'eus pas besoin de recevoir l'estrapade pour tout lui conter. Je lui montrai le paroissien et nous le feuilletâmes toutes deux avec tant de plaisir, une telle envie nous prit d'essayer les postures des images, que force nous fut de recourir au manche de verre. Ma petite amie se l'arrangea si bien entre les cuisses, qu'on eût dit le machin d'un homme en arrêt devant l'objet de sa tentation. Je me jetai sur le dos, comme une de ces femmes du pont Sainte-Marie, mes jambes placées sur ses épaules, et elle, me le mettant tantôt du bon, tantôt du vilain côté, me fit vite achever ce que j'avais à faire ; puis, à son tour, elle prit la place que j'occupais, et je lui rendis mille pour un [1].

Si Brantôme ne s'inspire pas de ce passage de l'Arétin, il prend du moins comme référent explicite l'auteur des *Ragionamenti* :

Du temps du roi Henri troisième un gentilhomme fit un jour présent à sa maîtresse d'un livre de peintures où il y avait trente-deux dames grandes et moyennes de la Cour, peintes au naturel, couchées et se jouant avec leurs serviteurs peints de même et au naïf. Telle y avait-il qui avait deux ou trois serviteurs, telle plus, telle moins ; et ces trente-deux dames représentaient plus de sept-vingt [cent quarante] figures de celles de l'Arétin, toutes diverses. Les personnages étaient si bien représentés au naturel, qu'il semblait qu'ils parlassent et le fissent ; les unes déshabillées et nues, les autres vêtues

1. *Vie des nonnes*, trad. d'Alcide Bonneau, Editions Allia, 1995, respectivement p. 31 et 92.

> avec mêmes robes, coiffures, parements et habillements qu'elles portaient et qu'on leur voyait quelquefois. Les hommes tout de même. Cette dame montra ce livre et le prêta un jour à une autre dame, sienne compagne et grande amie, laquelle était fort aimée et fort familière d'une très grande dame qui était dans ce livre. Elle le lui signala. Elle, qui était curieuse, voulut voir avec une autre grande dame, sa cousine qu'elle aimait fort, laquelle l'avait conviée au festin de cette vue, et qui était aussi de la peinture du livre, comme d'autres. La visite en fut faite fort curieusement, de feuillet à feuillet, sans en passer un à la légère, si bien qu'elles y consommèrent deux bonnes heures de l'après-dînée. Elle, au lieu de s'en fâcher, ce fut à elle d'en rire, et de les admirer, de les fixement considérer, et se ravir tellement en leurs sens sensuels et lubriques, qu'elles s'entremirent à s'entre-baiser à la colombine, et à s'entre-embrasser et passer plus outre, car elles avaient entre elles deux accoutumé ce jeu très bien[1].

Sorel, dans son *Histoire comique de Francion*, emprunte lui aussi ce passage obligé :

> La dame me força de me relever et me mena par la main dans une grande salle dont les murailles étaient enrichies de peintures qui représentaient en diverses sortes les jeux les plus mignards de l'amour.

On le constate : dans tous les cas, la contemplation du tableau ou de la gravure non seulement enseigne, mais cette connaissance conduit à une pratique. Sorel poursuit en effet :

> Vingt belles femmes toutes nues comme nous sortirent, les cheveux épars, d'une chambre prochaine, et

1. *Recueil des dames, Poésies et tombeaux,* Bibliothèque de la Pléiade, 1991, p. 652.

> s'avancèrent vers moi en faisant le colin-tampon sur leurs fesses. Elles m'entourèrent et s'en vinrent aussi frapper sur les miennes, de sorte que, la patience m'échappant, je fus contraint de leur rendre le change. Considérant à la fin que je n'étais pas le plus fort, je me sauvai dans un cabinet que je trouvai ouvert et dont tout le plancher était couvert de roses à la hauteur d'une coudée. Elles me poursuivirent jusque-là, où nous nous roulâmes l'un sur l'autre d'une étrange façon. Enfin, elles m'ensevelirent sous les fleurs où, ne pouvant durer, je me relevai bientôt ; mais je ne trouvai plus pas une d'elles, ni dans le cabinet, ni dans la salle [1].

Pas plus que l'Occident, l'Extrême-Orient n'échappe à l'appel des gravures. Dans le *Rouputuan* de Li Yu, Weiyangsheng se rend chez un libraire pour faire l'acquisition d'un album fort habilement illustré de trente-six peintures sur le thème des « trente-six palais » du poète Tang. De retour à la maison, il présente le livre à son épouse Yuxiang, qui refuse de le feuilleter avec lui. Car si l'époux compte le livre parmi les ouvrages de l'esprit, Yuxiang lui reproche sa dépravation, son infamie, la honte de ses nudités. « L'union des sexes n'est pas chose si morale que tu dis. Sinon, pourquoi les anciens, qui ont fondé et établi toutes choses, n'ont-ils pas ordonné de la faire au grand jour, au vu et au su de tous ? Pourquoi ont-ils prescrit de la faire dans l'obscurité de la nuit, qui enveloppe tout, aveugle le monde, et pour ainsi dire à la façon des voleurs [2] ? » Patrick Wald Lasowski, qui rappelle cet épisode du roman, note [3] :

1. Dans *Romanciers du XVIIIe siècle*, Bibliothèque de la Pléiade, 1958, p. 150.

2. *De la chair à l'extase* (traduction du *Rouputuan*), Editions Philippe Picquier, 1996.

3. Introduction à *La Science pratique de l'amour*, Editions Philippe Picquier, dans la même collection, 1998, p. 7-8.

« C'est dans la lumière qu'il faut lire ce livre, car la pleine vue décuple le plaisir. Tel est le défi du livre de postures. Du tâtonnement il glisse à la maîtrise. Il installe le plein jour au cœur de la nuit. »

En mariant le texte et la gravure, la Renaissance italienne et l'édition postérieure ne faisaient rien d'autre que réactiver une histoire des postures qui remontait à l'Antiquité. Suétone rappelle que Tibère « orna plusieurs chambres diversement arrangées, de tableaux et de bas-reliefs on ne peut plus lascifs, et y rangea les livres d'Eléphantis afin que nul, dans l'action, ne manquât de modèle pour exécuter la figure requise[1] ». Eléphantis précisément ! Dans *L'Académie des dames*, Tullie, l'initiatrice, relie le grand homme qui a réactivé les postures à la Renaissance – le divin Arétin – à ces débris qui reviennent du vieux monde gréco-romain :

> Toutes les inflexions et les contorsions du corps sont autant de postures différentes : on n'en peut point dire précisément le nombre, ni quelle est la plus luxurieuse ; chacun prend conseil de son goût, du lieu, et du temps. Tout le monde n'a pas une même manière d'aimer. [...] Les entretiens paillards, les baisers où la langue a part, courir la bague, enconner, déconner, les attouchements et les diverses situations du corps, sont pour moi des avant-goûts qui me charment, et qui me font trouver le

1. *Vies des douze Césars,* « Tibère », 43. – Forberg, dans son *Manuel d'érotologie classique* (La Musardine, 1996, p. 61-62), note que rien n'était plus « fréquent chez les Romains que d'orner de peintures licencieuses les murs et les plafonds des chambres ». Et il cite Properce (II, VI) : *La main qui, la première, peignit d'obscènes tableaux, / Et dans une chaste maison plaça des sujets honteux, / Souilla les regards ingénus des jeunes filles, / Jadis les maison n'étaient pas bariolées de telles figures.*

plaisir de la décharge mille fois plus doux, que s'il était sans cet assaisonnement. Une belle Grecque, appelée *Eléphantide*, peignit toutes les postures qu'elle sut être en usage de son temps parmi les débauchées. Une autre en avait inventé douze extrêmement luxurieuses pour l'homme et pour la femme. De notre temps, Pierre Arétin, ce divin esprit, en a exposé trente-cinq dans ses Colloques, que Titien et Carrache, ces fameux peintres, ont ensuite tirées et dépeintes d'après nature. Le dernier de ceux qui nous ont laissé quelque chose par écrit est Alexius, surnommé *Cunnilogus*[1] par quelques-uns, à cause des traités qu'il a faits sur cette matière, et appelé par d'autres *Cunnicola*, à raison d'une infinité de postures qu'il n'a point exposées qu'après les avoir lui-même mises en usage[2].

Forberg a dressé un catalogue assez complet des auteurs de l'Antiquité auxquels on attribue des traités techniques concernant les figures de l'amour : d'après Suidas, c'est Astyanassa, « servante d'Hélène, femme de Ménélas », qui la première imagina diverses manières de faire l'amour. Puis vint Philénis dont le livre pouvait encore se lire au temps de Lucien de Samosate qui interpelle ainsi un cuistre : « Que les dieux te confondent avec ta belle rhétorique ! Où l'aurais-tu apprise si ce n'est dans quelque vieux bouquin, ou dans les livres de Philénis, que tu as toujours entre les mains et qui sont dignes de toi et de ta bouche impure[3]. » La fortune du livre d'Eléphantis

1. Littéralement, « un savant en termes de cons ». Jean-Pierre Dubost croit discerner, sous cet Alexius Cunnilogus, Pierre Motin (1566-1610), « auteur de nombreux vers érotiques des *Muses gaillardes* et du *Parnasse satyrique*.

2. Ed. citée, p. 225-226.

3. Lucien de Samosate, *L'Apophrade ou le Mauvais Grammairien*, trad. de Bellin de Ballu.

– dont il ne reste que le titre, *Les Figures de Vénus* – semble avoir été extrême car son nom apparaît dans de nombreuses épigrammes et priapées. Suidas cite quelques autres auteurs de ces manuels, dont on ne sait quasiment rien : un certain Paxamus, qui aurait écrit un traité « des douze postures », et même le grammairien Didyme, dont parle Sénèque le Vieux dans la lettre LXXXVIII. Mais il y a aussi toute la poésie érotique : au premier rang, celle des épigrammes de l'*Anthologie grecque* relayée dans le monde latin par les priapées mais aussi par Catulle, Tibulle, Properce, Juvénal, Martial, Pétrone… et Ovide. N'hésitant pas dans leurs poèmes à se mettre eux-mêmes en scène dans le feu même de l'action, ils renouvellent ainsi, à leur façon, le catalogue des postures plus sèchement exposées dans les manuels classiques. C'est manifestement ce vieux fonds païen qui revient à la Renaissance. Ressaisi par l'Arétin, il sera à sa suite développé – dans une espèce de compulsion de répétition qui le fait proliférer à l'excès – dans la littérature érotique européenne au moins jusqu'au début du XXe siècle. Il suffit d'un exemple :

Derrière les portes se manuélisaient les esclaves phrygiens,
Chaque fois qu'Andromaque montait le cheval d'Hector.

La posture à peine suggérée par ces deux vers de Martial (X, 105) est non seulement reprise et mise en scène, mais aussi commentée et jugée par Tullie dans *L'Académie des dames* :

TULLIE : Je vais vous en dire une qui aura du rapport à votre inclination ; on l'appelle *le cheval d'Hector*. Couchez-vous tout de votre long, Médor, et tenez votre pique la plus droite que vous pourrez. Octavie, tourne-lui le dos, comme si tu voulais lui montrer tes fesses ; et t'asseyant sur son ventre, fais entrer ce lingot d'amour dans le cabinet de tes richesses : prends-le à pleine main ; bon, voilà qui est bien.

OCTAVIE : Aide-moi, mon cher Médor, hen ! hen ! hen ! aide, je commence déjà à sentir par tout le corps un plaisir incroyable.

MÉDOR : Je vous aide de toutes mes forces ; et vous, aidez-moi à me soulager par le remuement de vos fesses.

OCTAVIE : Je fais tant que je puis, hen ! hen ! hen ! tant que je puis.

TULLIE : O charmants soupirs ! ô doux gémissements ! Quoi ? vous avez déjà fait tous deux ? C'est trop tôt. Octavie, pourquoi permettre à Médor de déconner si vite ? Il fallait le faire demeurer plus longtemps, afin de le sucer jusqu'à la dernière goutte : souviens-t'en une autre fois[1].

L'image a sans doute frappé, car elle ira se déclinant dans des métaphores qui toutes ont trait au chevauchement, à la monture ou à la cavalcade. Elle est obsédante chez Brantôme qui met en garde contre les grandes et hautes femmes qui « souvent font perdre l'estrieu, voire l'arçon, si l'on n'a bonne tenue ; comme j'ai ouï conter à aucuns cavalcadours qui les ont montées », se faisant gloire « quand elles les font sauter et tomber tout à plat, ainsi que j'en ai ouï parler d'une de cette ville, laquelle, la première fois que son amant coucha avec elle, lui dit franchement : "Embrassez-moi bien, et me liez à vous de bras et de jambes, le mieux que vous pourrez, et tenez-vous bien de tomber. Aussi, d'un côté, ne m'épargnez pas ; je suis assez forte et habile pour soutenir vos coups, tant rudes soient-ils ; et si vous m'épargnez, je ne vous

1. Ed. citée, p. 199-200.

épargnerai point." C'est pourquoi à beau jeu beau retour. Mais la femme le gagna. » La hantise est si forte qu'elle va jusqu'à contaminer l'univers de l'auteur du *Recueil des dames* : « M. de Bussy voyant une dame veuve, grande, qui continuait toujours le métier d'amour : "Et quoi, dit-il, cette jument va-t-elle encore à l'étalon ?" Cela fut rapporté à la dame, qui lui en voulut mal mortel ; ce que M. de Bussy sut : "Eh bien, dit-il, je sais comment je rhabillerai cela. Dites-lui, je vous prie, que n'ai pas parlé ainsi, mais bien j'ai dit : Cette poudre va-t-elle encore au cheval ? Car je sais bien qu'elle n'est pas marrie de quoi je la tiens pour dame de joie, mais pour vieille ; et lorsqu'elle saura que je l'ai nommée poudre, qui est une jeune cavale, elle se pensera que je l'ai encore en estime d'une jeune dame." » Elle se remit avec M. de Bussy. « Toutefois, elle avait beau faire, car on la tenait toujours pour une jument vieille et réparée qui, toute surâgée qu'elle était, hannissait encore aux chevaux[1]. » La métaphore est ici filée à un tel degré qu'elle fait quasiment basculer la scène dans la métamorphose, promettant l'être à des formes animales.

Si les manuels exposant les techniques sexuelles semblent avoir été perdus à l'aube de l'ère chrétienne ou peu après, ils avaient déjà trouvé, avant même qu'on les rejette ou qu'on les oublie, d'autres moyens pour survivre. A travers la fiction. Sans parler de la poésie latine évoquée plus haut, on peut songer aux fables milésiennes dont on retrouve des canevas chez des auteurs comme Pétrone, Apulée et Lucien. On mesure qu'en régime chrétien le sexe

1. Ed. citée, p. 255 et p. 572-573. On a pratiqué quelques coupures dans le texte sans les signaler afin de ne pas troubler la lecture.

devait obligatoirement se grimer pour installer son discours. Mais il semble néanmoins que le traité technique finit quasiment toujours – en Occident comme en Orient – par se convertir en récit. La posture crée son lieu, installe son décor et donne une psychologie à la chair de ses actants. C'est peut-être d'ailleurs à travers le monde proche-oriental – friand de contes – que les vieilles techniques sexuelles de l'Antiquité ont été conservées. Récits étonnamment épargnés par la censure, c'est probablement la part que l'islam n'a pu détruire de la vieille Arabie heureuse. Certes l'Inde et ses livres érotiques ne sont pas des étrangers pour les gens de Bagdad qui ont probablement puisé dans ce vieux fonds, mais l'inventaire des positions érotiques, cultivé avec une telle insistance dans la littérature arabe, frappe parfois par des coïncidences surprenantes avec la posture évoquée dans une poésie ou un reste ruiné de récit antique. On sait la passion des Arabes pour l'encyclopédisme, qui est une façon de sauver la mémoire du monde. Il n'est dès lors pas étonnant quc la plupart des livres érotiques arabes appartiennent à un genre littéraire inclassable ; du moins ne rentrent-ils pas dans les catégories traditionnelles des littératures occidentales. Aussi, pour dresser un catalogue des postures, le récit délègue-t-il quelque vieille ayant l'expérience de la chose – comme la Millière ainsi nommée parce qu'elle a « connu » mille hommes – qui vient délivrer l'enseignement aux plus jeunes ou bien encore, à la cour du prince, défilent dix femmes qui content leur plus belle aventure érotique. Le savoir de la vieille et des belles concubines n'est pas seulement un inventaire, il témoigne d'une expérience car il est livré dans des « racontages ». Mais qu'on ne s'y méprenne pas : procéder ainsi, c'est s'arranger pour installer d'une façon détournée, au cœur d'une fiction, le dossier des techniques concernant le sexe. Mélange incertain, car susceptible de se réaliser dans les formes les plus diverses, qui combine tout à la fois le vieux genre de la liste, celui du conte et de la fable, mais qui ramasse aussi en passant les vieilles recettes de bonnes femmes et des fragments de traités de médecine probablement récupérés chez Gallien par des médecins persans comme Abou Bakr ar Râzi.

Si, dès le Moyen Age [1], les vieux manuels de techniques sexuelles reviendront en Occident par la fiction, c'est essentiellement l'Arétin qui, reprenant le genre du « dialogue » platonicien, réactivera l'espace du champ érotique. On sait la prodigieuse fortune qu'auront ses *Ragionamenti*, au point qu'une figure érotique deviendra une figure arétine, puis dans un second temps « une arétine ». La posture des vieux catalogues se trouvera alors prise dans une histoire et un décor. Mais, malgré la trame de la fiction, il ne sera pas difficile d'extraire la « liste » ancienne et antique de situations romanesques souvent assez sommaires. Assez vite d'ailleurs, cette liste reviendra à un moment donné du récit sous sa forme la plus explicite chez les imitateurs de l'Arétin – comme pour ponctuer l'action ou bien encore en appendice pour établir en un résumé le formulaire de l'enseignement délivré. Puis, par un curieux retour des choses, les manuels – abandonnant et les guenilles du dialogue et celles de la fiction – finiront par revenir en tant que tels. Leurs titres manifestent qu'ils reprennent l'idée même de

1. Dans les fabliaux mais aussi dans des contes comme *Le Chevalier qui fit parler les cons*, *Le Souhait des vits*, *La Demoiselle qui ne pouvait ouïr parler de foutre*. Voir l'introduction de Patrick Wald Lasowski à *La Science pratique de l'amour*, éd. citée, p. 13 et suiv.

catalogue, se référant le plus souvent à l'Antiquité, âge considéré comme celui des corps heureux : *Les Quarante manières de foutre, Art de foutre en quarante manières ou la Science pratique de l'amour, Travaux d'Hercule ou la Rocambole de la fouterie*. Michel Foucault n'a peut-être pas mesuré – parce que ces textes n'étaient pas revenus au jour – que « la Chine, le Japon, l'Inde, Rome, les sociétés arabo-musulmanes » n'étaient pas les seules civilisations à s'être « dotées d'une *ars erotica* [1] ». L'Occident chrétien, lui aussi, contournant la loi, a cherché par des chemins détournés à livrer un savoir qui n'était sans doute pas aussi secret que le prétend l'auteur de l'*Histoire de la sexualité*. Ainsi le « romanesque » qui avait permis – sans avoir l'air d'y toucher – de passer en revue les postures comme le démontre d'une façon paradigmatique *L'Académie des dames*, ne laisse pas de ré-engendrer, à son tour, le genre d'où il provient, le répertoire de toutes les positions possibles dans lesquelles les corps se peuvent prendre.

Si l'on discerne à peu près ce qui s'est déroulé dans l'aire occidentale et ce qui, essaimé dans le Proche-Orient, est revenu par de mystérieux chemins en Europe, il n'est en revanche pas aussi simple de démêler ce qui s'est passé dans l'Orient extrême. Il semble bien que la charnière entre les deux mondes – l'Occidental et l'Oriental – se situe dans ce pays d'entre-deux (la vieille Perse d'un côté et l'Inde de l'autre) qui fait frontière. Mais toute frontière est aussi un lieu d'échanges. Il n'est peut-être pas fortuit qu'Alexandre, après ses noces orientales, se soit arrêté

1. Michel Foucault, *Histoires de la sexualité*, t. I : « La volonté de savoir », Gallimard, Bibliothèque des histoires, 1976, p. 76.

aux bords de l'Indus. On mesure d'ailleurs que l'aire arabo-persane a gardé la mémoire de livres perdus, comme celui de la Millière dont il a déjà été question [1]. Cependant le grand livre indien du code amoureux demeure les *Kâma Sûtra*. On a parfois le sentiment que la vieille civilisation indo-européenne s'est donné un visage à travers deux traités issus d'elle : un, du politique, l'*Arthasâstra* et l'autre, de l'érotique, précisément ces *Kâma Sûtra* qui sont probablement le plus vieux manuel érotique dont le noyau premier n'a cessé d'être enrichi par d'innombrables commentaires. C'est dans ce livre que, pour la première fois, le corps se constitue en sexe. Ou, comme nous dirions avec nos concepts occidentaux, que la sexualité devient – à l'égal du politique – un territoire à inventorier, et donc à codifier. Tous les autres traités concernant le sexe ne feront que reproduire ce modèle, le plus souvent d'une façon insue. Il est vrai qu'il n'est peut-être pas possible de s'y prendre d'une autre façon car il importe, pour créer le champ d'un savoir, de procurer d'abord des techniques. Le catalogue ne fait en somme que mettre en forme les procédures d'un discours capable d'investir une telle matière. Le plaisir est ici pris en compte « mais d'abord et avant tout par rapport à lui-même, il y est à connaître comme plaisir, donc selon son intensité, sa qualité spécifique, sa

1. Mémoires d'une femme hindoue, surnommée al-Alfiyya, ce livre n'est plus aujourd'hui connu que par les emprunts qui lui ont été souvent faits. Bouhdiba (*La Sexualité en Islam*, Quadrige, PUF, p. 175) signale que cet ouvrage contenait des gravures, « chose rare pour l'époque, de nus érotiques illustrant les diverses positions amoureuses ». Voir, dans la même collection aux Editions Philippe Picquier, *Le Bréviaire arabe de l'amour,* chapitre XVIII, « Des postures ou des différentes façons de se conjoindre et de ce qui suscite le désir et éveille les sens », p. 69 et suiv.

durée, ses réverbérations dans le corps et l'âme. Mieux : ce savoir doit être reversé, à mesure, dans la pratique sexuelle elle-même, pour la travailler comme de l'intérieur et amplifier ses effets[1]. »

L'extrême Orient – puisque ce dictionnaire se veut une confrontation entre la part occidentale et orientale de l'être humain, comme une mise en miroir de l'un par l'autre – est plus redoutable à « évaluer ». La Chine, au premier chef, dont les travaux de Van Gulik[2] ont permis de mieux connaître le domaine sexuel. Il serait vain de vouloir tenter ici de les résumer, mais on peut se risquer à une approche de biais : une civilisation qui s'est débarrassée de ses mythes – comme cela s'est produit en Chine – se retrouve avec des restes encombrants, des rites, c'est-à-dire des formulaires. Or on a l'impression, quand on lit la Chine depuis l'Occident, que tous les formulaires ont fini par se conjuguer en un seul, celui du *yin* (principe féminin) et du *yang* (principe mâle). Le fin mot du monde ne serait que le mouvement qui agite ces deux principes, le *tao*. « Les milieux taoïstes avaient mis au point, à partir des notions de *yin* et de *yang*, une théorie et une pratique des relations sexuelles qui produisit certains heureux effets sur le comportement et le bonheur sexuels des Chinois. [...] D'après la théorie en question, le principe *yang* (mâle) est porté à son point extrême de force et de concentration lorsqu'il se trouve en contacts fréquents avec le principe *yin* (féminin). En s'imprégnant de *yin* (c'est-à-dire des sécrétions féminines), l'homme accroît sa réserve *yang* (son sperme), il multiplie son pouvoir, obtient

1. Michel Foucault, ouvr. cité, p. 77.

2. Robert Van Gulik, *La Vie sexuelle dans la Chine ancienne*, Gallimard, Bibliothèque des histoires, 1971.

une bonne santé, prolonge sa vie et, quand il choisira de procréer, obtiendra un héritier mâle [1]. » Autrement dit : je te prends ton *yin* et j'augmente mon *yang*. Ou l'inverse : « La Reine Mère de l'Ouest est l'exemple même d'une femme ayant obtenu la voie de l'immortalité en nourrissant son essence *yin*. Chaque fois qu'elle avait commencé avec un homme, il tombait aussitôt malade, tandis qu'elle-même conservait un visage lisse et transparent, de sorte qu'elle n'avait nul besoin de fards. Elle se nourrissait continuellement de lait, et jouait du luth à cinq cordes, ayant toujours l'harmonie en son cœur et le calme de ses pensées, sans autre désir. Aussi la Reine Mère de l'Ouest n'avait-elle pas de mari, mais elle aimait à s'accoupler avec de jeunes garçons. Toutefois ce secret ne doit pas être divulgué, de peur que d'autres femmes ne se mettent en tête d'imiter ses méthodes [2]. » Ce qui est ici quêté, c'est l'immortalité. A défaut de la pouvoir obtenir, le Grand Formulaire finira par instaurer des techniques : « Ce qui au départ sera conçu comme élixir de longue vie, adéquation au mouvement même du monde et dans l'acte sexuel même, peu à peu deviendra un art de faire, une procédure de la chambre à coucher [3]. » Arts pratiques de faire l'amour qui semblent d'abord liés à des (ou issus de) manuels médicaux, mais qui finiront par s'en détacher pour s'ériger en catalogues autonomes, quand bien même ceux-ci ne pourront jamais oublier la loi fondamentale du *tao*. Si de nombreuses civilisations posent à l'origine du monde un coït primordial (qu'on songe dans la

1. Etiemble, *L'Erotisme et l'amour*, Arléa, 1987, repris en Biblio essais, Le Livre de poche, p. 69.

2. Catherine Despeux, *Immortelles de la Chine ancienne, Taoïsme et alchimie féminine*, Pardès, Puisseaux, 1990, p. 39.

3. Etiemble, *ibid.*

mythologie grecque à Gaïa la Terre dans laquelle s'encastre le sexe d'Ouranos le Ciel[1], ou bien encore au coït premier d'Izanagi et d'Izanami qui crée le Japon[2]), la Chine propose la « production » même de l'univers comme un va-et-vient sexuel : « Un temps de *yin*, un temps de *yang*, voilà le *tao*. » Pareils à un œuf de poule, au commencement, le ciel et la terre ne formaient qu'un tout. Pangu naquit en son milieu. Au bout de dix-huit mille ans, le ciel et la terre se séparèrent. Le *yang* pur constitua le ciel et le *yin* grossier la terre. On aurait le sentiment de se retrouver chez les Grecs si cet incessant va-et-vient n'était pas un mouvement perpétuel qui non seulement explique l'univers mais le fonde dans une chaîne de permutations sans fin. « L'entremêlement constant du Ciel et de la Terre donne forme à toutes choses. L'union sexuelle de l'homme et de la femme donne vie à toutes choses. » Le vieux symbole a survécu à toutes les vicissitudes de l'histoire. D'où l'expression consacrée pour désigner l'acte sexuel, « nuages et pluies ». L'homme pénétrant la femme ne fait que mettre en évidence la scène primitive cachée : il est le Ciel fertilisant de sa pluie-sperme les ovules de la Terre.

Mais ce qui était à l'origine une requête d'immortalité va au fil du temps se transformer en un apprentissage du plaisir : réserver son sperme, c'est aussi prolonger sa jouissance. « En s'accoutumant à de

1. Eschyle : « Le saint ciel est ivre de pénétrer le corps de la terre. » Il faudra l'émasculation d'Ouranos pour que, dans ce vide, un espace puisse se déployer où viendront s'installer les hommes. Voir Hésiode, *La Théogonie*, v. 154 et suiv.

2. Nous n'avons pas repris dans ce dictionnaire les postures primitives des dieux lors des coïts premiers – qui sont facilement accessibles –, à l'exception cependant de celui du *Kojiki*, moins connu : voir COÏT PRIMORDIAL (UN).

nombreuses intromissions avec diverses concubines, et sans jamais éjaculer, le Chinois pouvait, sans se détruire, satisfaire un harem souvent nombreux. [...] Les romans nous précisent que les Chinois parvenaient à réussir plusieurs centaines de mouvements sans émettre de liqueur mâle. Les femmes avaient d'autant mieux le temps d'obtenir leur plaisir que, pour assurer la force de son *yang*, l'homme devait prendre soin de faire jouir ses partenaires [1]. » Cette technique de la préservation de son flux vital est exposée avec toutes les précisions possibles dans les manuels [2], mais – comme en Occident – elle se retrouve aussi dans les romans et les nouvelles. Il suffit de parcourir le *Jin Ping Mei* (*Fleur en Fiole d'Or* [3]) ou bien encore cette œuvre démesurément érotique qu'est le *Rouputuan* de Li Yu. Les éditeurs et les marchands s'empareront du filon. Si les premiers albums érotiques imprimés apparaissent en Chine dans le dernier tiers du XVIe siècle, c'est dans le premier tiers du XVIIe siècle qu'ils vont fleurir et se répandre, avant l'effondrement de la dynastie des Ming. Si les textes se redoublent dans des « images », ils n'en sont pas

1. Etiemble, ouvr. cité, p. 71.

2. « Le procédé à employer toutes les fois qu'on couche avec une femme consiste d'abord à s'amuser tout doucement pour que les esprits se mettent d'accord ; c'est seulement quand ils sont émus parfaitement depuis longtemps qu'on peut s'unir. Pénétrez quand le pénis est faible, retirez-le quand il est ferme et fort ; pénétrez seulement sans émettre. Celui qui est capable de plusieurs dizaines de coïts en un seul jour et une seule nuit sans laisser échapper son Essence sera guéri de toutes les maladies et sa longévité s'accroîtra. Quand on change de femme plusieurs fois, l'avantage s'accroît ; si en une nuit on change dix fois de femme, c'est au suprême degré excellent » (d'après le taoïste Liu Jing, cité par Kristofer Schipper, *Jeux des Nuages et de la Pluie, l'art d'aimer en Chine*, Bibliothèque des Arts, 1969).

3. Traduit par André Lévy dans la Bibliothèque de la Pléiade.

pour autant immédiatement « lisibles » car il faut connaître la grammaire érotique chinoise pour en pénétrer le véritable sens. Aussi n'est-il pas facile à l'Européen d'en percer toutes les significations, s'il ignore qu'« écrire » et « broder » signifient aussi « faire l'amour ». « Si bien qu'un homme occupé à broyer de l'encre, une femme à quelque point de tapisserie manifestent d'autant plus intensément leur désir qu'allusivement[1]. » Peut-être faudrait-il enfin signaler ce qui se passe dans les débords de certains imaginaires orientaux – femmes renardes, goules maléfiques, êtres d'outre-monde – qui disent, à leur façon, une horrifique sexualité dévorante. Cette crainte perce dans les récits populaires fantastiques. C'est sans doute la façon que prend cet imaginaire pour exprimer ce qui se cache sous le désir : qui fait l'amour peut toujours craindre de se livrer à la mort-renarde tapie dans la splendeur d'un corps de femme revenue de l'au-delà. La renarde serait alors une forme orientale de la figure mélusinienne et la posture ultime de l'amour cacherait une autre posture, celle de la mort même[2].

Si les confucéens avec leur encombrante culture de la piété filiale détruisirent un grand nombre de traités chinois concernant le sexe, ceux-ci se retrouvèrent préservés par les Japonais qui les *retraitèrent* à leur façon. Connus le plus généralement sous le titre de *makura-e*, « manuel de l'oreiller », on leur donne aussi les noms d'« illustrations de printemps » ou encore de « dessins secrets ». Pédagogique – il s'agit

1. Toutes ces citations sont empruntées à l'ouvrage d'Etiemble signalé ci-dessus.

2. Voir les récits édités par André Lévy, *Histoires d'amour et de mort de la Chine ancienne,* Garnier-Flammarion, 1992.

d'initier –, le texte n'en est pas pour autant dénué d'humour. Aucun rite, et à plus forte raison aucun mythe ne traîne là-dessous, sinon l'étonnement d'Izanagi qui, découvrant qu'il a « un truc en plus » et que sa compagne Izanami a « un truc en moins », veut mettre son truc en surplus dans le truc en surmoins de la belle déesse primordiale. Avant de faire l'amour, ou même durant le plaisir, les époux, les amants consultaient ces ouvrages qui leur enseignaient les figures du grand jeu. Ces manuels, qui auront une fortune qu'on imagine mal en Occident, ne se contentent pas d'expliquer et d'exhiber les positions, ils procurent aussi des représentations minutieuses du corps et tout particulièrement des sexes. Là où le manuel chinois décrivait le corps avec des mots (« Il y a huit termes qui désignent l'intérieur du *yin* de la femme ; on l'appelle aussi les huit vallées : 1. Les cordes du luth, à un pouce de profondeur ; 2. La dent de la macle, à deux pouces de profondeur ; 3. Le canyon de sécurité, à trois pouces de profondeur ; 4. La perle noire, à quatre pouces ; 5. Le grain dans la vallée, à cinq pouces ; 6. La capitale de l'extase, à six pouces ; 7. La porte de la postérité, à sept pouces ; 8. Le pôle Nord, à huit pouces de profondeur »), le manuel japonais en dresse la cartographie, en fournissant au besoin une légende. Sexes mâles, traités comme des guerriers dont l'armure serait de bardane, sexes féminins entraperçus sous un fouillis d'humides fils de la Vierge : le manuel se transforme en livre de sciences naturelles. Mais il fait plus : il procure les substituts, godemichet simple pour femme seule, godemichet double pour deux femmes, pommades érectiles pour les mâles, pommades réductrices pour les sexes féminins trop vastes : le manuel devient alors un catalogue de la Manufacture de Saint-Etienne. Cependant, comme en

Chine, pour interpréter à bon escient l'estampe toute une grammaire doit être apprise, car l'érotisme se lit dans les seules parties du corps qui – outre les sexes – sont mises à nu, pieds, orteils, doigts. La montée de l'orgasme se mesure à la crispation des phalanges et l'acmé à une certaine position des orteils. Il y a davantage : une partie de ce qui se joue sur l'avant-scène cache sa définition dans le décor (comme dans ces dessins d'enfance où il convenait de chercher – et de trouver – le chat qui était dans l'arbre). Aussi la colonne à base de lotus située près de la tête des personnages qui baisent n'est pas là comme un élément décoratif. Elle livre le nom de la position opérée sous nos yeux : « la tige dans le lotus ouvert[1] ».

*

A un moment ou à un autre, tout livre érotique doit passer par la déclinaison, l'examen et l'explication des différentes postures amoureuses, en n'oubliant pas cependant que des « postures », ce sont aussi – selon la définition des dictionnaires – des gravures qui « présentent des personnages dans des attitudes différentes ». Furetière, qui note qu'« il y a des postures honnêtes, d'autres lascives et indécentes », procure la définition suivante : « Assiette, disposition des membres du corps situés l'un à l'égard de l'autre différemment. » Littré, lui, compare le syntagme avec celui d'attitude : « *Attitude* est, d'origine, un terme d'art ; *posture* est un terme du langage ordinaire. L'attitude est pittoresque et essentiellement relative au

1. Toute cette analyse est reprise de la préface de Jean Cholley au *Manuel de l'oreiller*, publié dans la même collection.

beau ; la posture est relative à la commodité. Toutes les fois qu'en écrivant on veut représenter à l'imagination et faire comme un portrait ou un tableau, *attitude* doit être préféré ; au contraire on se servira de *posture* quand il s'agira de déterminer si on est debout, assis, à genoux, couché de telle ou telle manière. » Le mot revient de loin. Dans la langue populaire, « poste » – selon Oudin – a très tôt désigné un débauché. Mais, d'avoir fréquenté l'espace linguistique militaire, le terme s'est en outre chargé d'un supplément de sens : se poster, c'est d'une quelconque façon être prêt à passer à l'attaque. Le mot, encore bien vivant puisqu'il a récemment annexé un nouveau champ avec l'expression « se posturer », fonctionne à l'évidence comme il fonctionnait dans la langue classique :

> Posture commode et plaisante pour chevaucher en lévrier, le con derrière.
>
> Postures plus plaisantes les unes que les autres et pourquoi.
>
> Pourquoi les hommes agencent les filles en tant de postures différentes.
>
> La femme fait des réflexions particulières sur chaque posture, en suite à les conter toutes une par une, qui a son nom propre aussi bien que ses ragoûts différents.

On trouverait à l'infini des substituts qui tous ont quelque chose à voir avec la forme que prend un corps pour en prendre un autre : façon, manière, position, figure, etc. :

> En combien de façons on peut goûter le plaisir de Vénus.
>
> Assaisonner le plaisir de diverses façons.
>
> Suis-je bien posée de cette manière ?

> Méthode curieuse et excellente à une fille pour apprendre à chevaucher juste en un quart d'heure, faisant trois choses, avec la manière assurée et infaillible de chevaucher sur un coffre quand on est pressé[1].

Mais au fait, de quoi s'agit-il ? Il s'agit d'obtenir la plus grande jouissance possible en pénétrant l'autre. On ne peut mieux que Friedrich-Karl Forberg définir l'unité de base à partir de laquelle toutes les variations seront possibles : « L'œuvre de Vénus s'accomplit avec ou sans le concours de la mentule. Avec la mentule, le frottement – dans lequel consiste tout le plaisir – peut être effectué soit dans la vulve, soit dans l'anus, soit dans la bouche, soit à l'aide de la main, soit dans n'importe quelle cavité du corps ; si l'on se passe de la mentule, la vulve peut être travaillée soit par la langue, soit par le clitoris, soit au moyen de n'importe quel objet semblable au vérètre virile[2]. » En procurant un nom à chacune des postures, on les rendra présentes au lecteur et on lui donnera le goût de les essayer : « La nomination n'est elle pas déjà représentation ? » s'interroge Paul Ricœur[3]. Aussi rameute-t-on ce qui peut servir : le champ lexical de la guerre (batterie, citadelle, combat, embuscade, fureur, etc.), celui du jeu (bague, balançoire, etc.), celui de la botanique (les fesses d'Alcibiade deviennent un jardin comparable à la vallée du Tempé dont il faut cueillir la fleur), les métaphores animales (oiseau, chardonneret, etc.). On voit bien ici ce qui est cherché : ces métaphores tentent d'abord d'abolir une différence

1. Ces phrases sont empruntées à *L'Ecole des filles* et à *L'Académie des dames*.

2. F.-K. Forberg, *Manuel d'érotologie classique*, éd. citée, p. 67.

3. Jean-Pierre Changeux, Paul Ricœur, *Ce qui nous fait penser, la Nature et la Règle*, Poches Odile Jacob, 2000, p. 309.

(celle des sexes) en quêtant une figure ou minérale ou végétale ou animale dont on espère qu'elle pourra opérer une conjonction selon un nouveau mode. « Ce n'est pas, avoue la Tullie de *L'Académie des dames*, qu'il n'y ait beaucoup de postures, entre celles qu'on nous a laissées, dont on ne saurait se servir ; un homme lubrique en peut inventer plus de mille fois qu'il n'en pourra exécuter ; et quoiqu'on ne fasse que les essayer, elles donnent toujours beaucoup de plaisir, et ne laissent pas d'échauffer l'imagination de ceux qui les éprouvent[1]. » Mais le livre n'est là, lui aussi, que comme métaphore du vrai livre, le corps. Tout corps est à feuilleter : « Eh ! que me foutent à moi cent volumes de fadaises académiques, magnifiquement reliés en veau, comme leurs auteurs, enterrés dans une poussière froide et soporifique ? Mon livre est un con, je le feuillette de mille manières, et le résultat de mes problèmes est aussi gai que glorieux... Je propose donc une académie, moi qui ne respire que la gloire de ma patrie. Chaque récipiendaire doit être inventeur d'une posture au moins ; je fonde dix places ecclésiastiques en faveur d'un beau cardinal et des prélats amateurs : le bas clergé et les moines seront reçus comme associés libertins ; chaque année, il y aura un prix accordé à la plus belle manière de foutre et une médaille d'or pour celui qui l'aura le mieux employée ; les juges seront une duchesse, une intendante, une fille d'Opéra, toutes trois putains, comme il est ordinaire et convenable. Les modèles ne manqueront pas... Le secrétaire ne s'avisera pas d'être impuissant, et l'on fera des contes physiques au lieu de contes moraux[2]... »

1. Ed. citée, p. 226.
2. Mirabeau, *Ma conversion ou le Libertin de qualité*, 10/18, 1995, p. 100.

Le monde prête donc ses figures pour constituer un univers où les corps ne feraient que se conjoindre[1]. En détournant l'expression de Montaigne de son sens premier, on définirait alors le manuel érotique comme un livre qui ouvre la scène sur une « branloire pérenne ». Les planches qui illustrent *Les Quarante Manières de foutre*, toutes mal gravées qu'elles sont, montrent[2] ces travaux du corps. On a le sentiment d'être dans un lieu infernal, qu'aurait tagué quelque Piranèse : ce sont les travaux de la fouterie. Le supplice est de s'accoupler sans désemparer : « Si vous pénétrez en ce lieu, perdez toute espérance de débander. » Dans les sous-sols du monde, il faut produire. On ne sait pas qui fournit les femmes, mais vous n'en manquerez pas. Foutez, pour que le monde dure et que la Noire et Dévorante Mort ait de quoi s'alimenter. Innocents qui avez acheté ce *Dictionnaire des postures amoureuses*, Moloch est caché sous ces pages que vous vous apprêtez à feuilleter. Auriez-vous oublié votre Freud ? Qui fait l'amour fait la mort !

Une autre explication a cependant été avancée. C'est celle de Jean-Claude Milner, dans *Le Triple du*

1. On peut aussi l'exprimer à la façon d'Agustina Izquierdo, dans *L'Amour pur*, POL, 1993, p. 88 : « Comme individus, les femmes et les hommes se séparaient, s'acharnaient à se distinguer, rivalisaient. Ils s'entre-tuaient. Comme corps pourvus d'un sexe, les femmes et les hommes étaient dépendants les uns des autres comme les torrents sont dépendants des pentes des montagnes et des roches qui entravent leur course, des roches sur lesquelles ils rebondissent, et qui les précipitent plus violemment encore en eux-mêmes. C'est pourquoi les corps s'aimaient et qu'on ne pouvait parler d'amour sans que les corps fussent aussitôt présents de toute leur incompréhensible et embarrassante présence. »

2. Voir *La Science pratique de l'amour*, éd. citée, p. 54, 59, 64, 67, 73 et 78.

plaisir : « Le plaisir sexuel est le plaisir que peut causer un corps à un autre corps. S'il existe, le plaisir sexuel consiste donc en ceci : qu'un corps en incorpore un autre. Or cela est impossible. La doctrine antique en énonce l'échec incessant[1]. » Aussi, selon Jean-Claude Milner, toutes les techniques sexuelles ne sont qu'ornements, dissimulation, compensations insuffisantes de cet échec. L'orgasme est rêve et substitut rêvé de l'impossible fusion ou incorporation mutuelle et réciproque des corps. Le coït a pour ultime horizon le cannibalisme, car la dévoration est la seule incorporation réelle[2]. Tous les manuels faisant l'inventaire des mille et une postures amoureuses ne seraient donc, en définitive, qu'un leurre pour masquer l'échec de l'impossible unité. L'androgyne est bien à jamais perdu.

Quand le manuel érotique se coule dans le romanesque pour décrire la scène amoureuse, il est frappant de constater que le but ultime est celui qui

1. Jean-Claude Milner, *Le Triple du plaisir,* Verdier, coll. « Philosophie », 1997, p. 36 et suiv. L'auteur fait allusion à ce passage de Lucrèce, *De la nature*, IV, vers 1058 et suiv. : *Tels les amants, jouets des images de Vénus : / leurs yeux ne pouvant se rassasier d'admirer, / leurs mains rien arracher aux membres délicats, / ils errent incertains sur le corps tout entier. / Unis enfin, ils goûtent à la fleur de la vie, / leurs corps pressentent la joie, et déjà c'est l'instant / où Venus ensemence le champ de la femme. / Cupides, leurs corps se fichent, ils joignent leurs salives, / bouche contre bouche s'entrepressent des dents, s'aspirent, / en vain, ils ne peuvent rien arracher ici / ni pénétrer, entièrement dans l'autre corps passer* (trad. José Turpin-Kany).

2. On pourrait sans doute expliquer par là une part du sadisme dans le coït, si celui-ci a bien comme horizon le cannibalisme. Il est frappant de voir que, dès les *Kâma Sûtra*, les morsures, égratignures et autres signes qui miment l'impossible dévoration sont attestés.

permettrait d'atteindre une posture surdéterminée capable de rassembler en une seule figure toutes les positions possibles. Sade recourt volontiers au procédé. Il y a une mise en train de la mise en scène : on installe le décor et on le meuble, au besoin on prévoit – quand les désirs seront émoussés – d'autres protagonistes qui entreront à leur tour sur le plateau ou, à défaut, des ustensiles qui viendront se substituer aux sexes mâles épuisés. Quand le manuel détaille les postures en analysant chacune d'elles, la nouvelle et plus encore le roman tente de les synthétiser en une seule qui les déclinerait toutes en un seul acte et en un seul moment. Si Sade est trop connu pour être cité ici, un texte – qui fut longtemps attribué à Mirabeau – fournit un bon exemple de cette requête[1] :

> Mme Valbouillant[2] pouvait avoir vingt-quatre ans, les dents blanches, l'œil noir, le nez en l'air, les cheveux bruns et fournis, la peau superbe, la gorge et la croupe rebondies, et la main d'une beauté ravissante ; elle n'avait d'enfant que mon élève, et son mari, depuis six ans, était en Italie. [...] L'appartement de mon élève communiquait au sien par sa garde-robe ; et le soir, quand tout le monde était endormi, je passais dans son alcôve chercher le délire dans ses bras et je rentrais chez moi avant le point du jour. Nous jouissions sans trouble

1. *Hic et Hec* publié à la suite de *Ma conversion ou le Libertin de qualité*, éd. citée, p. 138 et suiv.

2. Il y aurait toute une étude à faire sur les noms des personnages. Si l'Arétin et sa postérité immédiate utilisent des noms qui reviennent ou de l'Antiquité ou de la tradition populaire, les signifiants qui commencent à apparaître vers la fin du XVIIIe siècle ou bien vont chercher des noms dans l'idéologie contemporaine (c'est flagrant pour les manuels érotiques révolutionnaires) ou bien tentent à travers un nouveau signifiant – comme ici pour Mme de Valbouillant – de livrer un aperçu inédit sur la nature du personnage.

de cette félicité, quand Valbouillant revint de son voyage. Je lui fus présenté ; je lui parus bien jeune pour instituteur. Connaissant le tempérament de son épouse, il se douta bien qu'elle ne me laissait pas donner exclusivement tous mes soins à mon élève ; mais il n'était pas jaloux, et le séjour qu'il avait fait à Florence l'ayant accoutumé aux plaisirs socratiques, et ma figure le séduisant, il crut faire servir la faiblesse de sa femme pour moi à s'assurer de mes complaisances. Il feignit le soir un mal de tête, s'excusa de coucher seul dans son appartement, lui disant en l'embrassant tendrement qu'il espérait s'en dédommager quand cette indisposition imprévue ne le contrarierait plus. Elle fit alors un signe, que je compris à merveille. Quand je le crus retiré, je m'introduisis dans le lit de ma belle, et nous nous hâtâmes de profiter d'une occasion que nous craignions ne pas retrouver de sitôt.

A peine étions-nous à l'œuvre, que nous vîmes paraître Valbouillant en chemise, un poignard à la main, qui jetait la couverture et me saisissant de la main gauche, me dit :

« On ne m'outrage point impunément ; mais je suis humain, choisissez entre ces poignards. »

Et brandissant celui qu'il tenait, il me montrait celui dont Jupiter frappait Ganymède. L'amour de la vie ne rendit pas mon choix douteux ; je cédai à l'impérieuse circonstance, et Mme Valbouillant, trop heureuse d'en être quitte à si bon marché, me retint assujetti dans la position où je me trouvais ; son mari devint le mien, et dans le fort de ses transports, il prodiguait mille baisers à sa femme, bénissant une infidélité qui lui procurait de si douces jouissances.

« Tu me pardonnes donc, lui dit-elle en l'embrassant.

— Comment rester fâché contre de si chers coupables ? Ce sein, dit-il en le baisant (elle l'avait superbe), et ces jumelles, ajouta-t-il en frottant de la main l'autel où il venait de sacrifier, attendriraient un tigre ; de plus, je n'ai pas compté que tu pusses rester fidèle pendant une si longue absence. J'ai gagné dans mon voyage une bonne succession et des cornes. La première me fait plus de bien que les autres ne me feront de mal. Ne prêtons point à rire, soyons discrets et jouissons sans scrupule de tous les plaisirs que notre âge et notre fortune nous offrent ; évitons le scandale et moquons-nous du reste. »

Mme Valbouillant, enchantée de la manière dont il avalait la pilule, le comblait de caresses.

« Ah ! mon ami, que de bonté ! Non, plus jamais tu n'auras de reproche à me faire ! Je renonce…

— Tais-toi, point de serment, je n'y crois point. J'exige ta confiance et non ta fidélité ; ce serait demander l'impossible. Tiens, regarde notre abbé, comme il est radieux ; j'ai retardé ses plaisirs et les tiens, mais je ne veux pas vous en priver ; allons, Hic et Hec, reprenez votre besogne.

— La plaisanterie est trop amère, mon ami, quand tu vois mon repentir.

— Je ne plaisante point, j'ai donné à l'abbé ce que je te destinais, il est juste qu'il t'en dédommage ; les plaisirs que tu prendras devant moi ne peuvent m'offenser, puisque c'est de mon aveu, et que mes yeux jouiront par ce tableau. »

Et tenant sa femme dans l'attitude la plus commode, il me pressa de me jeter dans ses bras. La singularité de tout ce qui venait de se passer me fit hésiter ; il insista ; je cédai, et j'avoue que j'en mourais d'envie. Alors, nous serrant tous deux dans ses bras, il nous couvrit de caresses ; sa femme, d'abord embarrassée, se rassura et, lui serrant la main, se livra sans réserve à mes transports et parvint au but désiré en même temps que moi.

« Eh bien ! mes amis, dit-il, ne suis-je pas un complaisant ? »

Des caresses furent notre réponse.

« Regarde, dit-il à sa femme, l'effet du spectacle que vous venez de me donner. »

Et il lui découvrit son sceptre dans l'état le plus respectable.

« Qu'il est menaçant, s'écria-t-elle ; allons, mon pauvre Hic et Hec, vous allez être poignardé.

— Non, madame, c'est sur vous cette fois que ma fureur va tomber ; si, par hasard, dans neuf mois vous me rendez père, je ne veux pas avoir de certitude que l'enfant n'est pas de moi. »

En disant ces mots, il use de tous ses droits et s'empare de la place dont je venais de sortir.

Valbouillant était bien fait, il avait à peine trente ans, son corps frais et rebondi était d'une blancheur éblouissante ; la vue de son post-face me rendit ma vigueur, je me précipitai sur lui, je m'introduisis sans peine, et mes mouvements, secondant ses efforts, le faisaient pénétrer plus avant dans la grotte de son épouse.

« Ah ! cher abbé, s'écria-t-il, quel plaisir ! Tu doubles ma jouissance. »

Je continuai avec ardeur, et bientôt une triple émission couronna notre félicité. Alors, plus calme, il me baisa avec une tendre fureur, pour me payer des délices que je lui avais fait éprouver.

« Vous m'étonnez, dit sa femme, je pensais bien qu'en socratisant, l'agent goûtait un plaisir vif par la pression qu'il éprouve dans la voie étroite ; mais je ne puis concevoir que le patient en puisse ressentir ; au contraire, la grosseur de ce qu'il admet doit lui causer une sorte de douleur qui doit émousser toute volupté.

— Ah ! ma chère, que vous êtes dans l'erreur, le rôle de patient est au moins aussi doux à jouer que celui d'agent, le chatouillement intérieur est ravissant, et j'ai vu des femmes qui préféraient recevoir leur ami de ce côté-là.

— C'est singulier, et pourquoi ne me l'avoir point fait essayer ?

— Je n'osais te le proposer, et sans les événements d'aujourd'hui, je ne t'en aurais peut-être jamais parlé.

— Je serai bien tentée d'en faire l'épreuve, si je ne craignais pas que cela me fît beaucoup de mal.

— Nous l'avons bien supporté, votre mari et moi, presque dès l'enfance ; avec un peu de pommade les obstacles disparaissent.

— Vous m'encouragez ; cependant, comment est-il possible que ceci (touchant le sceptre de son mari) puisse entrer dans un si petit réduit ?

— Mon cœur, il faut choisir, pour commencer le défrichement, la charrue dont le soc sera le plus aigu. »

A l'examen, les proportions du mien parurent plus propres pour entamer l'ouvrage, et après quelques moments de repos, mes forces s'étant ranimées, Valbouillant resta dans le lit, nous nous levâmes sa femme et moi ; je lui fis courber le corps sur le lit, son mari la retint, unissant sa bouche à la sienne et l'animant par des baisers à la florentine. Cependant sa croupe, se levant, me présentait un double chemin au bonheur ; je choisis celui convenu ; après avoir préparé la voie par un liniment suffisant, la grosseur du soc lui fit d'abord jeter un cri, je m'arrêtai et poussant avec ménagement quelques secondes après, j'ouvris le sillon assez pour y cacher la moitié du fer de la charrue ; je m'arrêtai encore :

« Souffrez-vous ? lui dis-je.

— Encore un peu, mais moins. »

Alors, appuyant sur les manchons, je fis le défrichement aussi profond qu'il devait l'être, allant et venant, comme l'exige ce genre d'agriculture.

« Ah ! dieux ! s'écria-t-elle ; je ne sais où je suis, la tête me tourne, je brûle ; ah ! quelle volupté, je fonds ! Ah !... ah !... je succombe... je pars encore... Quartier ! mon cher ami... je ne puis plus... »

Me sentant aussi tout hors de moi, je retirai mon soc du sillon où il était, je l'enfonçai profondément dans le voisin que je trouvai inondé d'un déluge de larmes de volupté ; les miennes s'y mêlèrent et nous nous rejetâmes sur le lit dans un abattement délicieux qui succède aux plaisirs satisfaits.

« Ah ! mes amis, s'écriait Mme Valbouillant, se peut-il que j'aie vécu jusqu'à présent dans l'ignorance d'un bonheur aussi grand ; bon Dieu, quelle félicité, quelle douceur ineffable ! »

Valbouillant, qu'elle caressait en tenant ce discours, lui proposa de lui faire répéter l'expérience dont elle s'était si bien trouvée.

« De bon cœur, quand j'aurai pris quelques moments de repos ; mais laissez-moi respirer quelques instants, et me recueillir sur une jouissance aussi parfaite et aussi nouvelle pour moi. »

Elle s'assoupit un moment la tête appuyée sur mon sein, je m'endormis aussi une main sur ses reins, et l'autre enveloppant un côté de son sein. Valbouillant suivit notre exemple, nous dormîmes près de deux heures ; un songe intéressant occupait notre belle, elle agitait ses reins et m'embrassait avec un transport qui m'éveilla tout à coup. Valbouillant ouvrit aussi les yeux.

« C'est, dit-il, à mon tour de lui faire la seconde expérience socratique.

— D'accord, répondis-je, mais si vous m'en croyez, nous pouvons doubler pour elle la volupté.

— Comment ?

— Je vais me coucher sur le dos et l'établir sur moi

tout physiquement, et vous vous installerez ensuite dans la voie étroite. »

Tous deux applaudirent à mon idée, et nous nous mîmes sans délai à la réaliser. Je mis un coussin sous mes reins pour les élever davantage, mon héroïne se mit à cheval sur moi, enfonçant mon poignard dans sa blessure et collant sa poitrine sur la mienne, de façon qu'elle offrait dans la position la plus avantageuse le revers à son second athlète. Il ne tarda pas à battre la muraille avec son bélier, qui bientôt s'y fit jour. Enivrée de plaisir, elle me mordait, me pinçait, me baisait, m'inondait et par-dessus m'étouffait : quelque volupté que j'éprouvasse, je commençais à me repentir de mon invention, quand par bonheur Valbouillant, dont le frottement de nos chevilles ouvrières sur la mince membrane qui nous séparait accélérait le triomphe, arrosa l'intérieur de l'arrière-temple, et me débarrassa de son poids ; alors je redoublai mes mouvements et, dardant le nectar dans le plus profond de l'antre de la volupté, l'âme de ma belle et la mienne se confondirent quelques moments. Elle avoua que de sa vie elle n'avait conçu l'idée d'un plaisir aussi ravissant ; elle nous pressait sur son sein, son mari et moi, et gémissait de ce que la nature humaine accordait si peu de force pour savourer et prolonger la volupté. Ce dernier combat ayant épuisé nos ressources, nous nous retirâmes pour la laisser chercher, dans les bras du sommeil, le repos que nous allâmes prendre, chacun de notre côté, dans nos lits.

Peut-être faudrait-il s'arrêter aussi sur le découpage des corps. Quand Théodora, courtisane devenue l'impératrice de Byzance, déplorait, comme le rapporte Procope dans son *Histoire secrète*, de n'avoir que trois orifices destinés à la jouissance, les auteurs de manuels érotiques ne laissent pas d'en découvrir d'autres, à foison, ne barguignant pas à en fournir le mode d'emploi :

Violette a les plus beaux cheveux de la terre, et la manie de se les faire foutre. « Foutre en cheveux ? — Oui, mon doux bougre, cela vous étonne ?... Même en aisselles, en yeux, en oreilles... Pour en tétons, elle a beau faire, sa gorge est trop dure et trop séparée ; c'est bon pour Aimée. Mais la perle, la voici. La petite Messaline s'étendait tout de son long, les jambes bien ouvertes, et moi, mettant les pieds où je devais avoir la tête, je la foutais en bouche, puis la tête entre ses cuisses, je la gamahuchais d'importance ; pardieu ! tu rirais si tu pouvais être témoin de cette scène ; ce mouvement double de tête et de cul est impayable[1].

C'est à la même quête que se livre Apollinaire dans ses *Lettres à Lou*. Si la lettre du 8 avril 1915 parcourt le corps comme un paysage :

Vulve qui serre comme un casse-noisettes je t'aime
Sein gauche si rose et si insolent, je t'aime
Sein droit si tendrement rosé, je t'aime [...]
Nombril semblable à une lune creuse et sombre je t'aime
Aisselles duvetées comme un cygne naissant je vous aime [...]
Bouche, ô mes délices, ô mon nectar je t'aime

celle du 13 mai de la même année décrit explicitement toutes les portes du corps investies par l'amant :

O Portes de ton corps
Elles sont neuf et je les ai toutes ouvertes [...]
A la septième porte
O parfums du passé que le courant d'air emporte
Les effluves salins donnaient à tes lèvres le goût de la mer

1. Mirabeau, *Ma conversion ou le Libertin de qualité*, éd. citée, p. 100.

Odeur marine, odeur d'amour, sous nos fenêtres mourait la mer [...]

A la neuvième porte
Il faut que l'amour même en sorte
Vie de ma vie
Je me joins à toi pour l'éternité
Et par l'amour parfait et sans colère
Nous arriverons dans la passion pure ou perverse
Je me suis renoncé dans le secret profond de ton amour
O porte ombreuse, ô porte de corail vivant
Entre les deux colonnes de perfection
Et que se rouvre encore la porte que tes mains savent si bien ouvrir[1].

La posture finira par exiger un lieu où elle pourra librement s'exercer. Le manuel y figure, comme on l'a vu chez Tibère, ou, à défaut du livre, d'explicites tableaux – et parfois même des sculptures qui à l'occasion peuvent servir[2] – déclinent des postures :

1. Apollinaire, *Lettres à Lou*, Gallimard, 1969, respectivement p. 268-269 et 363-365.

2. Ainsi du Parmesan, qui apparaît dans *Zoloé et ses deux acolytes, ou Quelques décades de la vie de trois jolies femmes,* œuvre qui fut longtemps attribuée à Sade. C'était un fameux frotteur auvergnat qui, pendant dix ans avait frotté la cour et la ville. Une grande princesse, jalouse de faire passer à la postérité les riches formes de ce vigoureux garçon, orna son boudoir de sa statue en marbre. – Dans l'Antiquité, on racontait l'histoire de Laodamie : elle était la femme de Protésilas, le premier héros grec qui périt devant Troie. Elle avait pour son mari un amour violent. Aussi, en apprenant la nouvelle de sa mort, elle demanda aux dieux de le lui rendre pour trois heures seulement. Lorsque Protésilas, rendu à la vie pour le temps fixé, dut repartir à nouveau pour l'Hadès, Laodamie se suicida dans ses bras. Mais une autre version prétendait que Laodamie avait façonné un mannequin de cire à l'image du mort et qu'elle avait coutume de l'enlacer secrètement. Son père s'en aperçut, et jeta le mannequin au feu. Laodamie l'y suivit et fut brûlée vive. – Voir aussi, dans ce dictionnaire, STATUE (COÏT AVEC UNE –).

Regardez, sur cette belle colonne, cet impitoyable satyre : il perce de son énorme dard cette gentille nymphe. Voyez cet autre furieux saisir le thyrse enflammé du dieu et l'enfoncer à la chute des reins d'une bergère effrayée ; et ce singe qui brise sa chaîne et se précipite sous les jupes d'une jeune fille et lui ravit, avant de lâcher prise, la fleur à laquelle un amant attache tant de prix ; et ces groupes, dans des attitudes variées, attaquer à la fois tous les canaux de la volupté [1].

On n'a sans doute pas assez prêté attention, dans les gravures, aux représentations qui figurent sur les murs de la pièce où des personnages se livrent à une posture amoureuse. Tableaux dans le tableau, gravures dans la gravure, il y a une duplication de la scène ou, parfois, une variante de celle-ci. Il en va d'ailleurs de même dans les livres érotiques de l'Extrême-Orient. A côté d'une femme qu'un sexe grandiloquent investit, un livre tombé est ouvert sur lequel figure un couple en train de faire l'amour. La posture renvoie à une autre posture incitative. Mais la scène peut aussi se redoubler en miroir : un homme et une femme encastrés l'un dans l'autre contemplent un autre couple en train de s'aimer et commentent l'action.

Si les documents manquent pour cerner les lieux où les couples de la Chine ou du Japon font l'amour (pavillon retiré au fond d'un jardin, palais, pièce d'un couvent bouddhiste), l'Occident au cours du XVIIIe siècle et au XIXe a créé ce lieu destiné aux seuls délices de la chair [2] : petites maisons que Charles Duclos a décrites, puis boudoirs.

1. *Zoloé et ses deux acolytes*, Bibliothèque des curieux, « Coffret du bibliophile », p. 51.

2. Voir Michel Delon, *L'Invention du boudoir*, Zulma, 1999.

Le premier usage de ces maisons particulières appelées communément petites maisons, s'introduisit à Paris par des amants qui étaient obligés de garder des mesures, et d'observer le mystère pour se voir, et par ceux qui voulaient avoir un asile pour faire des parties de débauche qu'ils auraient craint de faire dans des maisons publiques et dangereuses, et qu'ils auraient rougi de faire chez eux.

Telle fut l'origine des petites maisons qui se multiplièrent dans la suite, et cessèrent d'être des asiles pour le mystère. On les eut d'abord pour dérober ses affaires au public ; mais bientôt plusieurs ne les prirent que pour faire croire celles qu'ils n'avaient pas. On ne les passait même qu'à des gens d'un rang supérieur : cela fit encore que plusieurs en prirent par air. Elles sont enfin devenues si communes et si publiques, qu'il y a des extrémités de faubourgs qui y sont absolument consacrées. On sait tous ceux qui les ont ocupées ; les maîtres en sont connus, et ils y mettront bientôt leur marbre. Il est vrai que depuis qu'elles ont cessé d'être secrètes, elles ont cessé d'être indécentes, mais aussi elles ont cessé d'être nécessaires. Une petite maison n'est aujourd'hui pour bien des gens qu'un faux air, et un lieu, où pour paraître chercher le plaisir, ils vont s'ennuyer secrètement un peu plus qu'ils ne feraient en restant tout uniment chez eux[1].

Certains de ces lieux, imaginaires ou réels, furent fameux. Pour l'imaginaire, on évoquera le boudoir de *Point de lendemain* de Vivant Denon, ou bien, encore, un texte moins connu, extrait de *Zoloé et ses deux acolytes* :

1. Charles Duclos, *Les Confessions du comte de ****, Didier, 1969, p. 61.

Dans le voisinage des Champs-Elysées est une *petite maison,* vrai chef-d'œuvre d'architecture érotique. Figurez-vous d'abord un vaste et superbe bosquet où sont rassemblés les plus rares arbustes de toutes les parties du monde. Des allées, qu'un heureux mais savant désordre a ménagées, n'ont rien ôté à la nature de ces formes originales qui flattent l'œil, émeuvent le sentiment. Des monticules ont été exhaussés et forment les perspectives les plus pittoresques. Rien surtout n'est admirable comme l'ombrage que procure un massif d'un double rang, de superbes hêtres au milieu desquels est situé l'asile solitaire où vont s'abîmer, dans des torrents de volupté, les couples heureux que les tendres amies y rassemblent. On n'y arrive qu'à travers un labyrinthe d'allées dont il faut avoir l'itinéraire pour saisir la véritable qui conduit aux *Délices*. C'est ainsi qu'on appelle ce séjour enchanteur. Un ruisseau limpide serpente avec mille sinuosités dans les bosquets et va former un cordon bordé de lilas, de jasmin, d'acacias et de saules pleureurs autour de l'habitation. Un pont-levis, dernière précaution de sûreté, en défend l'accès aux profanes.

Au premier aspect, on s'imaginerait entrer dans une Chartreuse. Rien n'y présente qu'un isolement profond. On y a même élevé une espèce de clocher. Le bâtiment qui le porte annonce un temple ; on y célèbre, il est vrai, les mystères d'un dieu, mais ce ne sont pas ceux du dieu de la continence ; cet édifice n'est pourtant que l'avant-scène du palais enchanteur que nous essayons de décrire. L'usage en est abandonné aux agents admis dans la confidence nécessaire pour y introduire et y voir les favorisés personnages que l'on juge dignes d'y offrir l'encens à la divinité du lieu. Plus loin est une rotonde magnifique portée sur des colonnes de marbre jaspé. Des statues nues occupent les intervalles ; elles représentent tout ce que les imaginations les plus licencieuses ont enfanté de plus propre à provoquer aux amoureuses jouissances. Les maîtres les plus habiles n'ont pas rougi de consacrer leur ciseau à ces chefs-d'œuvre d'obscénité. Les frontons sont décorés de guirlandes travaillées avec un fini précieux. Le dôme est surmonté d'un satyre qui regarde, avec une complaisance infinie, les prodigieuses marques de sa virilité. Une jeune nymphe, debout sur la ceinture qui domine le portique, attache à la même partie des yeux enflammés. Le pourtour est garni d'une armée d'amours qui lancent des flèches sur tous ceux qui se présentent. Au milieu du cintre, on lit ces mots gravés en lettres d'or : *Temple du plaisir* ; au-dessous, ceux-ci en lettres de feu : *Jouir ou mourir.* L'intérieur efface tout ce que l'on vante de la luxure des voluptueux monarques de l'Orient. Tout a été calculé pour le ravissement de tous les sens. Eût-on le sang glacé d'un vieillard septuagénaire, il ne serait pas possible de rester inanimé à la vue des inventions infinies destinées à exciter, ranimer, prolonger l'ivresse du bonheur. Des cassolettes remplies des parfums les plus suaves ; des glaces qui réfléchissent de toutes parts les objets ; des ottomanes, d'une mollesse, d'une richesse étonnantes ; des lustres d'or dont la tige soutient tous les attributs naturels de l'amour ; des flambeaux en gaine d'une forme extraordinaire ; mille autres meubles précieux ornent le premier salon. Ce n'était que le prélude de ce que renferme le salon suivant. Toutes les colonnes en sont de la porcelaine la plus parfaite qui soit jamais sortie de la main des hommes. Il est impossible de voir rien de si admirable que les diverses peintures qu'on y a mariées. Elles offrent en miniature tout ce que la Fable a raconté des amours des divinités païennes. Le coloris, l'expression, la nudité en sont si gracieux, si vrais, si naturels qu'on peut les regarder comme le plus sublime effort de l'art. Eh bien ! toutes ces merveilles cessent de l'être à la comparaison des innombrables beautés du même genre qui tapissent les lambris, les plafonds, les dossiers des lits, des fauteuils, des sofas, des écrans, et jusqu'aux vitraux des chapelles consacrées aux *secrets mytères*.

Vainement croirait-on qu'après les expériences de la fameuse Justine, il n'est pas possible d'inventer de nouvelles attitudes dans les amoureux déduits. Zoloé, Lauréda et l'insatiable Volsange ont infiniment enrichi ce répertoire de lascivetés ; et jamais galerie de princesses ne fut aussi complètement ornée dans ce genre. Les gravures sont d'une suavité de goût, d'un burin si moelleux ; les formes ont été si heureusement saisies par les artistes, ils ont si bien pris la nature sur le fait, que chaque morceau rend trait pour trait l'action même.

Ajoutez à ceci une odeur d'ambroisie qui embaume ; des lits de repos dont le mol édredon, les fleurs de roses qui les jonchent eussent fait envie au plus efféminé chanoine ; les glaces qui reproduisent autour et au-dessus des objets les mouvements émanés des sensations les plus vives ; un demi-jour adroitement ménagé par la coquetterie ; tous les instruments que l'art a ajoutés comme moyen de ressusciter les facultés abattues ; des liqueurs spiritueuses, vrai stimulant d'ardentes voluptés ; mille autres accessoires fastidieux à décrire, mais précieux pour l'occasion : telle est la surprise ravissante que préparent à leurs conquêtes, souvent nouvelles, ces prêtresses infatigables du dieu de Cythère. La propriété de ce charmant pied-à-terre leur est commune. Elles ont sacrifié à son embellissement des sommes immenses. Mais à quoi doivent servir les richesses ? si ce n'est à embellir tous les instants de son existence[1].

1. Ed. citée, p. 41.

D'autres furent bien réels, comme en témoigne cette description de la petite maison du comte d'Artois, futur Charles X :

> Cette petite maison l'emportait sur les lieux de prostitution les plus renommés, sur les repaires les plus célèbres. On montrait encore en 1881, dans les entresols somptueux, occupés alors par un restaurateur, les représentations à la fresque et en relief, les plus obscènes que l'opulence et la débauche royales aient jamais commandées à la peinture et à la sculpture. La Rome des successeurs d'Auguste, la Rome des Borgia, n'offrait pas de plus monstrueuses images : les conceptions de l'Arétin et de Piron avaient été surpassées au Bois de Boulogne, dans ce château de Bagatelle sur la porte duquel on avait gravé en lettres d'or cette inscription donnée par l'abbé Delille : *Parva sed apta*. La Reine visitait, dit-on, le galant réceptacle ; mais le comte d'Artois fit de vains efforts pour y attirer la duchesse de Bourbon ; il ne put triompher de la vertu de cette princesse [1].

La Révolution mettra à l'encan les meubles de ces lieux de plaisir de l'Ancien Régime et, aussi, les ingénieux engins destinés à le multiplier ainsi que les instruments assignés à réparer les défaillances :

> Un superbe sopha, servant jadis aux plaisirs secrets de la Frotteuse, Jules de Polignac, avec un lit garni de satin noir, provenant de la réforme du cabinet secret de la Reine, à vendre. On donnera l'intelligence des ressorts ingénieux de ces deux meubles à celle qui voudra s'en servir pour le même usage.

1. *Souvenirs du comte de Montgaillard*, cité par Hector Fleischmann, *Les Demoiselles d'amour du Palais-Royal*, Bibliothèque des curieux, 1911, p. 259.

Item une caisse de pots de pommade astringente, propre à donner un air de nouveauté aux ouvertures trop souvent visitées, et sortant du même endroit.

Une précieuse statue de Priape, ornée de son principal ornement, d'une longueur et grosseur plus qu'honnête.

Une riche collection de l'Arétin, peinte à la gouache, par le célèbre Cochin, et d'après nature, dans un appartement de Versailles. Les modèles sont connus.

Un beau godemichet, de grandeur ordinaire, meuble pour les abandonnées, très proprement garni en velours, un ressort de nouvelle invention, fait d'après exprès commandement, par le sieur Préjean, mécanicien, cul-de-sac du Coq. On pourra en faire l'épreuve[1].

*

Le discours sur le corps n'a pas, aujourd'hui encore, bonne presse. Aux déplorateurs professionnels, on offrira donc pour conclure un petit florilège qui leur permettra, tout en continuant de succomber à leur vertu, d'assécher – un temps – leurs larmes.

Montaigne faisait observer : « Qu'a fait l'action génitale aux hommes, si naturelle, si nécessaire, et si juste, pour n'en oser parler sans vergogne, et pour l'exclure des propos sérieux et réglés ? Nous prononçons hardiment, tuer, dérober, trahir : et cela, nous n'oserions qu'entre les dents. Est-ce à dire, que moins nous en exhalons en parole, d'autant nous avons loi d'en grossir la pensée[2] ? »

Un auteur de la Renaissance italienne, Antonio Vignale, exprimait la même chose dans une langue

1. *Ibid.*, p. 260.

2. *Essais*, livre III, chap. V (*Œuvres complètes*, Bibliothèque de la Pléiade, 1962, p. 825).

plus verte, quand il faisait la leçon à un « écolier » : « Bien que ce soit chose blâmable et honteuse que de se mettre à causer de choses déshonnêtes, comme de foutre, d'enculer, et à s'emplir la bouche de vits, de cons, de culs et semblables affaires, néanmoins il ne me plaît pas que, l'occasion survenant d'en discourir, tu ne saches pas donner quelque réplique, puisque, selon les Philosophes, il n'est si vile et si laide chose, qu'il ne soit plus vil et plus laid encore de l'ignorer. Pour moi, il me semble que tu es d'autant plus à blâmer de n'en rien savoir, qu'outre l'étude du droit, tu fais profession de littérature, tant Italienne que Latine, et incidemment de Philosophie, qui n'est rien autre que la connaissance des choses naturelles : or le vit est chose naturelle, le con et le coït sont choses naturalissimes, nécessaires à notre existence ; il me semble donc absolument honteux que tu fasses l'ignorant là-dessus, étant donné que le vulgaire et les illettrés sont persuadés que ceux qui ont étudié doivent tout savoir, même les moindres choses, sans s'inquiéter de ce qui touche ou non à leur profession [1]. »

On laissera le mot de la fin à Charles Sorel : « Y a-t-il du mal à prendre la hardiesse de parler des choses que nous prenons bien la hardiesse de faire ? Me voulez-vous dire que ces dames aiment mieux qu'on le leur fasse par le bas du ventre que par les oreilles, ou bien croyez-vous que cette chose soit si sacrée, et si vénérable, que l'on n'en doive pas parler à tout propos [2] ? »

JACQUES COTIN.

1. *La Cazzaria, dialogue priapique* d'Antonio Vignale, Musée secret du Bibliophile, 1882, p. 10 et suiv.

2. *Histoire comique de Francion*, éd. citée, p. 320.

AVERTISSEMENT

Pour établir ce dictionnaire, il fallait déterminer un champ. Il nous a paru qu'il serait curieux de relire dans un ordre alphabétique – c'est-à-dire tout à fait arbitraire – les textes déjà publiés dans cette collection et ceux qui sont en cours de publication. De plus, ce classement alphabétique permettait un « mélange » des positions orientales et occidentales. On mesurera que l'arbitraire provoque parfois des surprises.

Nous avons retenu en premier lieu les manuels et les catalogues déjà publiés ou en cours de publication dans cette collection, mais nous sommes aussi allés pêcher dans les nouvelles et romans, parus ou à paraître prochainement, tout ce qui, à un titre ou à un autre, pouvait être tenu pour la description d'une posture. Dans de tels cas, il nous est arrivé assez souvent de pratiquer des coupures sans les signaler et, mais plus rarement, de corriger le texte pour le faire rentrer dans le moule d'une rubrique de dictionnaire. Les titres qui déterminent ces postures extraites de la fiction appartiennent bien évidemment à l'éditeur.

Pour que ce dictionnaire puisse être porteur d'un sens satisfaisant, nous n'avons cependant pas hésité à recourir à certaines œuvres qui ne trouveront pas forcément leur place dans cette collection (parce qu'elles ont été publiées – et bien publiées – en un autre lieu), mais qui ne pouvaient pas ne pas figurer dans un tel projet, comme, par exemple, les *Kâma Sûtra*.

On ne s'étonnera pas que Sade ait été écarté du champ de ce dictionnaire. A lui seul, il mériterait qu'on lui consacre un dictionnaire de postures. D'autre part, nous n'avons pas ou peu traité de certains aspects du licencieux : masturbation, fellation, panoplie érotique (vêtements, godemichets, fouets, etc.), sauf si ces aspects apparaissaient dans la scène retenue.

Certains mots, surtout quand ils sont extraits de leur contexte, exigeaient une brève explication. On trouvera ces éclaircissements à la fin du volume dans un « Dictionnaire supplétif au dictionnaire des postures amoureuses ».

*

A la fin de chacune des rubriques, le livre d'où le texte de la posture a été tiré est signalé sous un titre abrégé. Nous procurons ici les indications bibliographiques complètes de ces volumes :

Académie des dames : *L'Académie des dames ou la Philosophie dans le boudoir du Grand Siècle*, dialogues érotiques présentés par Jean-Pierre Dubost, Editions Philippe Picquier, « Le Pavillon des corps curieux », 1999.

Alcibiade enfant à l'école : d'Antonio Rocco, publié dans *Le Livre des mérites respectifs des jouvencelles et des jouvenceaux*, Editions Philippe Picquier, « Le Pavillon des corps curieux », 2000.

Arétin français (L') : par un membre de l'Académie des Dames, à Londres, 1787.

Bréviaire arabe de l'amour (Le) : d'Ahmed Ibn Souleimân, traduit de l'arabe et présenté par Mohamed Lasly, Editions Philippe Picquier, « Le Pavillon des corps curieux », 1998.

Foutre en miroir : ouvrage du XIVe siècle, traduit ici sur une édition anglaise en préparation. On en trouve une édition en français, sous le titre *Le Miroir du foutre*, Anatolia, repris par Le Rocher, 2000.

Gamiani, ou Deux nuits d'excès : de Musset. Edition établie et présentée par Simon Jeune, Ramsay/Jean-Jacques Pauvert, 1992.

Jardin parfumé (Le) : Manuel d'érotologie arabe du Cheikh Nefzaoui. Traduit par le baron R*** et présenté par Mohamed Lasly, Editions Philippe Picquier, « Le Pavillon des corps curieux », 1999.

Kâma Sûtra : de Vâtsyâyana, manuel d'érotologie hindoue, Isidore Liseux, Paris, 1885.

L'Ecole des filles : œuvre attribuée à Michel Millot. On dispose de deux éditions : l'une, chez Allia, en deux volumes, 1997 ; l'autre dans le tome I des *Libertins du XVII*e *siècle*, Bibliothèque de la Pléiade, 1998.

La Putain errante, 1760 a : *La Putain errante ou Dialogue de Madelaine et Julie, par Pierre Aretino*, fidèlement traduit de l'italien par N***, à Lampsaque, 1760.

La Putain errante, 1760 b : *La Putain errante ou Dialogue de Magdelon et de Julie par Pierre Arétin,* fidèlement traduit de l'italien en français par N***, à Lampsaque, chez Pierre Arétin, 1760.

Livre des jouvencelles et des jouvenceaux : al-Jâhiz, *Le Livre des mérites respectifs des jouvencelles et des jouvenceaux*, traduit de l'arabe et présenté par Bernard Bouillon, Editions Philippe Picquier, « Le Pavillon des corps curieux », 2000.

Lucius de Patras, *L'Ane* : on trouve cette traduction de Paul-Louis Courier dans les *Œuvres complètes* de cet auteur dans la Bibliothèque de la Pléiade, 1940, et aux éditions Allia, 1996.

Manuel de l'oreiller pour posséder les femmes : traduit du japonais et présenté par Jean Cholley, Editions Philippe Picquier, « Le Pavillon des corps curieux », 1997.

Miroirs du désir (Les) : *Amour et Rancune*, tome II. Récits érotiques traduits du chinois et présentés par André Lévy, Editions Philippe Picquier, « Le Pavillon des corps curieux », 1999.

Moine Mèche-de-Lampe (Le) : roman pornographique traduit du chinois et présenté par Aloïs Tatu, Editions Philippe Picquier, « Le Pavillon des corps curieux », 1998.

Paradis charnels : Doctor A.-S. Lagail, *Les Paradis charnels ou le Divin Brêviaire des amants. Art de jouir purement de 136 extases de la volupté*, Priapeville, Imprimerie Galante, an III du XXe siècle foutatif.

Pseudo-Lucien de Samosate, *Les Amours* : publié dans *Le Livre des mérites respectifs des jouvencelles et des jouvenceaux*, Editions Philippe Picquier, « Le Pavillon des corps curieux », 2000.

Quarante manières : *Les Quarante Manières de foutre, dédiées au clergé de France*, publié dans *La Science pratique de l'amour.* Manuels révolutionnaires érotiques présentés par Patrick Wald Lasowski, Editions Philippe Picquier, « Le Pavillon des corps curieux », 1998.

Rhétorique des putains : *La Rhétorique des putains ou la Fameuse Maquerelle*, ouvrage imité de l'italien, sur la copie imprimée à Rome, aux dépens du Saint-Père, 1794.

Science pratique : *Art de foutre en quarante manières, ou la Science pratique des filles du monde*, publié dans *La Science pratique de l'amour.* Manuels révolutionnaires érotiques présentés par Patrick Wald Lasowski, Editions Philippe Picquier, « Le Pavillon des corps curieux », 1998.

Sonnets luxurieux : *Les Sonnets luxurieux du divin Pietro Aretino*. Texte italien, le seul authentique et traduction littérale par le traducteur des *Ragionamenti* (Alcide Bonneau), Isidore Liseux, Paris, 1882.

Spectacles curieux du plaisir (Les) : *Amour et Rancune*, tome I. Récits érotiques traduits du chinois et présentés par André Lévy, Editions Philippe Picquier, « Le Pavillon des corps curieux », 1997.

Sublime Discours de la Fille Candide (Le) : Manuel d'érotologie chinoise, traduit et présenté par André Lévy, Editions Philippe Picquier, « Le Pavillon des corps curieux », 2000.

Travaux d'Hercule : *Les Travaux d'Hercule ou la Rocambole de la fouterie*, publié dans *La Science pratique de l'amour.* Manuels révolutionnaires érotiques présentés par Patrick Wald Lasowski, Editions Philippe Picquier, « Le Pavillon des corps curieux », 1998.

Voltaire, *La Pucelle* : le texte suivi est celui qui a été établi pour l'édition Besterman, Voltaire Foundation, Oxford.

DICTIONNAIRE
DES
POSTURES AMOUREUSES

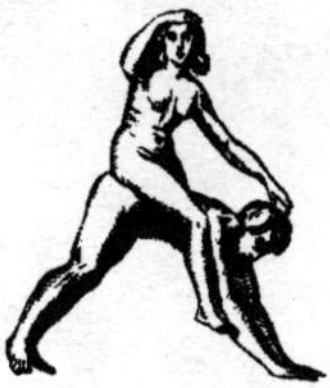

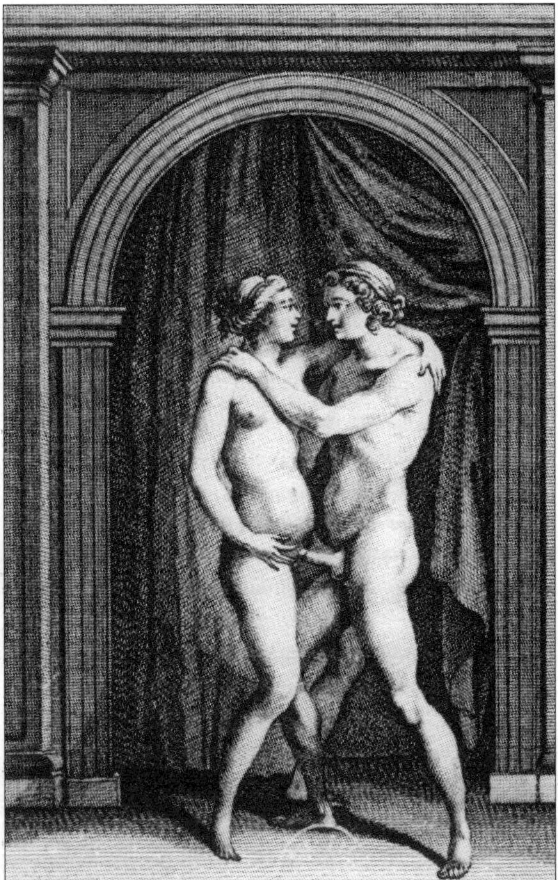

ABSORPTION (L'). Lorsque du consentement de l'homme, l'eunuque introduit le lingam tout entier dans sa bouche et le presse jusqu'à la racine comme s'il allait l'avaler, cela s'appelle *absorption*. [*Kâma Sûtra*, II, IX.]

ACCOLADE (LA BASSE –). La nouvelle Poppée se couche sur le dos, les cuisses écartées : on l'enconne à la bonne mode ; puis elle lève les jambes, les croise sur les reins de son fouteur, et joue du croupion à force. L'issue est la même qu'aux façons qui précèdent et suivront : la fille et son cavalier se pâment et déchargent à l'unisson. [*Quarante manières*, 7.]

ACCOLADE (LA DOUBLE –). L'homme et la femme étant debout face à face, les jambes serrées, l'amant passe son vit entre les cuisses de sa belle et le lui introduit dans la fente et la baise à couillons rabattus. [*Paradis charnels*, debout, 1.]

ACCOMPAGNEMENT DE FOUTERIE EN CHANTANT UN HYMNE À PRIAPE. On ne peut trop célébrer le plus grand des dieux, et c'est Priape ; sans lui, sans les doux plaisirs qu'il nous a enseignés, l'univers n'existerait pas, nous serions enfoncés dans les ténèbres du chaos. Pour chanter dignement ses louanges, il faut foutre en même temps. L'homme se met à genoux sur un coussin, la femme lui tourne le dos, ploie les genoux, prend le vit et se le met dans le con. Le fouteur la tient par les hanches ; lorsque tout est bien en place, la garce se remue en avant et en arrière, de manière à ne pas déconner, et ils chantent en duo en battant la mesure avec les reins. [*Science pratique*, 30.]

ACCORD PARFAIT (L'). L'homme étant couché sur le dos, la cochonne galante s'amuse en gamin. Les doigts des deux amants sont entrelacés et s'étreignent furieusement. C'est touchant et délicieux. [*Paradis charnels*, à dada, 11.]

ACCROUPIE (LA POSITION –). Quand la femme s'est accroupie, l'homme la saisit par les fesses et il lui met sa sonde. Il faut cependant que la femme ait souci de s'appuyer contre une cloison ou un meuble. [*Foutre en miroir*.]

ACTIVE (L'). Le galant étant couché sur un plan incliné, sa maîtresse se met à cheval sur lui, les deux pieds sur des escabeaux, et se frotte le bouton jusqu'à ce que, foutre et mouille coulant, la minute arrive du spasme suprême et verseur d'oubli. [*Paradis charnels*, à dada, 7.]

ADIEU (LE NAYK DE L'–). Avant qu'ils ne prennent congé l'un de l'autre, debout ils s'étreignent. La femme s'accroche à l'homme, tend la main et lui prend le sexe. Elle enduit celui-ci de salive et s'en fait pénétrer avec douceur. L'homme, entre-temps, lui caresse les hanches, les seins et pour bien s'enfoncer en elle lui lève une jambe. C'est le *nayk* de l'adieu. [*Bréviaire arabe de l'amour*, positions debout, 1.]

ADIEUX (LE NAYK DES –). Elle, sur le côté droit, lui sur le gauche. Les fesses de la femme sont dans le giron de l'homme. Celui-ci lui prend la jambe droite et la met sous son aine gauche et il la pénètre avec violence. C'est le *nayk* des adieux. [*Bréviaire arabe de l'amour*, positions sur le côté, 6.]

ADIEUX (LES). La fouteuse étant debout, appuyée un pied sur une chaise placée devant elle, son amant, debout et bien raide, lui fourre sa pine au crac et la baise en lui passant des langues en bouche, tout en lui maniant les fesses et en lui postillonnant l'anus. [*Paradis charnels*, debout, 6.]

ADOREMUS (L'). La femme étant étendue sur le dos, le bassin très haut, les cuisses écartées et relevées, son galant se place à genoux devant elle, lui enserre la taille et lui fourre son paf dans la cible d'amour, en lui passant des languettes vives et acérées en son joli petit bec tout en la postillonnant d'importance. [*Paradis charnels*, l'idole sur le dos, 13.]

AIGUILLONNE (L'). La mignonne, couchée sur le dos, est baisée par son amant, placé à genoux entre ses jambes, qu'elle croise sur lui de façon à lui donner du talon sur les fesses pour l'éperonner joliment. [*Paradis charnels*, l'idole sur le dos, 10.]

AILERONNE (L'). L'amoureuse ployant le bras, son ami met son nœud gonflé de désir dans le pli ainsi formé et fout comme un dieu, sans crainte de fabriquer de la viande à misère ! [*Paradis charnels*, simulacres, pli du bras.]

AIMER ET FOUTRE. *Aimons, foutons, ce sont plaisirs / Qu'il ne faut pas que l'on sépare, / La jouissance et les désirs / Sont ce que l'homme a de plus rare. / D'un con d'un vit et de deux cœurs / Naît un accord plein de douceurs / Que les dévots blâment sans cause. / Hommes, femmes, songez-y bien : / Aimer sans foutre est quelque chose, / Foutre sans aimer, ce n'est rien.* [*Arétin français*, résumé.]

AISE (LE NAYK À L'–). La femme est couchée face contre terre, l'homme s'assoit sur ses cuisses. C'est le *nayk* « à l'aise ». [*Bréviaire arabe de l'amour*, positions face contre terre, 1.]

AISE OU DE TOUT REPOS (LE NAYK À L'–). La femme se couche sur le ventre en maintenant ses jambes rigoureusement parallèles. L'homme s'assied sur ses cuisses, bande autant qu'il le peut et la pénètre. Trémoussements en duo. C'est le *nayk* à l'aise ou de tout repos. [*Bréviaire arabe de l'amour*, positions couchées, 9.]

ALLEMANDE (À L'). Quand la femme baisse la tête, lève les fesses, et que l'homme la fout, ses bras entrelacés dans les siens, tenant ses mains sur son con. [*La Putain errante*, 1760 a, position 5.]

ALLEMANDE (FOUTRE À L'–). Quand la femme tourne le dos à l'homme, que celui-ci passe ses bras sous les aisselles de la femme et appuyant sur les épaules d'icelle, la fait ainsi plier pour l'enconner, c'est *foutre à l'allemande*. [*La Putain errante*, 1760 b, manière 33.]

ALTITUDE (LE NAYK DE BASSE –). La femme est sur l'un des côtés, l'homme la prend par-derrière, sa jambe à l'arrière et l'autre entre ses cuisses. C'est le *nayk* de basse altitude. [*Bréviaire arabe de l'amour*, positions sur le côté, 3.]

AMOUR (LA FUSION DE L'–). La femme se couche sur le côté droit, et toi sur le côté gauche ; ta jambe gauche restant étendue, tu élèves la droite jusqu'à ce qu'elle vienne s'appliquer au flanc de la femme et tu places toi-même, sur ton côté, celle des jambes de celle-ci qui se trouve au-dessous. Dans cette position, ta jambe supérieure sert d'appui au dos de la femme. Après l'introduction de ton membre, tu fais les mouvements convenables, et la femme s'y associe si cela lui convient. [*Jardin parfumé*, positions indiennes, 21.]

AMOUR (LE CONGRÈS D'–). Lorsqu'un homme et une femme qui s'aiment depuis un certain temps se trouvent enfin réunis après de grandes difficultés, ou lorsque l'un d'eux revient de voyage ; ou lorsqu'ils se réconcilient après s'être séparés à la suite d'une querelle, leur congrès s'appelle le *congrès d'amour*. Il se pratique suivant la fantaisie des amants, et aussi longuement qu'il leur plaît. [*Kâma Sûtra*, II, X.]

ANAL (COÏT –). « Dites-moi, mon cher maître, interrogea Alcibiade, comment expliquez-vous qu'on puisse, par ce moyen, comme vous l'avez dit, devenir spirituel et savant ? — Voici, répondit Philotime. Le cerveau humain, qui est un des sens intimes de l'âme et qui dérive de l'intelligence éternelle, est, de sa nature, excessivement humide et froid ; en sorte que si rien ne vient le réchauffer, il reste obtus, incapable de connaître, plein de sécrétions immondes. Ainsi on voit les odeurs suaves, tièdes et tempérées contribuer puissamment à le ranimer. Mais rien ne remplit mieux ce but que le sperme d'un homme spirituel et instruit ; cette substance a une vertu miraculeuse pour cela. Infusée par la petite porte du jardin, grâce à sa chaleur naturelle, elle envoie vers les régions du cerveau des esprits alertes et subtils qui le disposent à s'assimiler les qualités de l'agent. Un enfant qui veut devenir l'égal de son maître n'a pas d'autre voie que celle-là. J'accorde bien que le foutre de la première personne venue, pourvu qu'il soit tiède et tempéré, peut féconder utilement le cerveau, mais pour porter de vrais fruits, parlez-moi plutôt d'un foutre noble et distingué. » A ce trait plaisant, l'amoureux garçon fit un charmant sourire et, voulant prouver par des actes son extrême gentillesse, il se disposa à rendre heureux le maître tout haletant de désirs. « Je me rends à vos vœux, lui dit-il, et c'est le désir de m'instruire, plus que toute autre raison, qui m'a déterminé. Voyez, je m'apprête à vous satisfaire. » Ce disant, il souleva sa robe et prit modestement la posture propre à la circonstance. Le maître lui prêta le secours de sa main, et le vit bientôt étaler ses glorieux trésors d'amour qui firent rougir de honte le ciel et les étoiles. Le soleil lui-même, vaincu par ces splendeurs plus que célestes, n'eut rien de plus pressé que de se voiler la face. Qui pourrait jamais détailler les incroyables merveilles répandues à profusion sur cet petit abrégé des splendeurs de l'univers ? Les deux hémisphères arrondis, pareils aux globes célestes, colorés d'un sang chaud, étaient semés de touffes vivantes de troènes et de narcisses. Au moindre toucher de la main, on les voyait tressaillir et s'empourprer de mille rubis, qui éclataient sur un fond de lait et de cinabre. Tout n'était là que prairies charmantes, jardins fleuris, arcs-en-ciel nuancés, blancs rayons, étoiles scintillantes. Leurs mouvements réguliers, graves, amoureux, comme on pouvait l'attendre de ce glorieux enfant, auraient fait bander les statues de bronze et de marbre. Oh ! quel spectacle majestueux et royalement beau que celui de ce bouton, aux plis serrés et délicats, pareil à celui d'une rose naissante, fleurette aux mille couleurs diaprées où la neige partout le disputait à la pourpre. A l'apparition de ces suprêmes merveilles, vous auriez vu se pâmer de joie le maître fortuné. Mais, ranimé soudain, il tombe aux genoux de l'enfant ; sa langue muette d'émotion, collée pour ainsi dire à sa bouche, donne à son idole le premier tribut : avide, errante, elle se fraie un chemin dans ce lieu désiré : furieuse, elle s'y plonge, et, plus avide que l'enfant qui se colle au sein de sa nourrice, elle lèche, elle suce, elle boit, elle engloutit cette délicieuse liqueur d'ambroisie.

Bientôt, débordant d'une joie immense et s'apprêtant à une plus haute entreprise, il fait éclater cette hymne d'allégresse : « Si les sages appellent Paradis le lieu où les âmes jouissent de la félicité céleste, tu seras le Paradis d'Athènes, toi en qui les hommes vivants trouvent leur félicité. Et si l'homme est un composé plus parfait que l'âme seule, tu seras un Paradis d'autant plus glorieux que, dans le premier, les âmes seules sont heureuses, tandis qu'avec toi les corps le sont aussi. » Et en parlant de la sorte, le passionné maître, multipliant ses douces étreintes, continuait à jouir de l'adorable enfant. Et il sut si bien faire, que quand Alcibiade n'avait pas le vit de son maître dans le cul, il ne savait pas ce que c'était que le plaisir, et il ne croyait pas qu'il lui fût possible par une autre voie de devenir aussi parfait que son maître. [*Alcibiade enfant à l'école*.]

ANDRENETTE (A L'). Quand la femme se tenant baissée, l'homme se met sur le dos, et qu'elle s'enfile en reculant le con en arrière. [*La Putain errante*, 1760 a, position 19.]

ÂNE (CHEVAUCHER L'–). Quand la femme est dessus l'homme, le vit dans le con. [*La Putain errante*, 1760 a, position 24.]

ÂNE (COÏT AVEC UN –) [1]. *L'âne parle* : Mon gouverneur me montrait à tout venant pour de l'argent, dont il acquit en peu de temps bonne somme de deniers. Il me tenait en une salle basse, n'ouvrant qu'à ceux qui lui donnaient certain prix pour me voir et être spectateurs de mes faits surprenants. Il n'en venait guère qui ne m'apportassent à manger de choses et autres, et surtout de ce qui semblait le moins convenir à un âne. Mangeant donc quasi tout le jour, et soupant chaque soir à table avec la meilleure compagnie, je ne pouvais manquer d'engraisser, comme je fis, et pris bientôt un embonpoint merveilleux, dont advint qu'une dame étrangère fort riche, de figure agréable, pour m'avoir une fois vu dîner, me trouvant le plus bel âne du monde, s'éprit pour moi de telle amour (touchée aussi, comme je crois, de ma gloire et de mes talents), qu'elle en perdait le repos, et délibérée à tout prix de satisfaire sa passion, vint parler à mon gouverneur, moyennant qu'elle pût passer avec moi une nuit ; lui, sans autrement se soucier de ce qu'elle pourrait faire de moi, demande tant : marché fut fait, et le soir même, revenant de souper avec le maître, nous la trouvâmes qui m'attendait. On avait apporté pour elle force matelas et coussins mols et parfumés, des couvertures et des tapis, dont on nous fit un lit à terre ; après quoi, tous ses gens sortirent et se couchèrent comme ils purent devant la porte de la chambre. Elle, restée seule avec moi, d'abord allume une grande lampe dont la lueur éclairait partout. Puis debout près de cette lampe, s'étant dépouillée toute nue, elle prit de l'essence d'une certaine fiole, en versa sur soi, s'en oignit, et à moi aussi me parfuma le corps et le museau surtout d'une soëve odeur ; puis me baisa, et me caressait avec pareil langage et toute telle façon comme si j'eusse été son amant. Enfin, me prenant par ma longe, elle m'entraîne sur le lit. Je n'avais nulle envie de me faire prier, la voyant belle de tout point, avec ce que la bonne chère, et le vin vieux que je venais de boire, me rendaient assez disposé à la satisfaire ; mais je ne savais comment m'y prendre, n'ayant touché femelle depuis ma métamorphose. Une chose encore me troublait ; j'avais peur de la blesser, voire même de la tuer, qui eût été pour moi une fâcheuse affaire. Il ne me semblait pas que, fait comme j'étais, femme si gente et délicate me pût recevoir sans en mourir. Mais l'expérience me fit voir que je m'abusais ; car emportée par ses désirs, elle s'étendit sous moi, et de ses bras me tirant à soi et se soulevant du corps, me mit dedans tout entier. Moi, pauvre, je craignais encore et me retirais bellement pour la ménager. Mais elle, tant plus je reculais, tant plus me serrait et s'enferrait de tout ce que je lui dérobais. A la fin donc, pour lui complaire (aussi que je pensais valoir bien, tout âne que j'étais, l'amant de Pasiphaé), la voulant servir à gré, je fus ébahi que je me trouvai petitement outillé pour la demoiselle et connus que j'avais eu tort d'y faire tant de façons. J'eus assez affaire toute la nuit à la contenter, tant elle était amoureuse et infatigable au déduit. Sitôt qu'il fit jour, elle se leva et partit, étant convenue du même prix pour les autres nuits. [Lucius de Patras, *L'Ane*.]

ÂNE (COÏT AVEC UN –) [2]. On raconte qu'un roi abyssin envoya son armée pour combattre un roi ennemi. La bataille fut livrée et l'armée du roi nègre mit en déroute celle de son adversaire. Les vainqueurs se saisirent de l'une des concubines du roi vaincu. Ils furent frappés par la grande beauté de cette femme. Comprenant qu'elle avait été délaissée, il pensèrent qu'elle ferait les délices de leur roi. Quand on la mit au courant de ce qui l'attendait, elle s'effaroucha et elle affirma que c'était pour elle une chose impossible. Les soldats s'étonnèrent et s'enquirent de la raison de ce refus. Elle leur apprit que son maître avait donné l'ordre à trois cents de ses serviteurs de forniquer avec elle. Sans tarder, ils s'étaient exécutés. « Ils me passèrent dessus, ajouta-t-elle, sans me rassasier. Le roi décida alors de m'exiler et chargea un serviteur de m'éloigner de la ville. Quand je fus mise hors des murs, je tombai sur un âne et une ânesse qui étaient en train de copuler. Je ne pus me contrôler, chassai l'ânesse et me mis à sa place. Ah ! si les queues des hommes étaient semblables à celles des bourricots ! » [*Bréviaire arabe de l'amour.*]

ÂNE (COÏT AVEC UN –) [3]. *L'ânier rapporte ceci au juge* : Une année durant, jour pour jour, cette femme prit l'âne et le ramena avant le coucher du soleil à tel point que cette bête de somme avait un des sorts les plus enviables qui soient. De plus, je n'avais pas à le nourrir. L'âne me revenait chaque fois rassasié et désaltéré ! Devant ce fait incroyable, je me jurai de la suivre. Elle marchait devant et je marchais derrière, prenant bien soin de ne pas perdre sa trace et de ne pas me faire repérer par elle. Elle finit par s'arrêter devant une porte, frappa. Une vieille Noire lui ouvrit. Elle entra, l'âne à sa suite et on referma derrière eux. Je ne pouvais que rester à l'extérieur. Après quelques vaines tentatives pour escalader le mur, je me fis à l'idée d'attendre que quelque événement survienne : peut-être trouverai-je alors le moyen de pénétrer à mon tour en ce lieu ? Vers la mi-journée, je fus surpris par des cris perçants. C'était la vieille qui poussait des lamentations à déchirer le cœur. J'entendis : « Quel grand malheur ! O maîtresse ! » et ses lamentations de redoubler de plus belle. Je m'approchai et heurtai la porte. La vieille apparut. Elle se frappait le visage sans discontinuer et me demanda qui j'étais. Je répondis : « C'est moi, l'ânier ! » Elle nous voua aux gémonies, moi et l'âne. Ce n'était pas sans raison. J'appris de sa bouche que le bourricot venait de tuer sa maîtresse. Je voulus en savoir plus, et lui demandai si l'âne l'avait ruée. Elle s'exclama avec un grand dépit : « Malheureusement non ! Viens constater par toi-même, mais surtout ne divulgue rien de ce que tu vas voir. » Elle ajouta qu'il me faudrait l'aider et qu'après je devrais disparaître, moi et mon satané âne. Je lui emboîtai le pas et tombai sur le cadavre de la jeune femme. Elle était sur le dos, entièrement nue, ses tripes saillaient de son sexe et l'âne était encore là, fin prêt pour saillir sa femelle ! Devant cette vision insoutenable, je ne manquai pas de rudoyer la vieille et d'user de menaces : « En quoi consiste ce jeu morbide ? Si tu ne me dis pas la vérité, j'irai trouver le wali et c'est à lui que tu auras à faire ! » Elle répondit : « Cette femme fut ma maîtresse. Je me suis occupée d'elle quand elle était gamine. Son père était un riche négociant. A la mort de ses parents et de son mari, elle hérita de leur fortune et s'installa ici. Elle n'avait plus personne, sauf moi qui la servais, jusqu'au jour où elle fit venir l'âne et apprit à forniquer avec lui une à deux fois par jour. — Comment s'y prenait-elle ? demandai-je, travaillé par une vive curiosité. — Viens, me dit-elle, je vais te montrer. » Je la suivis et vis un mastaba, sorte de banquette surélevée. « Elle s'y mettait sur le dos afin d'être ainsi à la hauteur de l'âne. — Mais alors pourquoi est-ce arrivé aujourd'hui et qu'a-t-elle fait de différent des autres jours ? » demandai-je comme malgré moi. Elle répondit : « Elle usait toujours d'une aiguille dont elle piquait la queue de l'âne. Chaque fois qu'elle sentait qu'il ne devait pas la pénétrer plus avant, elle le titillait si bien avec cette aiguille que le bourricot s'arrêtait tout court. Une façon bien à elle, mais qui a manqué son but aujourd'hui ! En fait, il semble qu'elle en est venue pour son malheur à perdre conscience à cause, sans doute, d'une jouissance extrême. L'âne, qui n'était plus entravé par aucun frein, a sondé plus avant et, comme tu le constates, le résultat est effroyable. » Pour vérifier ce que venait de me dire la vieille, je pris les mains de la défunte et je vis effectivement une épingle entre ses doigts. Je demandai encore une ultime explication : « Comment s'y était-elle prise la première fois ? — Elle avait eu soin de faire venir une ânesse et elle avait disposé l'âne derrière celle-ci. Quand ce dernier fut prêt à saillir l'ânesse, elle s'est mise en lieu et place de la femelle. Ainsi le pli a été pris. Et pourtant, tint à préciser la vieille, c'était une femme qui plaisait énormément. Beaucoup de gens fortunés et même des personnalités de premier plan lui avaient proposé le mariage. Elle refusait toujours, arguant du fait qu'après la mort de tous ses parents et de son mari, elle se devait de ne plus prendre aucun homme. » Je n'avais plus rien à demander à la vieille et je ne pus que l'aider à faire la toilette de la morte et à l'enterrer. [*Bréviaire arabe de l'amour*.]

ÂNE (COÏT AVEC UN –) [4]. On raconte qu'un homme, qui était marié et exerçait la profession de portefaix, possédait un âne dont il se servait pour son travail. Sa femme était très grasse et d'une corpulence fort charnue : elle avait une vulve très grande, très fournie en chair, très profonde et excessivement large. Son mari, au contraire, avait une verge petite et molle. Aussi le détestait-elle à cause des faibles dimensions qu'avait son membre, tant en longueur qu'en grosseur, et surtout parce qu'il remplissait rarement le devoir conjugal. Il était en effet assez peu vigoureux pour cette action, tandis qu'elle, avide de coït, ne s'en serait jamais rassasiée, même en s'y adonnant jour et nuit, à ce point qu'aucun homme n'aurait pu la satisfaire et qu'elle aurait tenu tête à tout le genre humain. S'il lui fût arrivé de mettre une bonne fois la main sur un homme, elle ne lui eût plus laissé retirer son membre de sa vulve, même pendant le temps que dure un clignement d'œil. Cette femme portait toutes les nuits la nourriture à l'âne. Comme elle faisait souvent attendre son mari, celui-ci, à son retour, lui disait : « Pourquoi es-tu restée aussi longtemps, ô une telle ? » Elle répondait : « Je me suis assise à côté de l'âne et j'ai attendu qu'il eût mangé, tellement son état de fatigue m'a causé de peine. » Cela dura ainsi un certain temps et le mari ne soupçonnait aucun mal. Il rentrait d'ailleurs chaque soir très fatigué de son labeur journalier et allait se coucher de suite, laissant l'âne aux soins de sa femme. Or celle-ci avait pris avec cet animal l'habitude suivante, combien Dieu l'avait rendue abominable ! Lorsqu'arrivait l'heure de lui donner à manger, elle s'approchait de lui, lui ôtait le bât et se le plaçait sur le dos en serrant les sangles autour de son corps ; puis elle prenait un peu de son crottin et de son urine qu'elle mêlait ensemble et dont elle se frottait l'entrée de la vulve. Cela fait, elle se campait sur les pieds et sur les mains, à portée de l'âne, et prenait position, sa vulve en face de lui. Celui-ci s'approchait, flairait la vulve et, croyant avoir devant lui une bête de somme, sautait sur elle. Dès qu'elle le voyait dans cet état, elle saisissait son membre avec une de ses mains et en introduisait la tête à l'ouverture de sa vulve. Celle-ci s'élargissait de telle sorte que le membre, pénétrant peu à peu, finissait par s'y loger entièrement et provoquait l'arrivée de la jouissance. Cette femme trouva ainsi pendant assez longtemps ses plaisirs avec le baudet. Mais, une certaine nuit que son mari était endormi, il se réveilla tout à coup avec le désir de caresser sa femme. Ne la trouvant pas près de lui, il se leva tout doucement et alla à l'écurie. Quel ne fut pas son étonnement quand il la vit sous l'âne, pendant que ce dernier faisait agir sur elle sa croupe qui se levait et s'abaissait ! Il s'écria : « Que signifie cela, ô une telle ? » Mais elle se dégagea avec rapidité de dessous l'âne et se prit à dire : « Que Dieu maudisse celui qui n'a pas pitié de son âne ! — Mais enfin ! qu'est-ce que tout cela veut dire ? reprit le mari. — Voici ! répliqua la femme. Lorsque je suis venue apporter la nourriture à l'âne, il l'a refusée : j'ai reconnu par là qu'il était très fatigué. Je lui ai passé la main sur le dos pour voir ce qu'il avait : il a fléchi les reins. J'ai supposé alors que c'était son bât qui était trop lourd, ce dont j'ai voulu m'assurer en l'essayant. Je l'ai donc mis sur mon dos et il me paraît excessivement lourd. J'ai trouvé l'explication de sa grande fatigue. Crois-moi, si tu veux conserver ton âne, ne lui fais plus porter de si lourdes charges. » Apprécie, d'après cela, les ruses des femmes et ce dont elles sont capables ! [*Jardin parfumé*.]

ÂNE (COÏT AVEC UN –) [5]. *L'enfant malin qui tient sous son empire / Le genre humain, les ânes et les dieux, / Son arc en main, planait au haut des dieux / Et voyait Jeanne avec un doux sourire, / Serrant la fesse et tortillant le cul, / Brûler des feux dont son amant pétille, / Hâter l'instant de cesser d'être fille, / Et du satin de son croupion charnu / De son baudet presse l'inguen à cru. / Déjà trois fois la défunte pucelle / Avait senti dans son brûlant manoir / Jaillir les eaux du céleste arrosoir, / Et quatre fois la terrible allumelle / Jusques au vif ayant percé la belle, / Jeanne avait vu, car bien sentir c'est voir, / Du chaud brasier qui couve au dedans d'elle / Naître et mourir mainte et mainte étincelle*. [Voltaire, *La Pucelle*, 1762.]

ÂNE (COÏT AVEC UN –) [6]. *Gamiani* : Privées d'homme, nous n'en étions que plus ingénieuses à inventer des extravagances. Toutes les priapées, toutes les histoires obscènes de l'Antiquité et des temps modernes nous étaient connues. Nous les avions dépassées. Eléphantis et l'Arétin avaient moins d'imagination que nous. Il serait trop long de dire nos artifices, nos ruses, nos philtres merveilleux pour ranimer nos forces, éveiller nos désirs et les satisfaire. Tu pourras en juger par le traitement singulier qu'on faisait subir à l'une de nous pour aiguillonner sa chair. On la plongeait d'abord dans un bain de sang chaud pour rappeler sa vigueur. Après elle prenait une potion cantharidée, se couchait sur un lit et se laissait frictionner par tout le corps. A l'aide du magnétisme, on tâchait de l'endormir. Sitôt que le sommeil l'avait gagnée, on l'exposait d'une manière avantageuse, on la fouettait jusqu'au sang, on piquait de même. La patiente s'éveillait au milieu de son supplice. Elle se relevait égarée, nous regardait d'un air de folle et entrait aussitôt dans les plus violentes convulsions. Six personnes avaient peine à la comprimer. Il n'y avait que le lèchement d'un chien qui pût la calmer. Sa fureur s'épanchait à flots ; mais si le soulagement n'arrivait pas, la malheureuse alors devenait plus terrible et demandait à grands cris un âne. *Fanny* : Un âne, misérable ! *Gamiani* : Oui, ma chère, un âne. Nous en avions deux bien dressés, bien dociles. Nous ne voulions le céder en rien aux dames romaines qui s'en servaient dans leurs saturnales. La première fois que je fus mise à l'épreuve, j'étais dans le délire du vin. Je me précipitai violemment sur la sellette, défiant toutes les nonnes. L'âne fut à l'instant dressé devant moi, à l'aide d'une courroie. Son braquemart terrible, échauffé par les mains des sœurs, battait lourdement sur mon flanc. Je le pris à deux mains, je le plaçai à l'orifice ; et, après un chatouillement de quelques secondes, je cherchai à l'introduire. Mes mouvements aidant, ainsi que mes doigts et une pommade dilatante, je fus bientôt maître de cinq pouces au moins. Je voulus pousser encore, mais je manquai de forces, je retombai. Il me semblait que ma peau se déchirait, que j'étais fendue, écartelée. C'était une douleur sourde, étouffante, à laquelle se mêlait pourtant une irritation chaleureuse, titillante et sensuelle. La bête remuant toujours produisait un frottement si vigoureux que toute ma charpente vertébrale était ébranlée. Mes canaux spermatiques s'ouvrirent et débondèrent. Ma cyprine brûlante tressaillit un instant dans mes reins. Oh ! quelle jouissance ! Je la sentais courir en jets de flamme et tomber goutte à goutte au fond de ma matrice. Tout en moi ruisselait d'amour. Je poussai un long cri d'énervement et je fus soulagée... Dans mes élans lubriques j'avais gagné deux pouces ; toutes les mesures étaient passées, mes compagnes étaient vaincues. Je touchai aux bourrelets, sans lesquels on se serait éventrée. Epuisée, endolorie dans tous les membres, je croyais mes voluptés finies lorsque l'intraitable fléau se roidit de plus belle, me sonde, me travaille et me tient presque levée. Mes nerfs se gonflent, mes dents se serrent et grincent. Mes bras se tendent sur mes deux poings crispés. Tout à coup, un jet violent s'échappe et m'inonde d'une pluie chaude et glueuse, si forte, si abondante, qu'elle semble regorger dans toutes mes veines et toucher jusqu'au cœur. Mes chairs lâchées, détendues par ce baume exubérant, ne me laissent plus sentir que des félicités poignantes qui me piquent les os, la moelle, la cervelle et les nerfs, dissolvent mes jointures et me mettent en fusion brûlante......... torture délicieuse ! intolérable volupté qui défait les liens de la vie et vous fait mourir avec ivresse ! [*Gamiani, ou Deux nuits d'excès*.]

ÂNE (MONTER SON –). Quand la femme monte sur l'homme, et fait ainsi un coursier de son amant, tout en faisant elle-même toute la manœuvre amoureuse, cela s'appelle *monter son âne*. [*La Putain errante*, 1760 b, manière 13.]

ANTÉE (LE CON D'–). Lorsque la femme élève ses deux jambes sur les épaules de l'homme, en lui mettant la tête dans cet étau d'un nouveau genre, cela s'appelle le *con d'Antée* ou *charger le fardeau*. Quelquefois pour varier le plaisir et arriver à une plus grande somme d'agrément voluptueux, une autre femme à genoux supporte une compagne étendue sur son dos, dos à dos. Celle-ci fait le *con d'Antée* avec son amant, tandis que l'amant de celle qui est à genoux enconne cette dernière et la langue à celle qui *charge le fardeau*. [*La Putain errante*, 1760 b, manière 1.]

ANTIQUES (ÉBATS –). Sitôt que Palestre eut mis dormir sa maîtresse, s'en vint devers moi sans tarder ; et lors ce fut à nous de boire et de faire carousse de vin ensemble et de baisers ; par où nous étant confortés et préparés au déduit, Palestre se lève et me dit : « Songe, jeune homme, comme je m'appelle, et te souvienne que tu as affaire à Palestre. Or sus, on va voir en cette joute ce que tu sais faire, et si tu es appris aux armes comme gentil compagnon. — J'accepte ton défi, lui dis-je, et me dure mille ans que nous ne soyons aux prises. Déshabille-toi ; fais tôt. » Lors elle : « C'est moi qui suis le maître d'exercice, et qui vais éprouver ton adresse et ta force en divers tours de lutte ; toi, fais devoir d'obéir et d'exécuter à point ce que je commanderai. — Commande », lui dis-je. Cependant elle se déshabillait, et quand elle fut toute nue : « Dépouille-toi, jouvenceau, et te frotte de cette huile. Allons, ferme, bon pied, bon œil. Accole ton adversaire, et d'un croc-en-jambe le renverse. Bon, bras à bras, corps à corps, flanc contre flanc ; courage, appuie, et toujours tiens le dessus. Çà, sous les reins cette main, l'autre sous la cuisse ; lève haut ; donne la saccade, redouble, serre, sacque, choque, boute, coup sur coup ; point de relâche ; dès que tu sens mollir, étreins ; là, là, bellement ; te voilà déjà tout mouillé. » Ainsi faisais-je, obéissant comme novice à sa parole ; et quand j'eus d'elle congé de reposer sur les armes, je lui dis : « Maître, tu vois de quel air je m'y prends, que je n'ai faute d'adresse ni de bonne volonté ; mais, toi, qu'il ne te déplaise, tu commandes trop en hâte, et n'a pas besogne faite qui veut suivre ta leçon. » Elle, du revers de sa main, me baille gentiment sur la joue : « Tu fais le raisonneur, indocile écolier ; tu seras châtié, si tu faux au commandement ; attention. » Ce disant, elle se lève en pieds ; et après s'être un peu soignée : « Voyons, dit-elle, si tu es champion à l'épreuve en toutes joutes, et combats jusques à outrance. » Puis tombant à genoux sur le lit : « Ce n'était que jeu tout à l'heure ce que nous faisions, et pour rompre quelque lance, il ne vaudrait pas la peine d'entrer en champ clos. Maintenant nous allons combattre à fer émoulu. Çà, beau lutteur, nous voilà en présence, attaque-moi vaillamment, prends-moi par le milieu du corps, et frappe, et enfonce : tu me vois nue, ne m'épargne pas ; pousse ton épée, retourne-la dans la blessure, fais-la disparaître tout entière ; serre-moi, et ne laisse aucun intervalle entre nous deux. Surtout ne te retire pas en arrière avant que tu n'en aies reçu l'ordre ; mais presse ton adversaire, courbe son dos en voûte, profite de sa chute pour te remettre courageusement à l'ouvrage, jusqu'à ce que, vaincu toi-même par la fatigue, tu manques de force et sois tout en nage. » Je partis d'un grand éclat de rire, puis je repris : « Notre maître, il me prend fantaisie de vous prescrire à mon tour quelque petit exercice. Songez à m'obéir ponctuellement.

Relevez-vous et asseyez-vous ; avancez une main officieuse, caressez-m'en légèrement et promenez-la sur moi, enlacez-moi bien. » En tels ébats se passa cette nuit, tant doux et plaisants à tous deux, où nous emportâmes le prix des combats nocturnes. [Lucius de Patras, *L'Ane*.]

APAISEMENT (LE NAYK DE L'–). L'homme s'assoit sur un lit, la jambe droite repliée ; la femme vient sur lui, la jambe gauche repliée. Il la prend par les hanches et la tire vers lui. C'est le *nayk* de l'apaisement. [*Bréviaire arabe de l'amour*, positions inclinées, 3.]

APPRENTISSAGE (L'). *Fanchon* : Quand je fus remontée, je refermai la porte sur moi et m'en allai à Robinet qui s'était remis sur le lit et qui regardait son engin, qu'il avait presque droit à la main. Si tôt qu'il me vit, il le laissa là et m'embrassa, se plaignant que j'avais trop tardé. Il me le fit toucher encore, parce qu'il n'était pas assez dur, et en moins de rien il s'endurcit sous mes doigts. *Susanne* : Cela s'appelle, comme il était, bander à vit mollet. *Fanchon* : Je lui étreignis quelque temps, plus hardie qu'auparavant, et pris mon plaisir à lui tenir, mesurant la longueur et la grosseur, et pensant à part moi la vertu que cela avait de donner tant de plaisir, et il prenait aussi plaisir d'en mesurer la grosseur et longueur. Lui aussitôt m'étendit sur le lit à la renverse et me troussa mes robes jusqu'au nombril, se plaisant à me considérer. Je ne m'opposai point à son dessein. Il me porta d'abord la main au con et me prit par les poils, et après il me tourna sur le ventre pour me considérer les fesses, et non content de cela, il me tourna et retourna dessus et dessous, me battant et me mouvant, et me fichant quelquefois les dents dans la chair, et me faisant cent folâtreries avec les doigts. Pendant ce temps-là, il m'apprit autant de particularités de l'amour et me dit les raisons par quoi il en usait ainsi. Je l'écoutais attentivement, désireuse d'apprendre, et cependant cela, il avait redévalé son haut-de-chausses et me mettait son outil entre les fesses, ores entre les cuisses, se remuant quelquefois pour voir, et m'enseignant de faire pour quand il conjoindrait à moi. Il me fit agencer de cent postures, m'enconnant à chacune, et me montrant comment il se fallait tenir pour mieux engainer le vit, et n'en acheva pas une. J'appris tout fort aisément, résolue de le bien retenir. Et m'étant disposée à son vouloir pour en achever quelqu'une, après il s'étendit sur le lit, la lance droite à la renverse, et me tira sur son ventre. Je me le fourrai de moi-même dedans le con et me forçai à remuer, disant que je besognais. Il se faisait faire ainsi, me considérant, et tantôt me disait que je poussasse fort, me baisant, la langue à la bouche, et tantôt m'appelant sa vie et son âme, et tantôt, empoignant mes fesses, connaud, ma fouteuse, et autres injures à quoi il prenait plaisir. Sur la fin qu'il connut que la douceur venait, il ne se put empêcher de remuer vers moi et moi vers lui ; tant qu'à la fin elle vint encore à sortir et nous finîmes la carrière avec autant de contentement que la première fois. Je reconnus alors pour vrai ce que vous m'aviez dit touchant les propriétés de cette liqueur, et raisonnant dessus, je disais que c'était un grand bien au monde que d'avoir trouvé cette invention pour se divertir. Je lui demandai qui était le premier qui l'avait inventée. Il ne m'en sut rien dire, pour ce qu'il n'était pas assez savant, mais cela l'ayant remis en humeur plus belle, lui me dit qu'il aimait mieux me le montrer d'effet que de paroles et que l'expérience vaut mieux que le discours. Ensuite de quoi il me baisa, des baisers il vint aux attouchements et des attouchements à me mettre le vit au con, et me le fit encore une fois en lévrier, le con derrière. Cette façon, à son dire, lui plaisait le mieux et plus que les autres, attendu que c'était ainsi qu'il avait eu mon pucelage et qu'il enfonçait son affaire plus avant. Et quelque temps après, il me le fit encore une fois, avant que de s'en aller, ayant ma face tournée vers la sienne et mes deux jambes levées sur ses épaules. [*L'Ecole des filles*.]

APPUYÉ (LE CONGRÈS –). Lorsqu'un homme et une femme s'appuient sur le corps l'un de l'autre, ou sur un mur, ou sur un pilier, et se tenant ainsi debout engagent le congrès, cela s'appelle le *congrès appuyé*. [*Kâma Sûtra*, II, VI.]

APPUYÉE (L'). La femme va vers un mur. Quand elle l'a eu atteint, elle lève sa jambe gauche qu'elle appuie sur un banc ou sur tout autre meuble assez élevé. L'homme alors la rejoint. Il la prend par-derrière en tenant sa jambe haut levée, car de cette façon il la peut mieux pénétrer. [*Foutre en miroir.*]

ARBRE (À L'). Quand la femme lève les jambes et les mains en l'air, son con enfilé par le vit d'un homme couché, qui la soutient par les fesses. [*La Putain errante*, 1760 a, position 8.]

ARC (LE BANDEMENT DE L'–). La femme se couche sur un côté ; l'homme, également sur le côté, pénètre entre ses jambes de manière que son visage soit tourné vers le dos de la femme ; puis il lui introduit son membre en posant ses mains sur la partie supérieure de son dos. Quant à la femme, elle saisit alors les pieds de l'homme, qu'elle lève autant que possible en les attirant à elle : elle forme ainsi, avec le corps de l'homme, un arc dont elle est la flèche. [*Jardin parfumé*, positions indiennes, 13.]

ARMÉNIEN (LE NAYK –). La femme se met sur le côté gauche, tend les jambes, tourne sa tête vers l'homme, replie sa jambe gauche sous sa propre cuisse droite. L'homme lui met une main sous le ventre et de l'autre l'attire par la poitrine. C'est le *nayk* arménien. [*Bréviaire arabe de l'amour*, positions sur le côté, 7.]

ARRIÈRE (LES PLAISIRS DE LA COUR –). Meng Hua restait sur ses gardes, de peur d'être tripoté par Guoqing. Celui-ci, en effet, sous l'emprise de l'alcool, en avait fort envie, seule le retenait la gêne. Comme le silence régnait sur le bateau, il se leva pour satisfaire un besoin et, remontant dans le lit, s'en fut se presser contre le corps du jeune garçon. Ce dernier feignait de dormir. Guoqing était comme le phénix assoiffé, le poisson solitaire devant la chance de trouver compagnon ; il se sentait dragon mourant de soif à la rencontre d'une étendue d'eau. S'enhardissant doucement, il enduisit de salive le bel endroit et, peu à peu, y pénétra, sans cesser de s'agiter. Le jeune garçon fit mine de soudain se réveiller et se serait retourné brutalement si son partenaire ne l'avait solidement retenu dans ses bras. Meng Hua le laissa agir à sa guise. Il y a une mélodie intitulée *Les Eaux du Fleuve* qui évoque ces plaisirs de la cour arrière : *Visage de jade, peau de neige, ne vous en vantez plus. Ça s'ouvre devant et se dresse derrière chez les uns comme les autres, ça crée bonne entente et affection mutuelle bien mieux qu'avec la femme. Souplesse des corps enlacés, vole l'attelage des six dragons emballés ! Comment cela ? A l'oreille tu lui murmures le délice sublime...* L'affaire faite un moment plus tard, ils s'essuyèrent et s'endormirent dans les bras l'un de l'autre. Ils ne s'y remirent qu'à la cinquième veille, vers quatre heures du matin, repris par le désir de verser la pluie. [*Miroirs du désir*.]

ARROSOIR (L'). Je me rappelle que, lorsque j'étais dans mon printemps, un jeune abbé me mettait souvent dans l'une ou l'autre de ces deux postures dont je viens de vous parler. Tantôt, d'une vitesse étonnante, il me frottait avec son membre l'orifice du vagin, ce qui me donnait un chatouillement délicieux ; et quand il se sentait tout prêt à décharger, il faisait tomber sur mon ventre sa liqueur. Il nommait cela : *L'Arrosoir.* [*Rhétorique des putains*, 1794, 18.]

ARTIFICIEL (LE CONGRÈS D'AMOUR –). Lorsqu'un homme pratique le congrès en s'excitant lui-même au moyen des soixante-quatre manières, telles que le baiser, etc. ; ou lorsqu'un homme et une femme ont commerce ensemble, quoique chacun d'eux aime une personne différente, leur congrès s'appelle le *congrès d'amour artificiel*. En pareil cas, il faut employer tous les procédés et moyens indiqués par les *Kâma Sûtra*. [*Kâma Sûtra*, II, X.]

ARTILLEUR (EN) [1]. Nous tenons cette manière d'un officier de l'artillerie de la vieille garde, le premier pointeur de la grande armée, qui fut très estimé de Napoléon pour sa bravoure et des femmes parce qu'il avait le vit gros, long et de bonne qualité ; parce qu'il bandait bien. Pour foutre en artilleur, vous placez la femme sur un lit, une chaise, ou un tabouret, et d'aplomb sur le dos, ou sur les fesses, si vous ne pouvez faire autrement, vous lui prenez les jambes de chaque main, vous les écartez et les placez sur vos épaules, comme les deux leviers qui servent à manœuvrer une pièce de canon sur un affût. Vous avez alors sous les yeux le con et le cul de votre fouteuse : le premier représente l'embouchure du canon et le trou du cul la lumière. En voyant d'aussi charmants objets, vous bandez, alors votre vit, comme un égouvillon, doit bourrer le con de la particulière. Bouchez le trou du cul avec le doigt et remuez tous les deux la charnière, jusqu'à ce que la décharge s'ensuive, ne déconnez pas ; si vous pouvez, allez jusqu'à deux coups et même à trois, alors il vous est permis de battre la retraite, de vous essuyer la pine, et de boutonner votre culotte. Ainsi soit-il. [*Science pratique*, 5.]

ARTILLEUR (EN) [2]. L'amant fait à sa belle des mignardises sans rivales : il lui branle le sein gauche en lui titillant le bouton de l'autre avec les cils de son œil droit s'ouvrant et se refermant lentement (ce qui s'appelle faire *branche de lilas*). En même temps, il chatouille le clitoris et postillonne l'anus de la chérie avec deux doigts de sa main disponible. [*Paradis charnels*, les folles caresses, 3.]

ARTILLEUR (EN) [3]. Le galant se couche sur un matelas, le pied droit à terre, et s'assied sur sa jambe gauchc repliée sous sa cuisse. Sa belle vient alors se placer sur lui, le genou gauche relevé et la jambe droite étendue. Il lui pelote les fesses, la postillonne, et tous deux baisent ainsi comme des anges déchaînés, sans le moindre souci de la chute plus ou moins proche de l'actuel ministère. [*Paradis charnels*, à dada, 4.]

ARTILLEUR (EN) [4]. Sa baiseuse étant placée soit sur le bord du lit, soit sur un banc ou une chaise, bien d'aplomb sur le dos ou les fesses, l'homme, debout, lui écarte les jambes et les appuie sur ses épaules, puis il encercle sa taille. Il lui fourre son écouvillon bital dans la culasse conale et la fout ardemment en lui postillonnant avec ferveur la pétaudière trouduculière. [*Paradis charnels*, l'idole sur le dos, 5.]

ASSAUT (L'). La femme prend en bouche le sceptre de jade, comme ivre, comme endormie, alors que son vagin la démange. C'est l'étape de l'assaut aux coups superficiels et profonds. [*Sublime Discours de la Fille Candide*, 6e étape des dix mouvements.]

ASSISE (LA VERGE –). L'homme se couche sur le dos. La femme s'assoit sur sa verge en mettant ses deux pieds contre les fesses de l'homme. Elle se penche et prend appui sur ses épaules. S'approchant, elle introduit sa langue dans la bouche de l'homme et n'hésite pas à le mordiller s'il le faut. [*Foutre en miroir.*]

ASSOCIÉ (L'). La femme étant couchée sur le dos, les jambes en l'air, les croise sur le cou de son fouteur, qui, agenouillé, la baise avec transport et énergie en lui baisant et suçant les nichons. [*Paradis charnels*, l'idole sur le dos, 11.]

AUTRUCHE (LA QUEUE DE L'–). La femme étant couchée sur le dos dans la longueur du lit, l'homme se met à genoux devant elle et lui élève les jambes, de manière qu'il ne reste sur le lit que ses épaules et sa tête ; ayant alors fait pénétrer son membre dans le vagin, il se saisit, pour donner le mouvement, du derrière de la femme qui, elle, lui entoure le cou avec ses jambes. [*Jardin parfumé*, positions indiennes, 10.]

AVANT (POUSSER EN –). Lorsque les organes sont rapprochés convenablement et directement, cela s'appelle *pousser en avant*. [*Kâma Sûtra*, II, VIII.]

AVEUGLES (LE NAYK DES –). La femme applique sa joue contre le sol, l'homme la maintient par les hanches et la pénètre. C'est le *nayk* des aveugles. [*Bréviaire arabe de l'amour*, positions face contre terre, 3.]

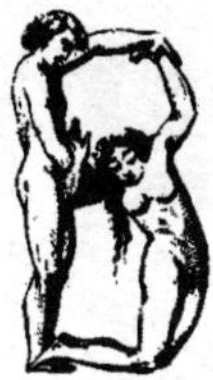

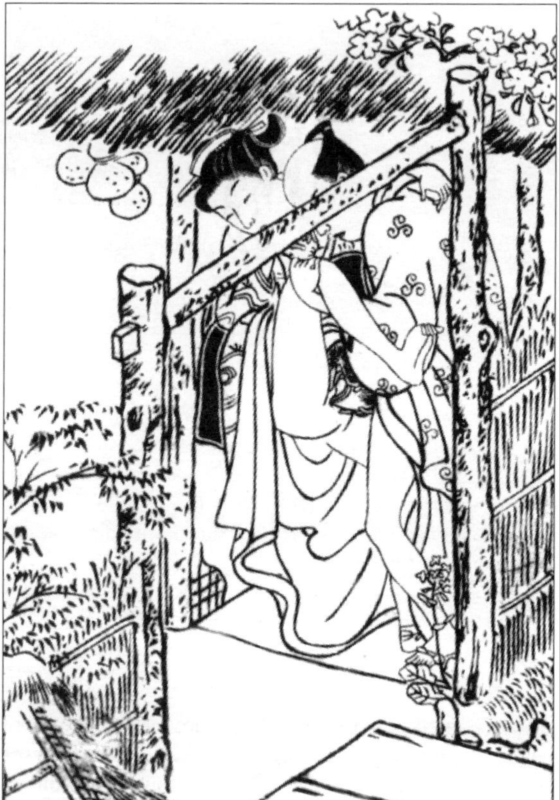

BADINE (À LA PORTE –). Quand l'homme tient une jambe levée sur le flanc de la femme. [*La Putain errante*, 1760 a, position 21.]

BADINE (LA). Le fouteur s'assied sur une chaise ; s'il est déculotté, se déboutonne, et baisse très bas sa culotte ; il vaut mieux l'ôter si l'on prévoit avoir assez de temps pour la remettre. La fille se met sur lui à califourchon, le visage en face de celui qui la caresse. Elle met l'oiseau en cage, et par ses mouvements excite son ramage. Elle peut aussi se placer en sens contraire ; le fouteur passe alors ses mains sous ses bras, et saisit les pommes de Vénus. *Nota*. On se plaindra peut-être de la monotonie du texte : toujours enconner, décharger ! J'en conviens ; mais n'est-ce pas aussi le but de toutes les postures imaginables ? Les unes sont pour ralentir, les autres pour précipiter le plaisir : le terme est le même... Un jour peut-être, en y pensant, ferai-je de tout ceci des tableaux ornés d'un style plus soigné... En attendant, pour vous dédommager, puissiez-vous toujours enconner et foutre ! [*Quarante manières*, 32.]

BAGUE (COURIR LA –) [1]. Lorsque la femme étant assise sur un lit et à demi renversée, tient ses cuisses ouvertes et montre ainsi toute sa boutique bien au large, l'homme court à elle le vit bandé et l'enconne ;

cela s'appelle *courir la bague*. [*La Putain errante*, 1760 b, manière 24.]

BAGUE (COURIR LA –) [2]. Quand l'homme court avec son vit roide, et le met dans le con. [*La Putain errante*, 1760 a, position 15.]

BAISER. Lorsque, tenant le lingam dans sa main, l'eunuque le baise comme s'il baisait la lèvre inférieure, cela s'appelle *baiser*. [*Kâma Sûtra*, II, IX.]

BAISER À LA MECQUE. Khulayda était une négresse d'une constitution merveilleuse. Elle possédait à La Mecque une maison qu'elle louait à l'époque du pèlerinage. Un jeune Iraqien en pèlerinage loua sa maison. Une nuit, il revint de la Mosquée Sacrée, fatigué d'avoir fait la circumambulation. Lorsqu'il monta sur la terrasse, il aperçut Khulayda endormie au clair de lune, et vit la plus jolie et la plus belle des créatures. Emporté par son désir, il s'approcha d'elle. Elle le laissa faire, si bien qu'il en arriva à soulever ses jambes ; elle se soumit à son désir, tout en continuant à simuler le sommeil. Il la baisa. Son affaire terminée, il se repentit, et se mit à pleurer et à se frapper le visage. Elle se fit taquine et lui demanda : « Mais que t'arrive-t-il ? Un serpent t'aurait-il mordu ? Un scorpion t'aurait-il piqué ? Qu'as-tu donc à pleurer ? » Il répondit : « Non, par Dieu ! C'est que je t'ai baisée, alors que j'étais en état de consécration rituelle. » Elle lui rétorqua : « Ainsi tu me baises, puis tu pleures ? Ce serait plutôt à moi, par Dieu, de pleurer. Va-t'en, idiot ! » [*Livre des jouvencelles et des jouvenceaux*.]

BAISER SUR LES LÈVRES (LE). L'amant entoure d'un bras la taille de son aimée et de l'autre lui encercle la nuque ou lui palpe les fesses... Elle l'étreint de la même manière. Leurs lèvres se joignent, les langues acérées se combattent, les dents s'entrechoquent. C'est la communion des lèvres, l'avant-garde divine de tous les autres plaisirs foutatifs. [*Paradis charnels*, les folles caresses, 1.]

BALANÇOIRE (LA) [1]. La fille et son fouteur s'assoient sur un lit, vis-à-vis l'un de l'autre, entremêlent leurs jambes ; puis ils rapprochent leurs corps jusqu'à ce qu'ils se touchent d'assez près pour que le vit puisse entrer dans le con ; alors ils se prennent par les deux mains, se soulèvent avec précaution, et se laissent tomber alternativement l'un sur l'autre, et se relèvent de même. La durée de ce mouvement périodique dépend de celle de l'érection : quand la cheville manque, tout doit se séparer. [*Quarante manières*, 36.]

BALANÇOIRE (LA) [2]. Lorsque l'homme soulève la partie médiane de son corps, et que la femme jouant le rôle de l'homme tourne en rond sur sa partie médiane à elle, cela s'appelle la *balançoire*. Si la femme est fatiguée, elle posera son front sur celui de son amant, et restera ainsi sans interrompre l'union des organes. Puis quand elle sera reposée, l'homme se retournera et recommencera le congrès. [*Kâma Sûtra*, II, VIII.]

BALANÇOIRE (LE NAYK FÉRIÉ DE LA –). Le couple est dans une balançoire, le jour du *nayruz*. La femme s'assoit sur le membre en érection de l'homme, ils se prennent par la main et se balancent. L'homme se retire et se réintroduit aux mouvements de la balançoire. Ce qu'ils entreprennent, ils doivent le faire sans peine tout en badinant, haletant et geignant, en attendant l'orgasme. C'est le *nayk* férié de la balançoire. [*Bréviaire arabe de l'amour*, positions assises, 2.]

BALANÇOIRE. Voir aussi CLOCHE (LA), LANCE (PERCEMENT DE LA –), PANIER (EN), PANIER OU À LA POUTRE (EN), PENDAISON (LA), PIVOT (TOURNER SUR LE –).

BALAYEUSE (LA). Sa belle étant couchée sur le dos, la croupe bien relevée et la tête basse, serre son amant avec ses jambes qu'elle lui a passées autour du corps, en lui entourant le cou de son bras. Lui, à genoux la baise doucement, le cœur plein de joie et les couilles débordantes de foutre. [*Paradis charnels*, l'idole sur le dos, 14.]

BAMBOU (LA FENTE DU –). Lorsque la femme place une de ses jambes sur l'épaule de son amant et étend l'autre puis met celle-ci à son tour sur l'épaule et étend la première, et ainsi de suite alternativement, cela s'appelle la *fente du bambou*. [*Kâma Sûtra*, II, VI.]

BARATTER. Lorsqu'on tient le lingam avec la main, et qu'on le fait tourner tout autour dans le yoni, cela s'appelle baratter. [*Kâma Sûtra*, II, VIII.]

BÂT (CHEVAUCHER UN –). Quand la femme se met de travers sous l'homme. [*La Putain errante*, 1760 a, position 26.]

BATTEUR (LE). La femme se mit ensuite la face contre le mur, me tendit légèrement ses fesses et dit : « Tu me pénètres et quand tu te retires, incline-toi un peu. Avec ta queue, bats-moi les fesses en cadence et fiche-la avec force. Certains appellent cette figure *le batteur*, d'autres préfèrent la nommer *le spécial baudet*. » [*Bréviaire arabe de l'amour*, figures de la sodomie, 12.]

BÉANTE (LA POSITION –). Lorsque la femme-biche lève ses cuisses et les tient toutes grandes écartées sur les épaules de son amant, puis engage le congrès, cela s'appelle la *position béante*. [*Kâma Sûtra*, II, VI.]

BÉATITUDES (LA CONTEMPLATION DES –). Lorsque la femme est couchée, la chemise levée au-dessus du nombril, et que son confesseur la contemple pendant qu'une autre sœur la chatouille, cela s'appelle *la contemplation des béatitudes*. [*La Putain errante*, 1760 b, manière 36.]

BIAIS (LE). La fille se couche sur le dos, et à demi-lit ; elle place une de ses jambes sur l'épaule de son fouteur, qui l'enconne à l'instant, et laisse l'autre pendante, ou bien l'appuie sur une chaise. Cette manière est délicate et voluptueuse à tous égards. [*Quarante manières*, 27.]

BONHEUR INATTENDU (LE). J'arrivais à Milan, et j'étais logé chez Mme Licoboni ; elle me fait conduire dans un appartement assez richement meublé, et me dit : « Voilà ta chambre, monsieur l'officier. — Et mon petit frère, lui dis-je, où vas-tu le mettre ? — Ah ! ah ! il est beau ton frère. Tiens, mon chou, voici un cabinet assez sombre, mais s'il se plaît à l'étroit, il ne sera pas mal. » Et voilà ma marquise qui se trousse et me montre un ventre saillant et couvert d'une toison d'ébène qui m'électrise. Je prends possession de mon petit habitacle ; j'y étais *coussi*, *coussi*, mais à la quatrième poste, la Licoboni m'ayant fait tourner le post-face, et se pinçant les nymphes, me fit faire une émission terrible ! Je lui mordais le cul, les genoux, les pieds, tout son corps fut dans un instant couvert de mes baisers brûlants. [*Travaux d'Hercule*, 14.]

BONNE MANIÈRE, OU CELLE DU BOUGREMENT PATRIOTIQUE PÈRE DUCHESNE (LA). Il faut, sacré nom d'un million de cons vérolés ! pour foutre à la manière bougrement patriotique de l'énergique père Duchesne, empoigner par la cotte une garce à cul, et lui ouvrir, sacré triple nom d'une vieille tétasse ! sa vilaine foutue fressure de vache, en écartant avec le pouce et les autres doigts les sacrées babines de sa poche à poulains, sans oublier, surtout, de faire bâiller le cardinal.

Ensuite, on cherche par forme de conversation dans le fond de sa culotte un vieux sacré vit tout biscornu, foutu comme un casse-noisettes, et ridé comme le cul de la fée Urgelle. On le tire de sa niche par les vieux crins de sa perruque ; on tâche, si cela est possible, de faire bander le sacré bout de Belzébuth, en lui fourrant trois ou quatre coups de poignet et on prie le mâtin d'entrer en danse. Quand il commence à lever sa sacrée vénérable tête cicatrisée par la pierre infernale, le bistouri et le scalpel, on dit à la sacrée garce : « Ah çà, fais belle motte, putain, c'est le père Duchesne qui va te foutre une culotte à la bonne manière, entendu ? Si je ne te fous pas un vit fabriqué comme le tuyau du poêle des Invalides, je te permets de m'appeler le plus grand bande-à-l'aise de tous les aristocrates. » La garce alors vous fout en avant sa boîte au mercure ; on lâche la bride au père calteau, et le mâtin s'en va branlant la tête comme ces pagodes de cheminée qu'on fait aller avec la main. Quand il est une fois dans la sacrée vessie au foutre, on travaille la chair humaine, et l'on pousse le docteur vers les pays-bas. Ce n'est pas tout, on prend ensuite par la peau du cul la maquerelle de la garce qui a le vit au con, et on la fout proprement sur le ventre de celle qui est en position ; alors on porte la bouche vers son sacré jean-foutre de bavard, et on lui fout, et refout jusqu'à la triple octave un morceau de langue de la longueur d'un cervelas de quatre sols ; on la gamahuche ensuite avec toute la lascivité possible, à peu près comme fait un veau, quand il tient le pis de sa mère. Quand vous avez assez pollué par tous les bouts, et que la motte de la princesse est bien barbouillée de foutre, on lui dit poliment (parce qu'il faut, sacre Dieu, de l'honnêteté partout) de se relever et d'aller s'éponger le cul, après lui avoir fait sucer sa pine pour la dégraisser. La sacrée prostituée vous dit alors dans son langage : « Mon petit ami, tu vas me faire ton cadeau, n'est-ce pas ? » On répond à cela : « Me prends-tu, vingt-cinq mille couilles de récollets, pour un débarqué de province ? Crois-tu, sacré nom d'un prépuce de mahométan, que le père Duchesne n'est pas au fait du commerce ? Tu penses sans doute avoir affaire à un blanc-bec ? Apprends, sacrée graine du diable, que je fous toujours gratis, et que depuis que je fais le métier de fouteur, il ne m'en a pas coûté un seul denier pour le logement de mon vit. Adieu ! » Cette nouvelle manière de foutre est un des articles de la Constitution le plus difficile à établir ; les putains n'entendent pas de cette oreille-là, et elles vous répondent qu'il leur faut autre chose que du foutre pour qu'elles puissent subsister. L'abbé M… a déjà monté différentes fois à la tribune de l'Assemblée nationale des garces de la rue Saint-Honoré ; mais il emploie vainement les discours les plus éloquents ; on réfute tous ses arguments et les vrais partisans de son système, qui sont en grand nombre, désespèrent beaucoup de la réussite d'un projet aussi hasardé. [*Travaux d'Hercule*, 12.]

BOTTINE (LA). La femme alla se laver, revint, se coucha sur moi, releva son pied, humecta de salive son anus, prit mon sexe et l'engloutit. Elle m'ordonna de mettre son pied gauche sur mon épaule droite, de me trémousser et de pousser jusqu'à l'extrémité. Elle m'expliqua : « Cette figure mérite bien son nom : la bottine. N'est-ce pas que l'une de mes jambes est sur ton épaule et l'autre par terre ? » [*Bréviaire arabe de l'amour*, figures de la sodomie, 6.]

BOUCHEMENT (LE). Fais placer la femme sur le dos, en ayant soin de lui élever le derrière avec un coussin ; puis place-toi entre ses jambes, la pointe de tes pieds appuyée à terre ; ramène ses deux cuisses contre sa poitrine autant que cela sera possible ; passe alors tes mains sous ses bras de manière à l'enlacer, ou bien cramponne-toi à ses épaules. Cela fait, introduis ton membre, et attire-la vers toi au moment de l'éjaculation. Cette position est pénible pour la femme, parce que, l'homme lui ramenant les cuisses vers la poitrine, et son derrière se trouvant déjà exhaussé par un coussin, les parois de son vagin tendent à se rapprocher et, par suite, l'utérus se trouvant porté en avant, il n'y a pas assez de jeu suffisant pour le mouvement et l'espace fait presque défaut pour recevoir le membre ; celui-ci ne peut alors pénétrer qu'avec difficulté et va frapper l'utérus. Cette position ne doit donc être adoptée que lorsque l'homme a le membre court ou mou. [*Jardin parfumé*, positions indiennes, 1.]

BOUCS (À LA MANIÈRE DES –). La femme étant couchée sur le côté, tu lui fais étendre la jambe de dessous et tu t'assieds, en pliant les jarrets dans l'intervalle de ses deux cuisses ; puis tu élèves sa jambe supérieure, de façon qu'elle atteigne le haut de ton dos, et tu lui introduis ton membre. Dans l'action, tu la saisis pardessus les épaules ou, si tu le préfères, par les bras. [*Jardin parfumé*, positions indiennes, 5.]

BOUDEUR (LE). Cette posture est la répétition de la précédente quant à la position [Voir BOUDEUSE (LA), 2], avec cette différence que c'est l'homme qui a le dos tourné, et c'est la fille qui place le vit. Deux points la différencient : la fille y perd un bon pouce au moins, et ne s'endort jamais sur le matin. Vit-on fille dormir le vit au con ? [*Quarante manières*, 21.]

BOUDEUSE (LA) [1]. L'homme étant assis sur un banc ou une chaise, sa maîtresse lui tournant le dos, s'assied sur ses genoux jambes écartées, et se fout en conscience avec le priape bien bandé qui ne tarde pas à l'inonder de sa chaude liqueur, à laquelle elle mêle son mouille bienheureux. [*Paradis charnels*, à dada, 2.]

BOUDEUSE (LA) [2]. La fille tourne le dos à son fouteur qui lui prend une de ses cuisses, passe la sienne entre, élève l'autre sur sa hanche et enconne bas et roide ; se couche sur ses cuisses à demi-renversée, fout de suite et s'endort sur la besogne. Cette façon n'est pas sans attraits, c'est d'ailleurs une bonne recette pour faire un beau rêve. [*Quarante manières*, 20.]

BOURRIQUES (LE NAYK DES –). Elle ramène ses genoux contre son buste, les fesses bien levées ; lui s'avance sur ses genoux. C'est le *nayk* des bourriques. [*Bréviaire arabe de l'amour*, positions face contre terre, 2.]

BOUTON (L'ASTIQUAGE DU –). Le galant entourant de son bras gauche le corps de sa divine, lui chatouille avec la main droite le clitoris, cependant qu'elle l'attire vers elle de ses deux bras en collier, dans une chaude et adorable étreinte. C'est l'*Appel au bouton* ou le *Réveil de Mimi* ! qui provoque chez la patiente de doux tressaillements… Elle se pâme et mouille… Son caresseur la regarde dans les yeux et jouit de son délire. Il lui demande câlinement : « Est-ce bon ?… M'aimes-tu ? » Et elle de répondre, frémissante : « Ah !… oui… chéri… c'est bon… je t'aime… t'aimerai toujours !… » [*Paradis charnels*, les folles caresses, 4.]

BOUTS (LES DEUX –). Deux femmes se couchent sur le dos, à un pied de distance l'une de l'autre. L'homme s'agenouille entre elles, et prend un téton de chaque main. Une autre femme se couche sous lui, la bouche placée perpendiculairement vis-à-vis l'orifice du fondement, et la langue dans le trou du cul. L'homme à son tour s'incline modestement jusqu'à la motte de la femme qui est sous lui, et lui rend la réciproque. Pendant cette opération, les femmes secondaires qui sont à ses côtés, ont un doigt ou deux dans le vagin, et se branlent nonchalamment en frappant avec la main qui n'est point encore occupée, les fesses du lubrique cavalier. C'est ce qu'on appelle les deux bouts, ou la scansion des langues : position bonne à pratiquer avec l'homme qui n'a pas la dysenterie ou les hémorroïdes, et la femme qui n'a pas ses écoulements périodiques. Apollon se servait toujours de cette méthode quand il allait visiter les Grâces. [*Travaux d'Hercule*, 6.]

BRANCARDS DE VÉNUS (LES). La belle étant disposée sur une chaise, un banc ou le bord du foutoir, son amant, debout, lui ouvre les cuisses, lui lève les jambes et les prend par la cheville au bout de ses bras haussés en croix. Il la fout ainsi, le cœur et la chair aux abois, tenant serrés les brancards de la voiturette adorable qui va le conduire rapidement au septième ciel. [*Paradis charnels*, l'idole sur le dos, 4.]

BRANLAGE BARATTÉ DE VÉNUS (LE). Debout ou couché, dans n'importe quelle position sexe à sexe, l'amant tient son nœud en main et le tourne en rond dans le con de sa maîtresse, en en chatouillant doucement les bords à l'aide du gland ; si recherché des cochons… et des cochonnes. [*Paradis charnels*, les folles caresses, 20.]

BRANLAGE BARATTÉ OU À LA FRILEUSE (LE). La femme branle son amant en lui roulant le vit entre ses mains comme si elle se les frottait l'une contre l'autre pour se réchauffer, ou comme si elle activait le cylindre d'une baratte, ce qui fait que l'amant jouit follement et répand son lait d'amour en râlant : « Oh !

mignonne ! C'est un vrai beurre !... » [*Paradis charnels*, les folles caresses, 6.]

BREBIS (LA). Quand la femme a les mains à terre, le cul élevé. [*La Putain errante*, 1760 a, position 6.]

BREBIS (LE COÏT DE LA –). La femme se place sur les pieds et sur les mains ; puis l'homme, debout, l'accoste par-derrière et lui soulève les cuisses jusqu'à ce que sa vulve se trouve vis-à-vis de son membre, qu'il introduit alors. Dans cette position, la femme doit placer sa tête entre ses bras. [*Jardin parfumé*, positions indiennes, 23.]

BREBIS (LE NAYK DES –). Elle se met à quatre pattes ; l'homme lui prend la taille avec ses mains, l'introduit et, de temps en temps, exerce des pressions sur ses hanches. C'est le *nayk* des brebis. [*Bréviaire arabe de l'amour*, positions inclinées, 2.]

BRODEQUIN (CHAUSSER LE –). Lorsque l'homme et la femme étant nus, l'homme couché et la femme à cheval sur lui, elle chausse le vit des lèvres de son con, pour arriver ainsi à un coït partiel, cela s'appelle *chausser le brodequin*. [*La Putain errante*, 1760 b, manière 23.]

BROUETTE (À LA). Quand la femme a les deux mains par terre, les fesses en l'air, et que l'homme tient ses deux cuisses sous ses bras, lui met le vit au con, la faisant marcher à mesure qu'il la pousse du cul. [*La Putain errante*, 1760 a, position 33.]

BROUETTE (FOUTRE EN –). Quand l'homme étant nu et debout, tient les deux jambes de la femme à ses côtés, la faisant aller et venir tout étendue, tenant une roue entre les mains, et l'enconnant dans cette position, cela s'appelle *foutre en brouette*. [*La Putain errante*, 1760 b, manière 21.]

BROUETTE (LA) [1]. Il faut que la fille se couche sur un lit et sur le ventre ; qu'elle place le bout de ses pieds sur chaque épaule de son fouteur qui prend un des genoux de la fille dans chacune de ses mains, et les porte sur ses hanches ; il pousse et repousse vivement, toujours debout, va et vient comme s'il brouettait. Cet équipage est très solide, quand la cheville ouvrière est de taille, et qu'elle est entrée avec quelque difficulté : les roues étant d'un long service, on peut ainsi brouetter longtemps. [*Quarante manières*, 30.]

BROUETTE (LA) [2]. Pour exécuter cette manière de tirer un coup, il faut bien bander, avoir de l'adresse, que la femme ait les reins solides, et que les deux fouteurs mettent de l'ensemble dans leurs mouvements. J'entre en matière : il faut que le parquet, ou le plancher de votre chambre, soit couvert d'un tapis ; vous aurez une roue légère, comme celle d'une brouette ; la barre qui passera dans le moyeu, sera garnie en étoffe de chaque côté, de manière qu'on puisse la tenir dans ses mains avec facilité. Vous vous mettrez nus tous les deux, ensuite la femme se placera sur le ventre, et prenant la barre de la roue dans ses mains, vous saisirez ses deux jambes, et vous vous placerez comme si vous alliez conduire une brouette. Votre vit sera précisément à la hauteur du con, vous enfilerez la femme en marchant ; votre vit ira et viendra, et vous n'aurez pas fait deux fois le tour de la chambre, que vous déchargerez en duo avec délices, en faisant halte en route pour reprendre haleine. [*Science pratique*, 7.]

BROUETTE DE LA FORTUNE (LA) [1]. *Te voilà, mon aimable brune, / Avec cette Roue à la main, / Te voilà comme la Fortune, / Aussi règles-tu mon destin. / Je laisserais tout l'or du Pactole et du Tage / Pour un des mille appâts que l'Amour vient m'offrir. / Mais la*

Fortune, ô ciel ! la Fortune est volage : / Ne lui ressemble point, tu me ferais mourir. [*Arétin français*, figure 12.]

BROUETTE DE LA FORTUNE (LA) [2]. L'amant baise sa maîtresse dans la posture dite « Brouette de Vénus », mais après lui avoir mis une roue entre les mains. Il la pousse alors devant lui tout en la bourriquant d'importance. On appelle cela « Foutre la Fortune » à cause de la roue – de derrière ! qui fait aller de l'avant ! dont cette danse capricieuse ne se sépare jamais. [*Paradis charnels*, clowneries, 5.]

BROUETTE DE VÉNUS (LA). L'amant fait poser les deux mains de sa maîtresse à plat sur le sol ou sur un tabouret ; il lui écarte les jambes, se les place autour des cuisses et tire son coup dans cette posture, tel un homme placé entre les brancards d'une foutative brouette dont les jambes de la baiseuse sont les bras. [*Paradis charnels*, clowneries, 4.]

BROUETTE. Voir aussi CUL (FOUTRE EN – OU LA BROUETTE).

BUCCAL (LE CONGRÈS –). L'Auparishtaka, ou congrès buccal, ne doit jamais être pratiqué par un Brahmane lettré, par un ministre chargé des affaires d'un Etat, par un homme de bonne réputation ; car, si la pratique en est permise par les *Sûtra*, il n'y a pas de raison pour qu'on la mette en œuvre, si ce n'est dans des cas particuliers. Ainsi, par exemple, on mentionne dans les livres de médecine le goût, la force et les qualités digestives de la viande de chien, mais il ne s'ensuit pas que le sage doive en manger. Par contre, il y a des hommes, des lieux et des temps à l'égard desquels on peut user de ces pratiques. Un homme doit, en conséquence, considérer le lieu, le temps et la pratique qu'il s'agit d'opérer, si elle convient à sa nature et à lui-même ; après quoi il pourra ou non s'y livrer, selon les circonstances. Mais après tout, ces choses étant faites secrètement et l'esprit de l'homme étant variable, comment savoir ce que fera une personne dans tel ou tel temps et pour tel ou tel objet ? [*Kâma Sûtra*, II, IX.]

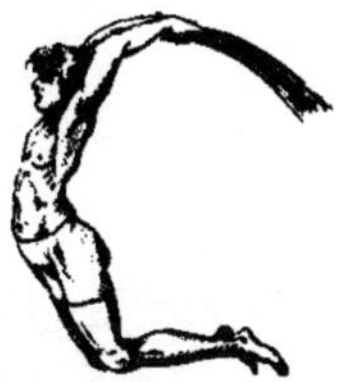

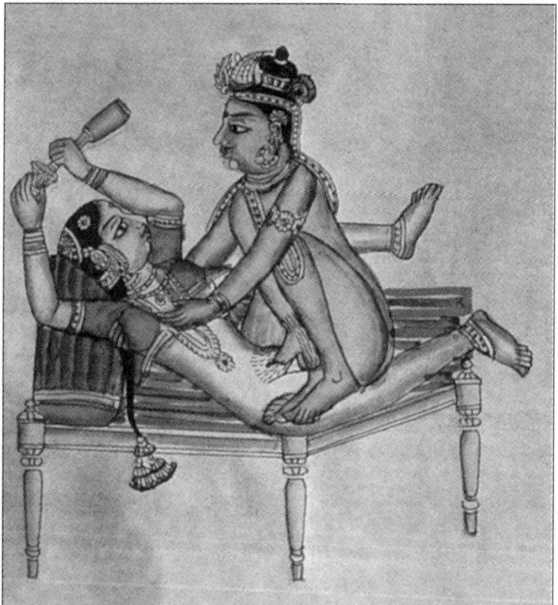

CABOTS (LE NAYK DES –). La femme se met sur le côté gauche, l'homme sur le côté droit, jambes entre jambes ; la femme minaude, geint et râle. C'est le *nayk* des cabots. [*Bréviaire arabe de l'amour*, positions sur le côté, 9.]

CADRAN DU BERGER OU LE JEU D'ÉNÉE (MONTRER LE –). Lorsque la femme est nue, ou se découvre jusqu'au-dessus du nombril, et qu'assise sur son amant, elle se fait clitoriser par celui-ci, en le tenant embrassé d'une main, et n'étant empêchée en rien de lui faire une langue, cela s'appelle *montrer le cadran du berger*, ou *le jeu d'Enée* (par allusion à ce que ce guerrier fit à Didon dans la grotte). [*La Putain errante*, 1760 b, manière 15.]

CAMPAGNARDE (LA). La belle étant couchée sur un banc, l'homme, debout, les jambes écartées, à cheval sur le banc, frotte son vit bienheureusement dans la vallée douce formée entre les deux seins que rapproche le plus possible l'un de l'autre l'aimable et experte baiseuse. [*Paradis charnels*, simulacres, en tétons, 6.]

CANE-POULE (LA). La fille se met à genoux au bord du lit, prosternée sur le visage, et le cul portant sur ses talons ; le fouteur, debout derrière, l'enconne et entre, s'il veut, si avant, qu'à peine les couilles paraissent-elles : au reste, cette manière est plus propice à l'amant qu'à l'amante ; aussi décharge-t-il de bonne grâce, souvent plusieurs fois dans la même posture. [*Quarante manières*, 25.]

CAPRICES DE L'ABBÉ M…, OU LE TAPE-TAPE (LES). Deux hommes et deux femmes s'unissent par la manière accoutumée. Les hommes se mettent dos à dos : alors ils se courbent en même temps avec assez de promptitude pour que les culs puissent se toucher fortement et produire par la réaction un frappement très distinct. Les femmes suivent l'impulsion que l'homme leur donne par l'inclination du corps, et se relèvent avec lui. Cette manière demande, de la part des femmes, une grande élasticité dans les reins et beaucoup de nerf et d'agilité dans celles des hommes. Le lubrique abbé M… paraît avoir quelque prédilection pour cette méthode dont il est l'inventeur. [*Travaux d'Hercule*, 7.]

CAPUCE (LE NAYK DE LA –). La femme est sur le dos, jambes levées ; l'homme rampe en sa direction, lui maintient les épaules et l'enfonce violemment ; elle ronflant, râlant, minaudant jusqu'à l'orgasme. C'est le *nayk* de la capuce. [*Bréviaire arabe de l'amour*, positions couchées, 10.]

CARESSE DE LA TENDRE AMIE (LA). Cette posture est absolument la contrepartie de celle de *la caresse du tendre ami* : la fille y fait le rôle de fouteur, qui joue celui de la fille. Au surplus tout s'y pratique de même : elle a autant d'agrément et de gentillesse, puisque le vit n'entre pas moins avant, et c'est l'essentiel. [*Quarante manières*, 19.]

CARESSE DU TENDRE AMI (LA). Le cavalier se couche sur le côté droit, passe le bras sous le col de la fille, met une de ses cuisses sur ses hanches ; celle-ci prend le vit de son fouteur à pleines mains, le fait entrer jusqu'à la racine. On doit attendre le plaisir sans le hâter par des mouvements précipités ; mais une main légère peut jouer ces œufs que Jupiter déposa ailleurs qu'au sein de Léda, quoi qu'on en dise. [*Quarante manières*, 18.]

CARILLON (LE). L'homme enfin fait son chef-d'œuvre lorsqu'en même temps qu'il travaille avec son membre, il lance amoureusement sa langue entre nos lèvres ; d'une main il pince tendrement les boutonnets de nos tétons ; de l'autre il manie et chatouille, à l'entour, l'orifice du vagin. C'est la manière la plus excellente de nous donner du plaisir ; et on appelle cela : *Le Carillon*. [*Rhétorique des putains*, 1794, 30.]

CARMÉLITES (LE JOUJOU DES –). La boutique étalée de la femme, s'appelle *le joujou des Carmélites*. La boutique de l'homme dans sa plus voluptueuse tenue, s'appelle *le bréviaire du diocèse*, en souvenir du godemichet des nonnes. [*La Putain errante*, 1760 b, manière 7.]

CASCADE DE SAINT-CLOUD (LA). D'autres fois ce tendre amant, cet amant unique, me plaçait sur une petite chaise ; il découvrait mon sein, il me serrait tendrement les deux tétons, entre lesquels il mettait son membre. Il ne faisait cela que dans des circonstances critiques. Il disait que quand la rivière inonde la plaine, il est beau de se promener sur les collines. Quelques instants après, une liqueur chaude, épaisse et visqueuse arrosait agréablement ma poitrine. Il nomme cela : *La Cascade de Saint-Cloud*. [*Rhétorique des putains*, 1794, 20.]

CATALANE (LA). La fille, couchée sur le dos, lève les jambes et les cuisses, le plus qu'il lui est possible et, pour point d'appui, elle prend avec les mains ses deux pieds au-dessus de la cheville, pour mieux présenter le mont Vénus ; alors le champion grimpe et comme dans cette position la fille ne saurait agiter le cul, étant trop écarté du centre de gravité, elle se contentera de le tortiller et de faire la *Garbalade*. Pour tous deux, le plaisir sera inexprimable, surtout si le vit est carré et long. [*Quarante manières*, 5.]

CAVALCADE (LA) [1]. Il faut d'abord mettre le vit au con à la bonne mode (s'entend bien roide et bien bandant) ; après quoi la fille doit rapprocher la cuisse, et le fouteur passer les genoux dessous, de manière que le vit soit bien serré, et ne déconne pas : alors celui-ci tape ferme, et la fille tortille du cul, pour hâter l'épanchement. Cette manière est surtout avantageuse à la femme, lorsqu'elle est fourbie par un vit gros et long. [*Quarante manières*, 2.]

CAVALCADE (LA) [2]. Il faut d'abord mettre le vit au con, comme à la bonne mode, en observant qu'il soit raide et bien bandé ; après quoi la fille doit serrer les cuisses, et le fouteur passer ses genoux par-dessus, de manière que le vit soit serré et ne déconne pas. Il ne reste plus alors qu'à taper ferme et à la garce qu'à tortiller du cul. Cette façon est fort avantageuse pour la femme, avec un vit bien gros et bien long. [*Science pratique*, 2.].

CAVALCADE. Voir aussi REBOURS DE LA CAVALCADE (LE).

CERCEAU (L'HOMME –). Ce jeu bizarre n'est à la portée que des seuls acrobates. L'homme se couche à plat ventre sur un tapis, attrape ses pieds avec ses mains et se serpentise de façon à former le cerceau. On le place alors sur une table et sa maîtresse vient se frotter le con contre sa bite, qu'elle a fait redresser à petits coups légers de son experte et soyeuse menotte. [*Paradis charnels*, clowneries, 12.]

CERCEAU (LA FEMME –). Une femme acrobate fait le cerceau de la manière décrite plus haut. On la place dans cette posture sur une table ou un piédestal et son amant vient la foutre à balloches rabattues. Cet exercice n'est pas banal et est aussi rare que difficultueux. [*Paradis charnels*, clowneries, 13.]

CERCEAU (LE). Cette manière de foutre exige une souplesse de reins qui n'appartient pas à tout le monde. Il n'y a que des saltimbanques, des sauteurs de profession, qui puissent l'exécuter convenablement. Nous avons vu dans les rues et dans les spectacles des danseurs et danseuses de corde se coucher sur un tapis, *à plat ventre*, se prendre ensuite les deux pieds avec les mains, de manière que leur corps formait un cerceau, et que l'un d'entre eux l'enlevait avec les deux mains et se promenait autour des spectateurs, en annonçant qu'il tenait un manchon. Eh bien ! paillards, fouteurs des deux sexes, pour lesquels nous écrivons, sachez que nous avons vu former ce cerceau, *en séance particulière*, et cela par une femme nue : un homme la prenait, la plaçait sur une table, et la foutait ainsi pendant qu'elle suçait le vit d'un autre camarade. Elle jouissait comme une dévergondée, et le foutre lui coulait dans la gorge et dans le con. Elle voulait prendre sa revanche, parce que, disait-elle, cela l'avait mise en belle humeur ; un homme forma le cerceau sur la table, il bandait et son vit se présentait de manière à défier un con ; la femme l'enfila elle-même et faisant toute la besogne, elle fit décharger son partenaire en lui lançant elle-même son foutre. A sa demande, une de ses amies lui mit le doigt dans le cul, pour augmenter le bonheur qu'elle éprouvait. [*Science pratique*, 21.]

CHAISE À PORTEURS (LA). La femme s'assied ; elle écarte ses jambes et ses cuisses ; l'homme entre et fait son *devoir*. C'est : *La Chaise à porteurs*. [*Rhétorique des putains*, 1794, 13.]

CHAISE ROULANTE (LA). La femme reste dans cette posture (c'est-à-dire celle de *la Chaise à porteurs*), et l'homme varie son amusement ; à chaque coup qu'il porte, il fait bouger la chaise, et avant que l'ouvrage soit fini, on a fait le tour de chambre. On appelle cela : *La Chaise roulante*. [*Rhétorique des putains*, 1794, 14.]

CHAMEAU (LA BOSSE DU –). La femme, étant debout, se couche de manière à poser ses mains à terre et à tenir le derrière levé ; l'homme vient debout, par-derrière, et la coïte en saisissant ses cuisses en avant de ses fesses. Dans cette position, lorsqu'après l'introduction l'homme retire son membre de la vulve de la femme, si celle-ci reste bien immobile en conservant sa posture, il s'échappe de son vagin un bruit semblable au mugissement du veau. Mais ce genre de coït est difficile à réaliser, car les femmes qui connaissent cette circonstance refusent de s'y prêter. [*Jardin parfumé*, positions indiennes, 19.]

CHANDELLES DE SUIF (FAIRE DES –) [1]. Quand la femme s'assoit de travers sur les cuisses de l'homme, qui est couché tout de son long. [*La Putain errante*, 1760 a, position 7.]

CHANDELLES DE SUIF (FAIRE DES –) [2]. Quand la femme étant nue, ou dans certains cas bien retroussée, est assise sur l'homme assis ou couché, qui la tient enfilée, cela s'appelle *faire des chandelles de suif*.

C'est un moyen qui est assez ingénieux pour baiser en société, attendu que la femme peut, par plaisanterie, s'asseoir sur les genoux de l'homme, en prenant la précaution de se retrousser et agissant alors tous deux prudemment. Il est vrai, dans ce dernier cas, qu'on ne peut guère se *faire des langues*. [*La Putain errante*, 1760 b, manière 19.]

CHAUFFE-BOTTE (LE). Quand l'homme prend les deux lèvres du con avec ses doigts, et les tire sur son vit bandant. [*La Putain errante*, 1760 a, position 14.]

CHAUSSEMENT DE LA CHAUSSETTE (LE). La femme étant couchée sur le dos, tu t'assieds entre ses jambes et tu places ton membre entre les deux lèvres de sa vulve, que tu saisis entre le pouce et l'index ; puis tu t'agites, de manière à soumettre à un frottement actif la partie de ton membre qui est en contact avec la femme ; tu continues jusqu'à ce que sa vulve devienne humide du liquide qui s'écoule de ta verge. L'ayant ainsi convenablement préparée à la jouissance par le mouvement alternatif d'entrée et de sortie de ton membre dans son conduit, tu introduis ta verge tout entière. [*Jardin parfumé*, positions indiennes, 11.]

CHEVAL FENDU (LE). Quand la femme étant appuyée sur le devant, présente les reins à celui qui l'enconne par-derrière, la faisant tenir pliée, la tête basse et le cul élevé en arrière. [*La Putain errante*, 1760 a, position 4.]

CHEVAUCHEUSE (LA FEMME –). *Susanne* : L'amour a cela d'accommodant qu'il satisfait entièrement tout le monde selon sa portée. Par exemple, dans cette posture que l'homme fait tenir à la femme quand elle monte dessus, combien de douces considérations peuvent satisfaire l'esprit, causées par le seul échange mutuel des devoirs et des volontés qui se pratique entre eux ; car de chevaucher simplement une femme qui se laisse faire et que la honte ou la froideur empêchent de passer outre dans la recherche du plaisir, c'est une satisfaction commune, et il n'y a que le plaisir de décharger dans son con qui chatouille les sens de l'un et de l'autre pour un peu de temps. Mais quand, au lieu de voir que l'homme se tourmente pour venir au point désiré, c'est au contraire la femme qui prend cette peine de chevaucher et qui prend la peine d'elle-même de s'engainer autour de sa forte et dure lance, en faisant pour cela, à ses yeux, les actions requises et nécessaires, ô dame, c'est un bonheur qui n'a point d'égal et qui les doit ravir en des contentements extrêmes. Car il voit sur lui le ventre, le nombril, les cuisses, la motte, le con, et généralement : tout le corps de sa mieux aimée, qui donne de vifs aiguillons à sa flamme ; il voit et sent l'agitation naturelle qu'elle fait sur lui en lui pressurant amoureusement la plus précieuse partie de lui-même ; il l'admire en face, qui fait toutes ces choses ; il semble qu'il doute, il tâte encore pour s'assurer de son bonheur, il s'écrie de plaisir chaque coup qu'elle donne, il se transit d'aise en sentant ses attouchements, et estime plus son bon vouloir que le reste, assuré qu'il est d'en être aimé. Et quand l'amour après vient à payer le tribut dû à leurs contentements, il voit fondre son plaisir dans ses yeux, et comparant les clairs rayons qui viennent de ces mêmes yeux, vrais miroirs de l'âme, avec les postures et grimaces naturelles qu'elle fait de son corps, de ses reins, de sa tête, de ses cuisses et de la partie la plus secrète où il a le contentement de loger son membre tout entier, croit que ses autres membres, bien qu'ils ne voient goutte, ne laissent pas de sentir leur part du plaisir. La femme aussi, qui est dessus, considère de son côté et fait des réflexions particulières sur chaque posture, en suite à les conter toutes une par une, qui a son nom propre aussi bien que ses ragoûts différents, sur lesquels on recommencerait d'ici à dix ans. [*L'Ecole des filles*.]

CHEVILLE (L'ENFONCEMENT DE LA –). L'homme étant debout, la femme lui entoure la taille de ses jambes en se soutenant avec ses bras, qu'elle lui passe autour du cou, et en s'appuyant contre le mur. L'homme introduit son membre dans son vagin en la tenant ainsi suspendue. [*Jardin parfumé*, positions indiennes, 20.]

CHINOISE (LA). La fille doit replier ses genoux au-dessus de ses hanches en sorte que ses talons portent sur ses fesses ; alors son cavalier l'enconne si avantageusement, qu'il pénètre au plus profond : le jeu consiste ensuite de la part de l'un à culotter vivement, et de la part de l'autre à s'agiter et faire le moulinet avec son cul, afin d'exciter son fouteur, et recevoir à plein goulot la douce rosée de la liqueur vivifiante qui l'humecte. [*Quarante manières*, 3.]

CHOC MUTUEL (LE MOUVEMENT DU –). Chacun des deux se retire en arrière après l'introduction, mais sans que le membre sorte entièrement. Puis tous les deux ensemble donnent une secousse en s'étreignant, et ils continuent ainsi en mesure. [*Jardin parfumé*, mouvement 2.]

CHRYSANTHÈMES (UNION DES –). Au neuvième jour de la neuvième lunaison a lieu l'union des chrysanthèmes, après un long banquet où sont servis force vins : on célèbre ce jour en investissant la voie des mignons. En Chine, l'empereur Mu, de l'époque des Chou, prenait le siège du chrysanthème de jeunes garçons et de pages, délice au goût particulier dont il est dit que le plaisir en dure sept cents années. C'est un heureux exemple de divertissement, et c'est pourquoi on nomme « siège du chrysanthème » les jeunes garçons : à la neuvième lune, on prend leur siège du même nom, et il est rapporté que cela assure une longue vie. En se fondant sur ce précédent, on parle depuis lors de l'union des chrysanthèmes. [*Manuel de l'oreiller pour posséder les femmes*.]

CIGALE (LE CRAMPON DE LA –). On fait étendre la jambe gauche de la femme et on lui fait replier la droite. L'homme s'accroupit derrière pour étirer son sceptre de jade et lui en cogner sa perle rouge. S'il pratique la méthode des sept pénétrations profondes et huit superficielles, la boule rouge de la femme enflera considérablement et sa jouissance sera débordante. C'est le sublime d'une activité poussée à l'extrême. Le bénéfice s'en diffuse dans toutes les jonctions et artères du corps pour une très longue durée. Cette manière rappelle celle de la cigale qui, cramponnée à l'arbre, fredonne en aspirant la rosée. Elle l'accumule sans rien régurgiter. [*Sublime Discours de la Fille Candide*, 4e position.] Variante procurée par *Le Classique de la Fille Mystérieuse* : On fait allonger la femme sur le ventre. L'homme s'étend sur elle et lui enfonce profondément sa tige de jade. Il lui soulève légèrement le cul pour attaquer sa perle rouge. S'il effectue le nombre de six neuf, la femme en pâmoison répandra ses fluides, saisie de pressantes agitations dans son sexe qui s'ouvrira et se détendra. On s'arrête après l'orgasme.

CISEAUX (LES DOUBLES –). Les lèvres du galant happant celles de l'aimée, tous deux en arrivent au combat des langues. Il lui astique le clitoris de l'index de la main droite, du majeur et de l'annulaire de la même main il lui sonde l'intérieur du vagin, et de l'auriculaire lui postillonne l'anus, cependant que de sa main gauche, dont l'index humecté de salive lui en titille la pointe, il lui branle le sein droit en le massant et en le secouant de façon experte. Durant qu'il opère, la mignonne, qui ne veut pas paraître ingrate, branle le vit de l'amant raffiné dont le foutre s'échappe bientôt en longs jets brûlants. [*Paradis charnels*, les folles caresses, 9.]

CISEAUX CHATOUILLEURS (LES). Les amants étant lèvre à lèvre et langue en bouche, soit debout, soit assis sur le bord de la couche aux combats voluptueux, soit sur une chaise, sur les genoux l'un de l'autre, l'homme titille du bout du doigt le clitoris de sa maîtresse qui lui secoue la pine à poignet que veux-tu. [*Paradis charnels*, les folles caresses, 8.]

CLERCS (LE NAYK DES –). L'homme se met sur la femme, une cuisse entre ses cuisses ; d'une main il la tient par la hanche et de l'autre par le ventre. C'est le *nayk* des clercs. [*Bréviaire arabe de l'amour*, positions face contre terre, 4.]

CLOCHE (LA). Quand l'homme se couche sur le dos, et que la femme est assise dans un panier percé, suspendu au plancher par une corde attachée à une poulie, ayant le con vis-à-vis du trou, et qu'à mesure qu'il baisse ou remonte le panier, en tirant ou lâchant la corde, le vit entre et sort, jusqu'à ce que le combat amoureux soit achevé. [*La Putain errante*, 1760 a, position 34.]

CLOU (L'ENFONCEMENT DU –). L'amante étant couchée sur le dos et ayant la bite au con, étend une jambe sur la couche d'amour et place l'autre sur la tête de son fouteur, qui la carambole à cœur joie. [*Paradis charnels*, l'idole sur le dos, 24.]

CLOU (LA POSE D'UN –). Lorsqu'une des jambes de la femme est placée sur la tête et l'autre étendue, cela s'appelle la *pose d'un clou*. La pratique seule peut l'apprendre. [*Kâma Sûtra*, II, VI.]

CLYSTÈRE (AU). Quand la femme présente son derrière sur le bord du lit, en ouvrant les fesses, et que l'homme l'enconne, se tenant debout. [*La Putain errante*, 1760 a, position 28.]

CLYSTÈRE (LE BON –). Lorsque la femme étant couchée ou non, son mari, pris du délire vénérien, avance sur elle en lui faisant une langue, l'outil bandant en avant, et tout en l'embrassant se prépare à l'enconner en lui faisant mettre les jambes hors du lit ou pendantes, et découvrant ainsi son con, c'est *le bon clystère*. [*La Putain errante*, 1760 b, manière 30.]

CLYSTÈRE BIENFAISANT (LE). Chacun se tient sur un côté, mais la femme tourne son dos à l'homme. C'est : *Le Clystère bienfaisant*. [*Rhétorique des putains*, 1794, 26.]

CLYSTÈRE DE BARBARIE (LE VÉRITABLE –). Lorsque la fille présente son derrière à l'apothicaire ou à un autre malheureux qui bande de détresse, en demandant l'aumône de son con, à la porte de son cul, cela s'appelle *le véritable clystère de barbarie*. [*La Putain errante*, 1760 b, manière 4.]

CLYSTÈRE GAILLARD (LE). La fille se place sur le bord du lit comme pour recevoir un clystère, c'est-à-dire le cul hors du lit, et la fesse de dessous tant soit peu retirée pour faire bâiller le con. Le fouteur debout, à côté, l'enconne doucement et sans bruit ; ainsi plus d'un mari fut coiffé par sa moitié ; ainsi la vigilance d'une mère fut trompée par sa jeune fille, dont la rose faisait tout son espoir. Cette manière plaît d'autant plus qu'elle réunit à la douceur de foutre le plaisir de le faire à la barbe des surveillants jaloux. Sans doute elle a ses périls ; mais que l'amour trahisse le lâche amant qui réfléchit. J'aurais pu me dispenser de peindre cette manière, car il y a tant de filles à qui cela démange, tant de garçons qui brûlent de le leur gratter, et puis le diable est si malin que ce serait une merveille si j'en donnais la première leçon. [*Quarante manières*, 31.]

COÏT AGRÉABLE (LE). Sache, ô Vizir, que Dieu te fasse miséricorde ! que si tu désires te procurer un coït agréable, donnant une égale part de bonheur aux deux opérants et qui les satisfasse tous les deux, il faut préalablement badiner avec la femme, l'exciter par des baisers, par des mordements et des sucements de lèvres, par des caresses sur son cou et sur ses joues. Retourne-la sur le lit tantôt sur le dos, tantôt sur le ventre, jusqu'à ce que tu voies dans ses yeux que le moment du plaisir approche. Lors, donc, que tu verras les lèvres de la femme trembler et rougir, et ses yeux devenir languissants, lorsque ses soupirs redoubleront, sache qu'elle désire le coït ; pénètre alors dans ses cuisses, afin de faire entrer ton membre dans son vagin et, si vous avez suivi mes conseils, vous vous serez procuré à tous deux un coït agréable, qui vous aura donné la plus grande satisfaction et vous laissera le plus délicieux souvenir. [*Jardin parfumé*, généralités 1.]

COÏT PRIMORDIAL (UN). Lors, les divinités célestes, d'un commun accord, mandèrent aux deux dieux Izanaki no mikoto et Izanami no mikoto : « Ordonnez et consolidez cette terre flottante ! » Ainsi dirent-ils. Ils leur remirent la céleste hallebarde précieuse et leur confièrent cette mission. Or donc les deux dieux montèrent sur le Céleste Pont Flottant, abaissèrent la hallebarde précieuse et la firent tourner. Ils la firent tourner à grand bruit dans l'eau salée : *koworo koworo*. Et quand ils la retirèrent, l'eau salée qui coula goutte à goutte de la pointe de la hallebarde s'accumula et devint une île. Ce fut là l'île Onogoro. Descendant sur cette île, ils y dressèrent un pilier céleste, et érigèrent un palais de huit brasses. Alors le dieu demanda à sa compagne Izanami no mikoto : « Comment est formé ton corps ? » Ainsi parla-t-il. Elle lui dit en réponse : « Mon corps est formé, mais il est un endroit qui est inachevé. » Ainsi parla-t-elle. Alors Izanaki no mikoto dit : « Mon corps est formé, mais il est un endroit trop développé. Je voudrais enfoncer cette partie trop développée dans la partie insuffisamment formée de ton corps pour la boucher, et ainsi engendrer les pays. Que dis-tu d'enfanter ainsi ? » Ainsi parla-t-il. Izanami no mikoto dit en réponse : « Cela me paraît bon. » Alors Izanaki no mikoto dit : « S'il en est ainsi, moi et toi allons tourner autour de ce pilier céleste, et quand nous nous rencontrerons, nous accomplirons l'union des corps. » Ainsi parla-t-il. Quand ils se furent accordés, il dit : « Tu tourneras par la droite, je tournerai par la gauche, et nous nous rencontrerons. » Ayant ainsi décidé, ils tournèrent, et Izanami no mikoto dit la première : « O merveille ! quel beau gars ! » Ensuite Izanaki no mikoto dit : « O merveille ! quelle belle fille ! » Quand ils eurent fini de parler, le dieu déclara à sa compagne : « Il n'est pas bon que la femme ait parlé la première. » Cependant, ils s'unirent et donnèrent naissance à un enfant, Hiruko. Ils mirent cet enfant sur un esquif de roseau et l'abandonnèrent aux flots. Ensuite, ils donnèrent naissance à l'île d'Aha. [*Kojiki*, *Chronique des choses anciennes*.]

COL (S'ASSEOIR AU –). Quand la femme embrasse l'homme et lui passe ses jambes aux épaules. [*La Putain errante*, 1760 a, position 13.]

COLIS (L'AIMABLE –). La baiseuse étant couchée sur le dos, les jambes en l'air et serrées, les pose sur l'épaule de l'homme, qui la fout comme une reine. [*Paradis charnels*, l'idole sur le dos, 16.]

COLONNE (LE POLISSAGE DE LA –). C'est là le premier exercice pratique auquel l'amante doit apporter tous ses soins… Il est très simple. Elle saisit le vit de son galant à pleine main, légèrement et le pouce en dessus, et fait ce que lui conseille le professeur sur le mode rythmique : « Une, deux !… une, deux !… » et ainsi de suite en accélérant. Elle ôte le petit chapeau (c'est-à-dire la peau qui recouvre le gland alors que Priape est au repos), le remet, autrement dit décalotte et recalotte maître vit, en pelotant de sa main gauche expertement frôleuse et paresseuse les couillettes du mignon, auquel elle fait du doigt un postillon profond et canaille… Au premier jet de foutre élancé, la belle s'amuse au spectacle de ce bon jus qui bouillonne, puis plonge ses regards dans ceux du branlé en pâmoison, en lui disant : « Je t'adore ! chéri !… toute la vie je t'aimerai… Es-tu heureux ? M'aimes-tu bien aussi… dis ?… » [*Paradis charnels*, les folles caresses, 5.]

COLONNE (LE PONT À –). L'amant, acrobate consommé, renverse son corps, souple au possible, en arrière et pose les mains à terre, dans la position qu'on désigne, en gymnastique, sous le nom de *reins cassés* ou de *pont vivant*. Sa fouteuse lui branle la bite et le fait bander ferme, puis le suce gourmandement et reçoit dans la gorge les jets brûlants d'eau-de-vit jaillis en hauteur… Le galant jouit, la belle avale… et le pont s'effondre de plaisir. [*Paradis charnels*, clowneries, 14.]

COMMUNION (PRÉPARATION À LA –). Lorsque l'homme et la femme sont nus, assis ou couchés, que la femme passe une jambe sur celle de l'homme qui bande en lui frôlant le membre génital avec le genou ou la jambe, pendant qu'ils se font mutuellement des langues à la florentine, cela s'appelle *la préparation à la communion*. [*La Putain errante*, 1760 b, manière 16.]

CON (DERRIÈRE EN –). Quand la femme a une jambe levée, et l'autre dessous. [*La Putain errante*, 1760 a, position 22.]

CON (ÊTRE TOUT EN VIT, ÊTRE TOUT EN –). *Puisque à cette heure je tâte d'un si solennel vit, / Qui me retourne l'ourlet du con, / Je voudrais me transformer toute en con, / Mais je voudrais que tu fusses tout vit. // Si j'étais toute con, et toi tout vit, / Je me rassasierais d'un seul trait le con, / Et toi, tu tirerais encore de mon con / Tout le plaisir qu'en peut tirer un vit. // Mais ne pouvant être toute con, / Ni toi devenir en tout vit, / Accepte le bon vouloir de mon con. // – Et vous, prenez du peu que j'ai de vit / La bonne volonté ; soulevez le con / En haut, et moi d'en bas j'enfoncerai le vit ; // Puis, sur mon vit / Laissez-vous aller de tout votre con : / Ainsi je serai tout vit et vous serez toute con*. [*Sonnets luxurieux*, 5.]

CON (ÊTRE TOUT –). *Pour ce vit, mes amours, que ne suis-je tout con ! / Dieux ! qu'il fournit bien sa carrière ! / J'en suis folle. – Tant mieux ! Foutre de la raison, / Au plus grand des plaisirs livre-toi tout entière, / Caressons-nous de plus d'une manière, / Donne, reçois et rends ! que ton corps et le mien / N'en formant qu'un, ne se dérobent rien, / Foutons de haut en bas, et devant, et derrière*. [*Arétin français*, figure 9.]

CON DE BIAIS / CON DE TRAVERS. Lorsque l'homme et la femme nus sont couchés de côté, et que la femme tient une jambe haussée sur le côté de l'homme, c'est en *con de biais*, et si l'autre jambe est haussée mais dessous l'homme, c'est en *con de travers*. [*La Putain errante*, 1760 b, manière 26.]

CON ET EN CUL (EN). *Fourre-moi un doigt dans le cul, mon vieux chéri, / Et petit à petit pousse-moi ta pine. / Lève bien cette jambe et fais bon jeu, / Puis lime, sans faire de compte. // Sur ma foi ! c'est un meilleur régal / Que de manger du pain beurré auprès du feu ! / Et si tu t'ennuies dans le con, change de domicile ; / Qui n'est pas enculeur, n'est pas un homme. // – En con je vous le ferai, pour cette fois, / Et la prochaine en cul ; en con et en cul, mon vit / Me rendra content, et vous rendra joyeuse. // Qui veut passer pour grand maître est un fou ; / C'est proprement un benêt perd-la-journée, / Celui qui prend plaisir à rien autre qu'à foutre. // Crève dans le palais, / Messire courtisan, et attends qu'un tel meure ; / Je ne pense, pour moi, qu'à me passer ma rage*. [*Sonnets luxurieux*, 2.]

CON GOULU (EN). Si par hasard vous rencontrez une de ces femmes ouvertes à deux battants comme la porte Saint-Denis, où l'on passerait tout botté, éperonné, cuirassé, enfin de ces cons qui ressemblent au sabord d'un vaisseau de ligne, à l'embrasure d'un canon de rempart, au soupirail d'une cave, ou au trou d'un souffleur de spectacle, je plains bien sincèrement le fouteur qui éprouve cet échec, il est bougrement désappointé ; car malheureusement une garce de femme ne porte pas le calibre de son con sur la figure. Chers fouteurs, lorsque vous allez foutre une femme, et que votre vit semble s'engloutir dans un havresac, ne perdez pas la tête, passez la main droite sous les fesses de la femme, et avec le pouce et les deux premiers doigts serrez-lui les lèvres du con de manière à le rétrécir ; alors remuez le cul, et ne lâchez prise qu'au moment de décharger, sans cela vous seriez réduit à battre les murailles à droite et à gauche, sans pouvoir en finir. Avec de semblables *carcasses*, il faudrait avoir une pièce de quatre ou de huit dans son pantalon, et avoir *dix hectolitres* de foutre dans des couilles à la *potiron*. Nous avons trouvé un moyen de parer à ces inconvénients si graves. Un fouteur doit toujours avoir dans sa poche une pince à ressort, ou un de ces morceaux de bois fendus dont se servent les marchands d'estampes et les blanchisseuses pour arrêter les gravures ou le linge sur les ficelles. Peut-être qu'un jour un raccommodeur de faïence trouvera le moyen de mettre des attaches aux cons trop larges ; ce serait une superbe invention à brevet ; alors les pucelages seraient plus communs : ce serait un grand bienfait pour les professeurs de fouterie et leurs élèves. [*Science pratique*, 27.]

CONCOMBRE PELÉ (LE). L'homme est assis en tailleur, le sexe en érection, la femme vient dessus, face contre l'homme, sa bouche dans sa bouche ; ils boivent leurs salives et s'embrassent dans le cou. C'est le concombre pelé. [*Bréviaire arabe de l'amour*, positions assises, 5.]

CONCULISIENNE (LA). Cette manière de foutre est moderne et a été inventée par Mme la duchesse de S.B.C., qui ne se couche et ne se lève jamais sans que trois ou quatre bons fouteurs ne lui aient bassiné le con et le cul, au moins douze fois du jeu de leurs couilles. Lisez, paillards, fouteurs, putains, garces, branleuses, fouteuses, tribades, de tous les rangs, de toutes les classes, et marchez sur les traces de cette noble sainte et sacrée garce, que nous vous offrons pour modèle, non seulement pour l'âge présent mais encore pour les siècles à venir. Il faut pour chaque séance, être au moins trois, savoir : la femme et deux fouteurs. Pour se mettre à l'abri de tout événement fâcheux, il est bon d'avoir un relais de deux vits, car un fouteur peut quelquefois débander. Tout étant bien réglé, bien disposé, les acteurs sans chemises, un des hommes se place sur le lit ou sur le canapé ; il bande, la femme se met sur lui et s'insinue le vit dans le con, en faisant langue fourrée. Le second fouteur encule alors la femme, et lorsque les deux vits sont chacun dans leur fourreau, alors c'est au trio à remuer le cul à qui mieux mieux, il est impossible de ne pas décharger à outrance. S'il y a quatre fouteurs, ils peuvent encore s'enculer pour taper plus ferme et mieux bourrer la fouteuse. Le quatrième fouteur n'est pas aussi heureux que le second, il en est de même du premier, mais on n'est jamais heureux qu'à moitié dans ce monde. [*Science pratique*, 15.]

CONFIDENTE (LA). La femme étant assise sur un banc ou une chaise, l'homme se met à cheval sur elle et la baise en conscience, en lui passant des langues en bouche. [*Paradis charnels*, assis, 1.]

CONQUISE (LA). La baiseuse se couche sur le ventre et son amant se couche sur son dos. Elle relève ses jambes et place ses talons contre les fesses de son fouteur qu'elle aiguillonne. Il passe son bras autour de la taille de l'aimée et lui masse les nichons en la bécotant sur la nuque. [*Paradis charnels*, en levrette, 18.]

CONSTITUTION ÉBAUCHÉE (LA). Le fouteur se couche de toute sa longueur sur le dos ; deux femmes se placent de la même façon à ses côtés, il les branle avec le doigt du milieu de chaque main. Une femme est couchée sur ses cuisses, de sorte qu'avec sa bouche, elle lui suce le vit, pendant qu'elle a un doigt au cul et l'autre dans la matrice. Cette manière de foutre est de l'invention d'un Quinze-vingt, assisté d'un borgne. [*Travaux d'Hercule*, 8.]

CONTRADICTOIRE (LE NAYK –). La femme se met sur le dos, lève une jambe et tend bien l'autre. L'homme se met entre ses cuisses, prend la peine de bien bander et il la pénètre tout en grognant et en râlant, et ce jusqu'à l'orgasme. C'est le *nayk* contradictoire. [*Bréviaire arabe de l'amour*, positions couchées, 4.]

CONTRARIÉE (LA). Au lit, à dada sur son amant, mais lui tournant le dos, la baiseuse se frotte le bouton sur le vit bien bandant de son heureux adorateur. [*Paradis charnels*, à dada, 14.]

CONTRASTE (L'HEUREUX –). La cochonnette palpitante étant étendue sur le dos, une jambe en l'air et l'autre allongée, son amant, placé entre ses cuisses, la baise avec tout l'entrain que réclame une action aussi noble. [*Paradis charnels*, l'idole sur le dos, 20.]

CONTRESENS OU LA BÊTE À DEUX TÊTES (LE). La fille se couche sur le dos, et met un carreau sous ses fesses, pour faire saillir davantage la motte ; elle lève ses cuisses, ainsi qu'il est prescrit pour *La catalane*. Le fouteur se met à genoux, et s'appuie sur ses mains, marche à quatre pattes à reculons, et montrant son cul à la fille, jusqu'à ce que son vit soit perpendiculaire à son con ; il le lui met alors le mieux possible, et remue le croupion en tortillant, et distille le foutre avec fureur. [*Quarante manières*, 37.]

CORBEAU (LE CONGRÈS DU –). Les serviteurs mâles de certains hommes pratiquent avec leurs maîtres le congrès buccal. Il y a aussi des citoyens qui, se connaissant bien les uns les autres, le pratiquent entre eux. Certaines femmes du harem, lorsqu'elles sont amoureuses, agissent de la bouche sur les yonis l'une de l'autre, et certains hommes font la même chose avec les femmes. Pour faire ceci (c'est-à-dire pour baiser le yoni), on imitera le baiser sur la bouche. Lorsqu'un homme et une femme sont couchés en sens inverse, c'est-à-dire la tête de l'un vers les pieds de l'autre, et se livrent à cette espèce de congrès, cela s'appelle le *congrès du corbeau*. Ces sortes de choses passionnent tellement certaines courtisanes qu'elles abandonnent des amants distingués, honnêtes et instruits pour s'attacher à des personnes de basse condition, telles que des esclaves et des conducteurs d'éléphants. [*Kâma Sûtra*, II, IX.]

CORNUSE (EN). Quand l'homme tient sur un bras une jambe de la femme, et l'autre dessous, contre son flanc. [*La Putain errante*, 1760 a, position 12.]

CORRIDOR (LE NAYK DU –). Elle est debout contre le mur, l'homme lui lève une jambe, assurant fermement sa cuisse contre le mur, et il la pénètre. C'est le *nayk* du corridor. [*Bréviaire arabe de l'amour*, positions debout, 2.]

CÔTÉ (FEMME COUCHÉE SUR LE –). Tu feras placer la femme par terre, couchée sur le côté ; tu te placeras ensuite toi-même sur le côté ; puis, entrant dans ses cuisses, tu introduiras ton membre dans son vagin. Mais le coït sur le côté prédispose aux douleurs rhumatismales et à la sciatique. [*Jardin parfumé*, positions diverses, 5.]

CÔTÉ (FEMME COUCHÉE SUR LE – ET L'HOMME EN POSITION ACCROUPIE). Tu places la femme sur le côté, puis tu te mets entre ses cuisses, accroupi sur tes pieds, ayant une de ses jambes sur ton épaule et l'autre entre tes cuisses, elle ne cessant pas de rester sur le côté. Tu entres alors dans elle et tu lui imprimes le mouvement en l'attirant vers ta poitrine au moyen de tes mains dont tu l'enlaces. [*Jardin parfumé*, positions diverses, 7.]

CÔTÉ (L'AMOUR DE –). Tournée vers la droite, la femme s'allonge en prenant bien soin de replier ses jambes afin que ses genoux touchent ses seins. L'homme s'allonge à son tour et il place sa jambe gauche au-dessus de la femme, que celle-ci tient fermement. [*Foutre en miroir.*]

CÔTÉS (LE MORDILLAGE DES –). Lorsque, couvrant l'extrémité du lingam avec ses doigts rassemblés en forme de bouton de fleur, l'eunuque en presse les côtés avec ses lèvres, en se servant aussi des dents, cela s'appelle *mordillage des côtés*. [*Kâma Sûtra*, II, IX.]

COU (LES JAMBES AU –). La femme s'assied. L'homme alors s'empare de ses jambes qu'il passe autour de son cou de telle façon que les genoux de la femme touchent ses épaules. Il la baise alors avec violence. [*Foutre en miroir.*]

COULANTE (LA). Dans la posture paresseuse, à rétro, l'amant frotte son vit entre les cuisses de son idole, tout en la masturbant avec vigueur et délicatesse. [*Paradis charnels*, simulacres, en cuisses, 7.]

COUP (DONNER UN –). Lorsque le lingam est retiré à une certaine distance du yoni, et qu'il y rentre ensuite avec force, cela s'appelle *donner un coup*. [*Kâma Sûtra*, II, VIII.]

COUPÉ (LE SOUFFLE –). L'homme est assis, les jambes bien tendues, le sexe bandé. La femme vient dessus, geint, halète et souffle durant l'acte. C'est le souffle coupé. [*Bréviaire arabe de l'amour*, positions assises, 3.]

COUPS (NOMBRE DE –). *Fanchon* : Mais combien est donc cet engin de temps à se redresser depuis qu'il est abattu, et combien le met-on bien dedans le con en une seule nuit ? *Susanne* : C'est selon les personnes qu'il y a, vois-tu, et comme ils sont plus émus à certains temps qu'à d'autres ; car quelquefois il y a des hommes qui feront deux coups sans déconner, et cela fait grand bien à la fille ; d'autres feront leur décharge sept ou huit coups, dix ou douze ; mais cela n'est pas croyable, et cinq ou six coups raisonnables suffisent pour la contenter. Il y en a qui ne peuvent faire que deux ou trois coups, et sont prompts ou longs à décharger. Il faut remarquer que ceux qui en font le moins rendent plus de liqueur que les autres et donnent et reçoivent plus de plaisir, mais quoi qu'il puisse en être vrai des uns et des autres, la fille trouve toujours en si peu qu'il y en a matière d'une très grande satisfaction. La beauté de la fille contribue aussi beaucoup à cela et fait faire un coup ou deux davantage, mais il y a la coutume qui gâte tout et lasse le garçon quand il faut faire cela tous les jours, et alors ce n'est pas mal aller que de le faire tous les soirs une fois et une autre tous les matins. [*L'Ecole des filles*.]

COURBE (LE). Avant chaque figure, la femme prenait la peine de se laver. Cette fois elle revint, s'agenouilla, me présenta ses fesses bien entrouvertes, prit ma queue, la frotta longtemps et me dit : « Pénètre-moi et relève-toi sans te redresser complètement, ensuite ressors-la et repénètre-moi violemment : c'est ce qu'on appelle le courbe. » [*Bréviaire arabe de l'amour*, figures de la sodomie, 8.]

COURS DE BOTANIQUE OU EN HERBORISTE (LE). Lorsque le printemps renaît, que la nature reverdit, les élèves en pharmacie, ceux qui aspirent au brevet d'herboriste prennent les casquettes, la blouse, la boîte de fer-blanc en sautoir, et souvent accompagnés d'une jeune personne qui veut faire connaissance avec les plantes. Ces duos séduisants et joyeux vont parcourir les bois de Boulogne, de Meudon, de Bondy, de Romainville, etc. En cherchant les simples, on se baisse, on se regarde ; la belle en déracinant une tige de centaurée, de salsepareille ou autre, montre une croupe arrondie, une jambe faite au tour ; l'occasion fait le larron, dit un vieux proverbe ; le jeune homme n'est pas insensible, la jupe est à moitié levée, il glisse la main dessous, il y trouve une motte couverte de mousse, il éprouve une tentation, il y succombe, il bande, une élévation garnie de gazon se trouve là fort à propos, la jeune fille tombe sur le côté, la jambe en l'air, elle montre une cuisse potelée, un con rubicond dont les lèvres entrouvertes appellent un vit. Il lâche le sien, et plaçant cette jambe sur son épaule, il fout la princesse en deux temps, et les culs des acteurs font chorus pour arriver à la décharge et inonder de foutre le gazon que doit féconder cette douce rosée. [*Science pratique*, 34.]

COURT (POUR CEUX QUI ONT LE MEMBRE –). Si ton membre est court, fais étendre la femme sur le dos, relève ses jambes en l'air, de manière que la droite soit près de son oreille droite, et la gauche près de son oreille gauche, et que, dans cette posture, ses fesses se relevant, sa vulve ressorte en avant. Introduis alors ton membre. [*Jardin parfumé*, positions diverses, 2.]

COUSSIN (DERRIÈRE POSÉ SUR UN –). Fais placer la femme sur le dos, par terre, le derrière posé sur un coussin ; puis, te mettant entre ses cuisses, pénètre en elle en ayant soin de lui faire appliquer la plante de son pied droit contre la plante de son pied gauche. [*Jardin parfumé*, positions diverses, 11.]

COUTURIÈRE (EN). Toutes les femmes qui font usage de l'aiguille sont les prêtresses les plus ferventes du dieu Priape, et celles qui cultivent avec le plus de succès et de chaleur l'art de la fouterie. Telles sont les couturières, les modistes, les lingères, et cet essaim de jeunes fouteuses et branleuses qui meublent les bals de Paris le dimanche, et les maisons de passe chaque soir, lorsqu'elles ont terminé leurs travaux journaliers. Alors, les plaisirs du con et du cul ont leur tour. Un vit remplace l'aiguille anglaise, et ce sont des couilles qui roulent dans leurs jolies mains, au lieu du peloton de fil ou de coton. Vénus n'a pas de prêtresses plus actives, plus sémillantes. Les fouteurs, les paillards trouvent parmi cet essaim de jeunes putains de quoi satisfaire leurs goûts. Elles vont de temps en temps passer un terme au champ des Capucins ; mais il n'est point de plaisirs sans peines, ni de roses sans épines. Elles foutent à volonté, de toutes façons, en cul, en con, en bouche, en tétons ; on les gamahuche, elles sucent les pines, elles sont tribades pour satisfaire ces vieilles carcasses qu'on ne veut plus foutre Il nous en est passé une entre les mains, il y a environ six mois, elle aimait à être enfilée debout ; il fallait la bien satisfaire, tandis qu'elle avait le vit dans le con. Elle avait passé son bras gauche autour de mon cou, sa langue suçait la mienne, et sa main droite me chatouillait les couilles et le trou du cul. [*Science pratique*, 28.]

COUVRANTE (LA). L'homme étant couché sur le dos, les jambes étendues et serrées, sa maîtresse se couche sur lui, à genoux, les jambes écartées, et fait le garçon avec plaisir et vigueur. [*Paradis charnels*, à dada, 6.]

CRABE (LA POSITION DU –). Lorsque les deux jambes de la femme sont contractées et placées sur son estomac, cela s'appelle la *position du crabe*. [*Kâma Sûtra*, II, VI.]

CRABE (LE). La femme, couchée sur le dos, tend sa craquette ouverte aux coups de son baiseur, celui-ci la prend par les pieds, qu'il lui ramène sur l'estomac, et la besogne de la queue à couilles rabattues. [*Paradis charnels*, l'idole sur le dos, 25.]

CRAINTE (LA). La femme a tout à coup obtenu ce qu'elle désirait et se retourne tout doucement, encore humide de sueurs odorantes, le visage souriant. C'est l'étape de la crainte qu'après l'éjaculation son excitation ne s'effondre. [*Sublime Discours de la Fille Candide*, 8e étape des dix mouvements.]

CRAMPONNEMENT DES DOIGTS DE PIEDS (LE). Tu fais placer la femme sur le dos, puis tu t'assieds entre ses cuisses, accroupi sur les genoux en pinçant la terre avec les doigts de pieds ; tu as soin d'amener ses genoux à hauteur de tes flancs, de manière qu'elle puisse t'enlacer le dos avec ses jambes, et toi tu lui passes les bras autour du cou. [*Jardin parfumé*, positions indiennes, 3.]

CRAPAUDINE (LA). La baiseuse s'assied sur le plancher ou sur le bord du lit, un coussin sous les fesses, puis s'étend sur le dos, lève les cuisses et ploie ses jambes dessus, évoquant l'image du pigeon à la crapaudine, que le tourtereau emballé de désir fout mignonnement : 1. à genoux, si sa mie est à terre ; 2. debout, si elle a pris place sur le bord de la couche au bon combat. [*Paradis charnels*, l'idole sur le dos, 12.]

CROISÉE OU LA MEILLEURE POSTURE (LA). Etendue sur le dos, la croupe haute et le cul bien en l'air, les jambes croisées par-dessus les reins de son amant, la baiseuse reçoit les grands coups de queue que celui-ci, agenouillé devant sa beauté gourmande, prend plaisir à lui prodiguer. [*Paradis charnels*, l'idole sur le dos, 9.]

CROISÉES (JAMBES –). Tu fais étendre la femme par terre, sur le dos, en lui faisant croiser les jambes l'une sur l'autre ; puis tu te places à genoux, à cheval sur elle, de manière que ses jambes soient entre tes cuisses, et tu fais pénétrer ton membre dans son vagin. [*Jardin parfumé*, positions diverses, 8.]

CROIX D'AMOUR (LA). La femme étant à cheval sur sa bandante monture, écarte les bras en croix. Son amant lui prend les poignets. La douce baiseuse se renverse alors en arrière pour mieux se chatouiller le bouton et ne tarde pas à mêler son mouille au foutre de son ardent fouteur. [*Paradis charnels*, à dada, 10.]

CUISSES (ENTRE LES –). Tu feras étendre la femme par terre et tu te placeras entre ses cuisses ; puis mettant une de ses jambes sur ton épaule et l'autre sous ton bras, près de ton aisselle, tu entreras dans elle. [*Jardin parfumé*, positions diverses, 3.]

CUISSES (L'EMBRASSEMENT DES –). Lorsque l'un des deux amants presse avec force une des cuisses de l'autre, ou toutes les deux, contre la sienne ou les siennes propres, cela s'appelle l'*embrassement des cuisses*. [*Kâma Sûtra*, II, II.]

CUISSES (OUVRIR LES –). *Ouvre les cuisses, afin que je voie / Ton cul charmant et ton con bien de face. / O cul à faire changer un vit de méthode ! / O con qui distille les cœurs par les veines ! // Pendant que je vous caresse, voici qu'il me vient / Un caprice de vous baiser à l'improviste, / Et je me parais beaucoup plus beau que Narcisse / Dans le miroir qui s'offre à mon vit tout guilleret. // — Ah ! ribaude, ah ! ribaud, sur terre et au lit ! / Je t'aperçois, putain ! attends, attends / Que j'aille te casser deux côtes dans la poitrine. // — Je t'emmerde, vieille vérolée, / Car pour ce plaisir plus-que-parfait / Je me jetterais sans seau dans un puits. // Et il n'est pas d'abeille / Gourmande de fleurs, autant que moi d'un noble vit. / Je n'en tâte pas encore, et rien qu'à le voir je me mouille.* [*Sonnets luxurieux*, 11.]

CUL (DANS LE –). *Je le veux dans le cul ; — Pardonnez-moi, / Madonna, point ne veux commettre ce péché : / C'est un mets de prélat / Qui a perdu le goût à tout jamais. // — Eh ! mets-le ! — Je n'en ferai rien. — Tu le feras. / — Pourquoi ? Ne le fait-on plus de l'autre côté, / Id est en con ? — Si, mais aujourd'hui plaît mieux / Le vit par-derrière que par-devant, de beaucoup. // — Par vous je veux me laisser conseiller : / Ce vit est à vous, et, s'il vous plaît si fort, / Comme à un vit, c'est à vous de lui ordonner. // — Je l'accepte, mon amour ; pousse ferme, / Plus avant, plus à fond, et vas-y sans cracher. / Bon compaing de vit ! saint homme de vit ! // — Prenez-en tant qu'il y en a. / — Je me le suis fourré plus que volontiers, Mais je voudrais rester ainsi assise tout un an.* [*Sonnets luxurieux*, 10.]

CUL (FOUTRE EN – OU LA BROUETTE). *Petit drôle de Cupidon, ne tire pas / La brouette ; arrête, double bâtard ! / Je veux foutre en con, et non en cul, / Cette belle qui me tient le vit, mais je m'en moque. // Je me fie à mes bras du poids des jambes, / Si mal commodément posé (et je ne t'adore pas), / Qu'un mulet en crèverait, à y rester une heure ; / Et pourtant je ne souffle et ne grogne que du cul. // Pour vous, Béatrice, si je vous fais peiner, / Me devez pardonner, car je montre / En foutant si mal à l'aise, que je me consume. // N'était que je me mire en votre cul, / Le tenant suspendu sur l'un et l'autre bras, / Jamais n'aurait de terme notre besogne. // O cul de lait et de pourpre ! / N'était que je puis te contempler bien de face, / A peine mon vit se tiendrait-il droit.* [*Sonnets luxurieux*, 14.]

CUL (SONNER DU –). Quand la femme se tient assise sur le bord du lit, les pieds contre la muraille, et qu'elle baisse tantôt une jambe, tantôt l'autre, pendant que l'homme la branle. [*La Putain errante*, 1760 a, position 29.]

CUL (VOIR LE –). *Tu as mon vit dans ton con, tu me vois le cul, / Et moi aussi je vois ton cul comme il est fait ; / Mais tu pourrais dire que je suis un fou, / Parce que j'ai les mains là où l'on met les pieds. // – Oui, mais si tu crois foutre de cette façon, / Tu es une bête, et cela ne te réussira point, / Car à la besogne bien mieux je me prête, / Quand tu te places la poitrine sur ma poitrine. // – J'entends vous foutre en toutes lettres, Commère, / Et vous faire dans le cul tant de mamours, / Des doigts, du vit, et à coups de reins, // Que vous éprouverez un plaisir sans fin. / Je sais que c'est plus doux que de se faire gratter, / Fût-ce par des Déesses, des Princesses, des Reines. // Et vous direz au bout / Qu'à ce métier je suis un vaillant homme... / Mais d'en avoir un tout petit je me désespère.* [*Sonnets luxurieux*, 6.]

CUL. Voir aussi CULS (LA VUE RÉCIPROQUE DES –), ENCULAGE BRANLÉ (L'), MOYEN DE TROUVER TOUTES LES FEMMES JOLIES OU LE POUVOIR D'UN BEAU CUL, PRESSE-CUL (LE), TAPE-CUL OU LA SAINTE FLAGELLATION (LE BON –).

CULBUTE (BAISER À LA –). Lorsque la femme est couchée, et qu'elle met une ou deux jambes sur les bras de l'homme, en le tenant d'une main, par les épaules, tandis que l'homme lui tient le dos d'une main, une jambe de l'autre, et lui soutient le cul d'une jambe, l'autre restant arquée pour la poussée, cela s'appelle *baiser à la culbute*. [*La Putain errante*, 1760 b, manière 5.]

CULBUTE (LA). La femme doit avoir un pantalon qu'elle laisse tomber à terre, jusqu'à ce qu'il arrive sur ses talons, comme des entraves. Elle courbe alors son corps en deux, de manière que, plaçant la tête entre ses pieds, elle arrive à avoir le cou dans le pantalon. L'homme, à ce moment, saisit les jambes de la femme et la renverse sur le dos, en lui faisant faire la culbute ; puis, pliant les jarrets, il place son membre bien en face de la vulve, et l'y introduit en le glissant dans l'intervalle des deux jambes. Il y a, prétend-on, des femmes qui, étant couchées sur le dos, peuvent placer leurs pieds sous leur tête sans le secours du pantalon et sans se servir des mains. [*Jardin parfumé*, positions indiennes, 9.]

CULBUTES (VINGT). *Susanne* : Je ne l'eus pas plutôt senti raide comme il était que, répondant à ses caresses, m'appelant son cœur et son âme, nous roulâmes longtemps l'un sur l'autre, entrelacés de bras et de jambes, et nous démarrâmes tant que notre couverture en chut à bas ; néanmoins, comme il ne faisait pas froid, nous ne songeâmes pas à la ramasser, mais nous échauffant de plus en plus, il me fit ôter ma chemise en ôtant la sienne, et fit cent bonds sur le lit en me montrant son vit qui était raide. Puis m'ayant demandé permission de folâtrer en tous lieux et liberté, il répandit et sema par terre cent boutons de roses, et me les fit aller ramasser toute nue, au beau milieu de la place, me tournant d'un côté et d'autre, et considérant à la lueur du feu et de la chandelle qui était en divers endroits de la chambre les diverses postures que je faisais en me baissant et me haussant après. Il me frotta avec une essence de jasmin par tout le corps, et lui s'en frotta pareillement ; et nous étant remis sur le lit, nous fîmes vingt culbutes pour nous égayer. En suite de quoi, me tenant agenouillée devant lui, il me considérait partout, les yeux ravis en extase. Il exaltait tantôt mon ventre, puis mes cuisses, puis mes tétons, et tantôt l'enflure de ma motte qu'il trouvait ferme et rondelette, y portant quelquefois la main, et je ne dis point que toutes ces petites fantaisies ne me plaisent infiniment. Et puis me tournant par-derrière, il contemplait tantôt mes épaules, puis mes deux fesses, et puis me faisant baisser les mains sur le lit, il montait à cheval sur mon dos et me faisait aller ; et quand il eut ainsi demeuré quelque temps il descendit de son cheval, non pas de côté, mais à reculons (car il ne craignait pas, disait-il, que je lui ruasse des coups de pied), et ainsi tout d'un temps, en descendant son membre par entre mes deux fesses, il me le fichait dans mon con. Au commencement, je me voulais lever et faisais la rétive, mais lui me priait, me conjurait, se désespérait, si bien que j'en avais pitié ; je me remettais, et lui prenait son plaisir à me le fourrer dedans et le retirer tout d'un coup, se délectant à le voir entrer et sortir, et cela faisait un bruit, cousine, comme les boulangers qui enfoncent leur poing dedans la pâte et le retirent soudain, ou comme les petits enfants qui retirent leur bâton de leur canonnière où ils ont déjà mis un tampon de papier. *Fanchon* : Quel dévergondage ! Et aviez-vous du plaisir à cela aussi, vous ? *Susanne* : Quand on s'aime bien ce sont de petites couillonneries qui plaisent toujours et qui ne laissent pas de chatouiller un peu, et cela fait passer autant de temps agréablement, outre que l'on le trouve meilleur par après. Enfin, quand il fut las de me chatouiller de la sorte, nous allâmes, aussi nus que nous étions, auprès du feu, où il me fit asseoir dans une chaise auprès de lui, et aussitôt alla prendre dans un coin de la chambre une bouteille d'hypocras avec certaines confitures dont il me fit manger, et je me sentis merveilleusement restaurée. Or cependant que nous mangions, il s'était remis auprès de moi en posture humble et suppliante, et me cajolait comme s'il ne m'avait jamais vue, me contant son martyre et qu'il se mourait pour l'amour de moi, avec les plus douces paroles du monde. Si bien que, feignant d'en avoir pitié, je lui ouvrais mes cuisses, ainsi mise que j'étais, et lui, tenant son engin au poing, se traînait à genoux entre deux, disant qu'il le voulait seulement mettre à couvert. Et ayant aussitôt pourvu à cela, me tenant enfilée sans mouvoir davantage, ainsi en mangeant toujours nous raisonnions doucement de chaque chose, et quand il était à moitié mangé nous le renvoyions de bouche en bouche. Tant qu'étant lassés de cette posture nous en recommençâmes une autre, et tantôt une autre, et ainsi à l'infini, me considérant partout, et il semblait qu'il ne l'avait encore jamais fait et qu'il ne s'en dût jamais soûler. Ensuite de quoi il se ravisa et prit un verre sur la table, qu'il remplit d'hypocras, et voulut que je busse la première. Je le vidai entièrement, et l'ayant aussitôt rempli pour lui il en fit autant que moi. Nous continuâmes deux ou trois fois, en sorte que les yeux nous pétillaient d'ardeur et ne respiraient que le combat naturel. Nous fîmes donc trêve de bonne chère, et retournant à me caresser, il me prit sous les bras et me fit lever, et quand je fus debout il fit mine de me chevaucher ainsi, et se trémoussa vers moi en se baissant et moi vers lui en me haussant ; les culs nous allaient à tous deux comme s'il eût déjà le vit au con, et voyant qu'il ne pouvait rien faire entrer à cause de l'incommodité d'être debout, il m'apprit au moins que ce qu'il en faisait était pour m'enseigner à remuer les fesses de mesure pour quand nous serions accouplés, et que le remuement de deux fesses bien accordées, qui s'approchent et se retirent quand il est temps, est un grand assaisonnement à la volupté. Il m'apprit ensuite plusieurs autres choses à faire, qu'il trouvait agréables devant et pendant le déduit. Que dirais-je davantage ? il ne nous manquait qu'un miroir pour mieux contempler nos postures, à faute de quoi il me montrait tous ses membres qu'il avait les mieux faits, et voulait que je les maniasse, prenant autant de plaisir d'être touché de moi qu'il en avait à me toucher. Bref, il n'avait jamais mis tant d'apprêts à me chevaucher comme il fit cette fois-là, et lui en ayant témoigné ma pensée, je le priai de mettre fin à toutes choses. Il était las de baiser, manier, fouiller et farfouiller, c'est pourquoi il m'écouta et notre plaisir ne put souffrir un plus long délai. Je l'empoignai par le manche et le menai au pied du lit, où je me couchai à la renverse, l'attirant dessus moi ; je m'enconnai moi-même son vit dans mon con jusqu'aux gardes ; il faisait craqueter le lit en poussant, et je lui repoussais de toutes mes forces. Bref, tout était en agitation parmi nous, et ne pouvions plus rien faire rentrer par le remuement des fesses ; je sentais les couillons d'aise qui battaient la cadence contre les miennes. Enfin, il élance de plaisir contre moi et me dit qu'il allait faire un grand coup, dont je serais toute ravie. Je lui dis qu'il se dépêchât vitement, et nous nous dîmes ensuite plus de vingt fois l'un à l'autre : Et tôt, m'amour, mon cœur, et quand feras-tu ? Lors il commença à faire la décharge et m'en donna le signal en me baisant et me poussant de force toute sa langue dans la bouche. Il me semble encore que j'y suis, quand il élança par plus de six fois la liqueur amoureuse en moi, et cela se faisait à petites secousses, et chaque secousse me faisait mourir autant de fois. Je fis aussi ma décharge avec lui, et pour bien exprimer quel était notre plaisir, tiens, ma cousine, tu aurais été ravie en extase en voyant seulement comme il toussait et se tourmentait sur moi dans le temps que nous achevions de fournir notre carrière. [*L'Ecole des filles*.]

CULMINANT (LE POINT –). Paroles et plaisanteries coulent de source, clins d'œil vont et viennent ; elle pousse par moment de petits grognements. C'est l'étape où le sentiment amoureux atteint son point culminant. [*Sublime Discours de la Fille Candide*, 4e étape des dix mouvements.]

CULS (LA VUE RÉCIPROQUE DES –). L'homme, étant étendu sur le dos, la femme vient s'asseoir sur son membre, le dos tourné du côté de la figure de l'homme et ayant elle-même la figure tournée vers les pieds de celui-ci, qui embrasse alors les côtés de la femme entre ses cuisses et ses jambes ; la femme pose ses mains sur le lit, afin d'y prendre un point d'appui pour imprimer le mouvement, et elle se remue en ayant les regards tournés vers le fondement de l'homme. [*Jardin parfumé*, positions indiennes, 12.]

CURE-DENT DE LA VULVE (LE MOUVEMENT DU –). L'homme introduit son membre entre les parois de la vulve, puis il les explore en haut, en bas, à droite, à gauche. Il n'y a que l'homme doué d'un membre très vigoureux qui puisse exécuter ce mouvement. [*Jardin parfumé*, mouvement 5.]

CYGNE (EN). La femme étant assise sur le bord d'un divan bas, son amant se place sur un coussin ou un oreiller, à genoux devant elle. Il lui soulève les jambes qu'il met sur ses épaules, l'étreint avec force et douceur mêlées et la baise à couilles rabattues en lui passant des langues en bouche, à la façon dont opéraient, dit-on, le bandeur Jupiter et l'ultra chatouilleuse Léda. [*Paradis charnels*, l'idole sur le dos, 2.]

D

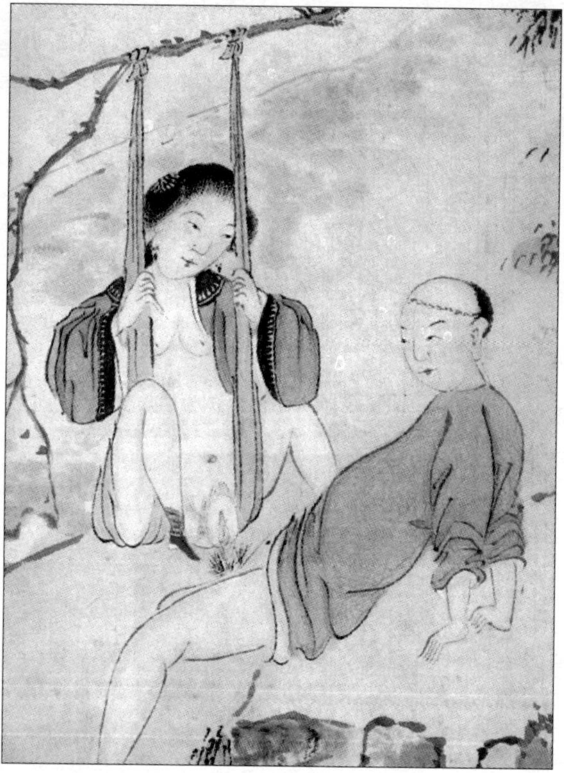

DANGER (LE SANS –). A la papa, dans la posture dite de la bête à deux dos, le galant fait glisser son vit entre les cuisses de son amie, sans le faire pénétrer dans le con, lequel il branle avec sa tige vitale, gland à bouton. [*Paradis charnels*, simulacres, en cuisses, 4.]

DANGEREUX (LE BESOIN –). Une épouse d'une remarquable beauté, restée seule après la mort de son mari, maintint fermement sa sagesse de veuve. Tous les hommes la regardaient avec espoir, mais malgré la beauté de son visage, elle demeurait chastement chez elle, et les prétendants disparurent. Un jour, alors qu'elle faisait une promenade d'agrément en bateau, elle monta sur la rive pour satisfaire un besoin. Un de ses compagnons de promenade, fieffé coquin, la culbuta sans lui demander son avis et l'assaillit, ce dont la veuve eut grand plaisir. [*Manuel de l'oreiller pour posséder les femmes*.]

DANSE ALLEMANDE (LA). L'homme prie la femme de lui tourner le dos, d'appuyer ses mains et ses coudes sur une table ou sur une chaise, de se plier, et de lui ouvrir les deux portes, celle de devant et celle de derrière. Si l'homme fait son entrée par la porte de devant, cela s'appelle : *La Danse allemande*. [*Rhétorique des putains*, 1794, 5.]

DANSE AUX JOYEUSES FAVEURS (LA). Sa maîtresse étant à genoux, le corps en avant et le cul bien tendu, cuisses écartées au large, l'amant se place à genoux derrière elle, les jambes serrées entre les siennes… et l'enfile. Elle se soulève sur ses mains, puis se rapproche de la couche, le plus rapidement qu'il est en son pouvoir, et répète ce mouvement jusqu'à ce que le spasme arrivant les plonge tous deux dans la sublime extase. [*Paradis charnels*, en levrette, 13.]

DANSE FLORENTINE (LA). Si, sous prétexte de tenir le chemin le plus étroit, il ne veut entrer que par la porte de derrière, on appelle cela : *La Danse florentine*. [*Rhétorique des putains*, 1794, 7.]

DEBOUT (FAIRE L'AMOUR –). On peut s'y prendre de trois manières : 1. La femme lève sa jambe gauche aussi haut qu'elle le peut, que l'homme lui tient de sa main droite. Alors, s'approchant au plus près, il la saillit. 2. La femme s'attache au cou de l'homme et, écartant ses cuisses, elle s'arrime à sa taille. Lui soutenant les fesses, l'homme la serre contre lui et la saillit. *Variante* : L'homme passe ses bras sous les jambes de la femme. Il les soulève jusque sur ses épaules. Frottant d'abord la femme avec sa verge, il finit par lui mettre. On notera que la femme doit être assurée de pouvoir rester un certain temps les mains attachées au cou de l'homme, sinon cette posture ne peut aboutir. 3. Debout l'un en face de l'autre, l'homme met sa bouche sur celle de la femme qui, alors, écarte légèrement ses jambes. Forçant sa bouche avec sa langue, l'homme force alors son sexe et la saillit. [*Foutre en miroir*.]

DÉCEVANT (LE CONGRÈS –). Le congrès entre une courtisane et un paysan, celui entre citoyens et villageoises ou femmes de banlieue s'appellent *congrès décevant*. [*Kâma Sûtra*, II, X.]

DEMI-LIT (À). Que le cul de la fille soit avancé le plus possible sur le bord du lit ; que ses jambes se croisent au-dessus des jarrets de celui qui l'a enconnée : il ne reste plus qu'à taper ferme. La fille ne doit pas oublier de donner à ses fesses un mouvement périodique, ou intermittent. [*Quarante manières*, 4.]

DEMI-PRESSÉE (LA POSITION –). Lorsque seule une des jambes de la femme est étendue, cela s'appelle la *position demi-pressée*. [*Kâma Sûtra*, II, VI.]

DÉPUCELAGE. Agée de seize ans, Jade, bien qu'encore vierge, avait déjà pensé à la chose. Son esprit battait donc la chamade : « L'intérêt de Madame pour ce petit moine a sans aucun doute quelque chose à voir avec ça ! Il faut que je tire cela au clair. » Mais elle était loin de se douter que, le soir venu, Follet, qui n'était pas resté insensible à ses charmes, se mettrait à la chatouiller. Ayant investi sa couche, le moine, tout sourire, l'entreprit : « Petite sœur, comment me veux-tu ? Grand ou petit ? — Je voulais justement te demander ce que Madame te trouvait de si extraordinaire ! — Mais, c'est que je peux devenir grand ! — Vas-y, montre-moi un peu ça ! » Le moine disparut un instant sous la couverture. Il ressortit tout à coup haut de huit bons pieds, tenant en main un braquemart qu'il exhibait sans honte. Pour un peu, Jade en aurait poussé un cri. « Attends un peu que je me transforme en jeune freluquet de ton âge, on pourra le faire ensemble ! » Sur ces mots, Follet repassa sous la couverture. Quand Jade la souleva, elle découvrit un garçon de trois pieds cinq pouces, armé d'une broquette aussi fine qu'un pinceau. Jade s'en saisit en riant : « Sacré petit tondu ! C'est donc comme ça que tu changes… Pas étonnant que Madame apprécie ! » La jeune fille avait beau ironiser, son esprit était conquis à huit ou neuf dixièmes. Aussi, lorsque le moine s'approcha d'elle pour l'enlacer, la gratifiant au passage d'un baiser sur la bouche, elle n'offrit aucune résistance. Néanmoins, lorsqu'il dénoua sa culotte, elle prit la peine de le mettre en garde : « Je suis une fleur qui n'a pas encore éclos, alors, s'il te plaît, n'y va pas comme avec Madame. Si jamais tu me fais mal, je pousse un de ces cris, que Monsieur viendra te rosser ! — Laisse-moi te léchoter un peu pour commencer. Tu verras que ça devrait t'émoustiller suffisamment pour que tout se passe sans douleur. » Assurant sa prise, il la déculotta, révélant une motte aussi luisante que dodue, un bien beau morceau de choix dans lequel il engouffra sa langue. Aussitôt, le petit conin commença de répandre un flot d'eau lascive dont Follet se rassasia gloutonnement. Il avait lapé un bon moment lorsqu'il s'aperçut que, déjà, la jeune fille ne tenait plus sa tête droite et que ses yeux n'étaient plus en face de leurs orbites. Elle était tombée en pâmoison. Il se leva donc et plaça avec délicatesse son sexe en face de l'orifice. Profitant de l'humidité de l'endroit, il pénétra un petit peu. « Tout doux ! » susurra Jade qui, bien qu'elle demandât grâce, n'en attendait pas moins de la charge. Le moine ajusta son tir et, poussant de toutes ses forces, fit rentrer son engin. « Aya ! » cria la soubrette qui, fermant les yeux, gémissait en supportant chacune de ses attaques. Conscient qu'il n'y avait plus de résistance, le moine rassembla alors toutes ses forces pour faire grandir son organe afin que celui-ci emplisse tout l'espace disponible. De fait, son vit devint aussi chaud que le feu, aussi dur que l'acier, tant et si bien qu'on n'aurait pas pu l'en faire sortir. « Comme il est brûlant ! s'exclama la soubrette un peu inquiète… et si jamais Madame m'appelait, et... et... qu'on n'arrive pas à le faire sortir... je serais dans de beaux draps ! — Ne t'alarme donc pas, il suffit de bouger gentiment. Quand tout sera bien humidifié, tu te sentiras tout de suite plus libre de tes mouvements. — Sors-le, je t'en prie ! implora la jeune fille. Oui, faisons une trêve ! » Et elle serra Follet contre elle pour faire cesser le va-et-vient. Le moine se retira donc. « C'est bien beau, mais... fit la soubrette en riant, voilà que maintenant je me sens toute vide. Ah ! comme c'est désagréable ! » Et jetant un coup d'œil à sa fente, elle vit qu'il s'en était écoulé un filet de sang rouge. « Arrête tout, s'exclama-t-elle. Tu m'as percée à m'en faire saigner ! — Y a pas de quoi en faire une histoire : c'est ton hymen, voilà tout. — Mais ?.... C'est quoi ça, mon *hymen* ? interrogea Jade. — Eh bien, c'est le trésor des jeunes vierges », répondit Follet en s'inclinant vers l'orifice qu'il venait de percer, se mettant aussitôt en devoir de le lécher, insérant sa langue bien profondément dans le ventre de sa partenaire. Se tenant la poitrine des mains, Jade se pencha pour l'observer. « Ça alors ! Je n'aurais jamais pensé que cela puisse devenir aussi grand ! » s'étonna-t-elle en riant de bon cœur. Mais lorsque Follet s'apprêta à la culbuter de nouveau, elle refusa mordicus. L'enlaçant, elle le contraignit à s'endormir contre elle. Dès lors, Jade n'eut plus qu'une idée en tête : s'ébattre avec le petit moine. [*Moine Mèche-de-Lampe*.]

DÉRATÉE (LA). La femme étant étendue sur le côté, les jambes étendues, l'homme se couche sur le côté opposé, de manière à lui faire face. Il lui passe alors un bras sous la taille, lui branle le bouton de la main restée libre, puis croisant une jambe par-dessus sa hanche, lui fait une façon de toute magnificence. [*Paradis charnels*, sur le côté, 2.]

DERRIÈRE (ENTRER PAR LA PORTE DE –). *Tullie* : Marius, après m'avoir bien considérée de tous côtés : « Couchez-vous, me dit-il, sur le ventre, et nous faites voir vos belles fesses. » Moi qui me doutais bien de leur dessein, je les priai tous deux d'avoir pitié de moi et de considérer mon sexe ; ils furent insensibles à mes prières. « A quoi bon tant de façons ? dit Fabrice, vous qui avez tant d'esprit et qui l'avez cultivé par l'étude des belles-lettres, pourquoi faites-vous difficulté de nous accorder ce que les plus nobles et les plus galantes dames de Rome ne nous ont pas refusé ? – Ah, Fabrice, lui dis-je, la seule pensée m'en fait horreur ; outre que n'étant point accoutumée à cette sorte de combat, il est sûr que j'y succomberai. – Ah ! que vous faites la précieuse ! interrompit Marius ; il y a une infinité de filles plus jeunes et moins fortes que vous, qui y ont bien résisté, et qui se sont rendues recommandables parmi les hommes par cet usage de leur corps. Est-ce que la virginité du derrière vous doit être plus chère que celle du devant ? Pour moi, je crois que l'une vaut bien l'autre. » Enfin, Octavie, tout ce que je pus dire à ces furieux pour les fléchir, ne servit de rien. Marius braqua son canon près de la forteresse ; et malgré toutes mes résistances et les deux demi-lunes qui en couvrent l'entrée, il enfonça la porte de derrière, et s'en rendit par ce moyen le maître. Jamais je n'avais logé un si mauvais hôte, il me mit toute en feu. Après quelques courses fort précipitées, il sortit d'où il était entré, avec rudesse ; et cette sortie se fit avec tant de violence, que je ne pus retenir mes cris. Pour m'apaiser, il se retira promptement dans le lieu de sa retraite ordinaire, et m'y remplit d'une manne céleste, plus douce mille fois que le nectar des dieux. Marius ayant de la sorte fini les attaques, Fabrice s'avança la pique à la main ; on eût dit à le voir qu'il ne voulait considérer que les avenues ; mais je fus trompée, car toutes ses courses ne furent point inutiles. Il m'attaquait en vrai capitaine, et il voulait se saisir des dehors, pour mieux se rendre maître du dedans ; ce qui lui réussit très bien : car il entra peu après dans la place. Il n'y fit pas long séjour, et se divertissait seulement à en faire de temps en temps quelques sorties ; jusques à ce que ces mouvements continuels l'ayant extraordinairement échauffé, il fut obligé de prendre son repos dans le même endroit que Marius, et termina ainsi sa campagne. *Octavie* : La description que tu viens de faire de ces dernières attaques m'a infiniment plu ; et le tour que tu as donné à l'histoire, pour en cacher la difformité, m'a semble fort spirituel. Mais y trouvais-tu du contentement ? *Tullie* : Le plus grand plaisir que j'y pris, me fut donné par Fabrice ; car le jeu qu'il faisait de son membre autour de mes fesses, joint aux fréquentes entrées et sorties qu'il fit de mon derrière, me causèrent une démangeaison qui me plut beaucoup. Ce qui me fait croire que je n'aurais pas beaucoup de peine à m'accoutumer à ce badinage. [*Académie des dames*.]

DERRIÈRE (FOUTRE PAR –). *Ce serait à coup sûr une vraie couillonnerie, / Ma fantaisie étant de vous foutre sur l'heure, / Que de vous avoir mis le vit dans le con, / Puisque du cul pour moi vous n'êtes chiche. // Finisse avec moi ma généalogie ! / Je veux vous foutre par-derrière, dru et serré : / Car le rond est plus différent de la fente / Que la tisane du malvoisie. // — Fous-moi et fais de moi ce que tu veux ; / En con, en cul, je m'en inquiète peu, / Pourvu que tu fasses ton affaire. // Pour moi, dans le con, comme au cul j'ai le feu, / Et tous les vits que possèdent mulets, ânes et bœufs /*

N'éteindraient pas de mon ardeur si peu que rien. // Puis tu serais un bélître / De me le faire à l'antique, entre les cuisses : / Moi aussi je le ferais par-derrière, si j'étais homme. [*Sonnets luxurieux*, 8.]

DERRIÈRE (LE PLAISIR PAR –). *Pose-moi cette jambe par-dessus mon épaule / Et puis ôte ta main de dessus mon vit ; / Et quand tu voudras que je pousse fort ou doux, / Doucement ou fort donne du cul sur le lit. // Et si du con mon vit se trompe, / Dis que je suis un brigand et un rustre, / Car je sais reconnaître la vulve de l'anus, / Comme l'étalon reconnaît la jument. // — Je ne veux pas ôter la main du vit, moi ; / Non, je ne ferai jamais cette bêtise, / Et si tu ne veux pas comme cela, va-t'en avec Dieu. // Par-derrière, tout le plaisir sera pour toi, / Mais par-devant au tien s'accouplera le mien ; / Ainsi donc, fous de bonne façon, ou va te promener. // — Je n'abandonnerais point, / Chère signora, si doux amusement, / Quand même je croirais délivrer le Roi de France.* [*Sonnets luxurieux*, 4.]

DÉSIR (L'ABSENCE DE –). Avec une femme qui ne ressent pas de désir ou qui ne parvient pas à jouir, l'homme doit s'y prendre ainsi : embrasser la femme, lui faire des caresses, des pincements, la prendre dans ses bras et, enfin, s'il le faut, aller jusqu'à la frapper. Quant aux autres femmes, il les faut baiser sur la bouche, sur les joues, les lèvres, les yeux, le front, la tempe, les oreilles, les mains, les jambes et la gorge. Ensuite l'homme caressera les ailes du nez, les joues, les seins, les jambes et le sexe. Il pourra, s'il le veut, la pincer aux joues, aux oreilles, aux lèvres et au cou. Il n'omettra pas de lui caresser les paumes de la main, les seins et l'entrecuisse et il n'hésitera pas à battre ses bras, ses jambes, ses seins, son nombril et la plage sous celui-ci. [*Foutre en miroir*.]

DÉSIR DU COÏT (LE). Si tu désires le coït, place la femme par terre, colle-toi sur sa poitrine, ses lèvres près des tiennes ; puis enlace-la, suce-la, mords-la ; embrasse-la sur la poitrine, sur les seins, sur les plis du ventre et sur les flancs ; étreins-la à droite et à gauche, de manière à la serrer entre tes bras et à la faire pâmer de bonheur. Quand tu la verras en cet état, que ton membre entre en elle, et si tu as agi ainsi, vos deux jouissances arriveront simultanément. C'est là ce qui rend si doux le plaisir de la femme. Mais, si tu négliges mes conseils, la femme ne satisfera pas tes désirs et, de ton côté, tu ne lui auras procuré aucune jouissance. Quand ton coït sera terminé et que tu voudras te séparer de la femme, ne te lève pas tout d'un coup, mais descends doucement de son côté droit, et si elle a conçu, elle engendrera un mâle, s'il plaît à Dieu très élevé ! [*Jardin parfumé*, généralités 2.]

DESTINATION DU PÉNIS. Un sodomite a dit : « C'est pour l'anus que le pénis a été créé : quelque chose de rond pour quelque chose de rond. Si c'était pour la vulve, il aurait été en forme de hache. » Un poète a dit : *Lorsque je trouve un jeune, / Je frappe au cœur de la fournaise. / Et si je tombe sur un adulte, / Je me contente d'une chaleur modérée. / Homme mûr / Ou jeune innocent, peu m'importe !* [*Livre des jouvencelles et des jouvenceaux*.]

DÉVOTE (À LA). Les femmes qui vont à la messe tous les jours, qui se confessent trois fois par semaine pour communier le dimanche sous les espèces du pain et du vin, ont un con qui leur démange, et pour le calmer, elles aiment assez à le faire communier sous les espèces de la *viande*, et pour ce grand œuvre, elles emploient, autant qu'elles le peuvent, un vit gros et long, ou pour parler décemment, une pine ; car elles ne peuvent pas toujours s'user le doigt *majeur* à se branler, ou se servir d'un godemiché. Un vit est cent millions de fois préférable ; aussi quand elles en tiennent un, elles le sucent, elles le pressurent, elles l'égouttent de telle façon qu'après la séance, le fouteur a les couilles aussi plates qu'un cul d'artichaut séché au soleil ou une poire tapée. Eh bien, ces tireuses font encore des grimaces pour se passer un vit par le gosier des fesses. Elles veulent encore montrer leur con ou leur cul avec décence, et elles ont inventé des chemises qui ont des ouvertures garnies en dentelles, vis-à-vis les orifices du plaisir, et c'est ainsi qu'elles veulent être foutues. Quand elles sont sur le dos, les jambes en l'air, elles ferment les yeux pour ne rien voir ; mais elle remuent le cul, et font des soubresauts comme des chevaux de mille guinées. Si vous n'êtes pas un fouteur solide, elles vous désarçonnent et vous font déconner. Bourrez donc ces garces de manière à leur faire sortir la tête du vit par le trou du cul. Si vous avez besoin de ces chemises, quand vous irez chez une lingère, demandez-les *à la dévote* et vous serez servis de suite ; il y en a aussi pour les hommes, le vit passe par l'ouverture, et ce n'est plus un péché. [*Science pratique*, 26.]

DÉVOTE (EN). La belle étant à genoux sur une chaise, les mains sur le dossier, son amant la fout par-derrière avec amour et volupté. [*Paradis charnels*, en levrette, 10.]

DILIGENCE DE LYON (LA). L'homme assis sur un fauteuil, un sofa ou le bord du lit, a des oreillers sous la tête et les reins. La femme s'embroche sur son vit et imite par ses mouvements le postillon des anciennes diligences de Lyon et de tous autres lieux. Elle avance en chevauchant, puis se recule, en accélérant le mouvement jusqu'à ce qu'elle tombe pâmée d'allégresse et morte d'épuisement. [*Paradis charnels*, à dada, 15.]

DISLOQUÉE SERPENTIFÈRE (LA). L'amante disloquée se ploie en avant et se titille le bouton du bout de sa langue appointie, durant que son amant lui fourre le vit au con et la fout en levrette. C'est délicieux... mais pas du tout commode. [*Paradis charnels*, clowneries, 113 ter.]

DIVAN (AVEC UN –). Tu placeras la femme près d'un divan peu élevé, dont elle saisira le bois avec les mains ; puis, arrivant par-dessous elle, tu lui lèveras les jambes jusqu'à hauteur du milieu de ton corps, en lui recommandant de te serrer avec ses jambes placées de chaque côté de ton corps. Tu introduiras ta verge dans cette position, en saisissant toi-même le bois du divan. Lorsque tu te mettras à agir, chacun de tes mouvements devra répondre en cadence au mouvement de la femme. [*Jardin parfumé*, positions diverses, 10.]

DIVERGENTES (LES JAMBES –). La femme se couche et, repliant une jambe, elle allonge entièrement l'autre. L'homme s'approche et la conjoint. Cette posture est connue de tous. [*Foutre en miroir*.]

DIVINE (LA). L'homme étant à genoux, sa maîtresse placée devant lui, le corps ployé en avant, lui met Dom bracquemard dans le connin. Il appuie ses mains sur les cuisses de la belle, et sous l'effet d'un pan-pan soigné, tous deux jouissent bientôt comme des dieux païens. [*Paradis charnels*, en levrette, 6.]

DOMINATEUR (LE NAYK –). La femme est sur son côté droit, les jambes bien allongées ; l'homme met une de ses cuisses entre ses cuisses, l'autre à l'arrière ; il humecte son sexe, lui frotte et lui masse le pubis.

Quand il sent qu'il va éjaculer, il la prend violemment. C'est le *nayk* dominateur. [*Bréviaire arabe de l'amour*, positions sur le côté, 4.]

DOS (LE COÏT DU –). La femme se couche sur le ventre, en ayant soin d'élever ses fesses au moyen d'un coussin ; l'homme vient par-derrière, s'étend sur son dos et lui introduit son membre. La femme a soin d'entrelacer les coudes de l'homme avec ses bras. Cette méthode est la plus facile de toutes. [*Jardin parfumé*, positions indiennes, 16.]

DOS PRESSÉ (AU). Quand la femme étant assise face à face sur les cuisses de l'homme, elle lui met ses deux jambes sur les côtés, ses talons contre les reins. [*La Putain errante*, 1760 a, position 11.]

DRAGON (LE VOL DU –). On fait se coucher la femme sur le dos, les pieds tournés vers le ciel. L'homme s'étend sur la femme, s'appuyant sur ses cuisses et lui suçant la langue. Elle dresse spontanément l'entrée de son sexe pour recevoir la tige de jade qui la perce et pénètre jusqu'à la porte mystérieuse du fond. En se retirant, il frappe à l'entrée de son vagin. On se soulève en ayant soin de remuer et de se balancer. Si l'on pratique la méthode des huit pénétrations profondes et des six superficielles, l'intérieur du *yin* s'échauffera tandis que la chose *yang* durcira. L'homme s'en réjouira et la femme y prendra plaisir. Le couple se sentira euphorique et toute maladie sera éliminée. Cette manière rappelle la situation du dragon qui sort de l'hibernation et grimpe aux nuées. [*Sublime Discours de la Fille Candide*, 1re position.] Variante procurée par *Le Classique de la Fille Mystérieuse* : On fait allonger la femme sur le dos. L'homme s'étend sur elle, ses cuisses cachées dans le lit. Elle dresse son sexe pour recevoir la tige de jade qui lui pique le grain de céréale, puis attaque au-dessus. Il remue et se balance doucement en intercalant huit pénétrations profondes et six superficielles. Il faut pousser à mort et revenir en vie. La femme est hors d'elle ; sa joie la rend comme folle. Si l'on arrive à se retenir et rester ferme, toute maladie disparaîtra.

DRAGON (LE REPAIRE DU –). La femme est assise en face de l'homme ; ce dernier la découvre jusqu'à la ceinture, met ses habits en boule et lui en couvre le cou et la tête ; de ce fait elle ressemble à un ballon. Il la renverse sur le dos, les fesses et l'huis bien en évidence et les lui pénètre, alternativement. C'est la figure dite « le repaire du dragon ». [*Bréviaire arabe de l'amour*, positions assises, 1.]

DRESSANTE (LA POSITION –). Lorsque, le congrès ayant commencé dans la position serrante, la femme presse son amant avec ses cuisses, cela s'appelle la *position dressante*. [*Kâma Sûtra*, II, VI.]

DUPÉ (COÏT DE L'HOMME –). On raconte qu'un homme avait recueilli toutes les ruses et tous les stratagèmes que les femmes ont inventés pour tromper les hommes et prétendait qu'aucune ne saurait le tromper. Une femme d'une grande beauté et pleine de charmes eut connaissance de ces propos. Elle prépara alors à son intention, dans le *medjelès*, une collation où plusieurs espèces de vins figuraient et où rien ne manquait comme accessoires, en fait de mets rares et recherchés. Puis elle l'envoya prier de venir la voir. Comme elle était renommée pour sa grande beauté et pour la rare perfection de sa personne, elle avait excité ses désirs et il s'empressa de se rendre à son invitation. Elle avait revêtu ses plus beaux vêtements et exhalait les parfums les plus suaves, et assurément n'importe qui l'aurait vue ainsi serait aussitôt tombé dans le trouble. Aussi, lorsqu'il fut admis en sa présence, fut-il fasciné par ses charmes et plongé dans l'admiration par sa merveilleuse beauté. Cependant cette femme paraissait préoccupée de son mari et laissait entrevoir la crainte qu'il ne vînt à rentrer d'un instant à l'autre. Il est nécessaire de faire connaître que ce mari était très orgueilleux, très jaloux et très violent et n'aurait point hésité à répandre le sang de celui qu'il aurait rencontré rôdant près de sa maison. Qu'aurait-il fait, à plus forte raison, à celui qu'il aurait trouvé dans l'intérieur ! Pendant que la femme et celui qui se flattait de la posséder se divertissaient dans le *medjelès*, un coup fut frappé à la porte de la maison : le cœur de l'amant se remplit aussitôt de crainte et d'inquiétude, surtout quand la femme s'écria : « C'est mon mari qui rentre ! » Elle le fit cacher tout tremblant dans une armoire qui se trouvait dans la chambre, en ferma la porte sur lui et laissa la clef dans le *medjelès* ; puis elle alla ouvrir la porte. Son mari, car c'était lui, vit, en entrant, le vin et tous les préparatifs qui avaient été faits. Surpris, il demanda ce que cela voulait dire. « C'est ce que tu vois ! répondit-elle. — Mais pour qui est-ce ? répliqua-t-il. — C'est pour mon amant, que j'ai ici ! — Et où est-il donc ? — Dans cette armoire », dit-elle, en montrant du doigt celle où était enfermée le patient. Le cœur du mari se serra à ces paroles. Il se leva et alla à l'armoire, mais il en trouva la porte fermée : « Où est la clef ? » dit-il. Elle répondit : « La voilà ! » et elle la lui jeta. Mais comme il l'introduisait dans la serrure, elle se mit à rire aux éclats. Il se tourna vers elle en lui disant : « De quoi ris-tu ? — Je ris, répondit-elle, de la faiblesse de ton jugement et de ton peu de raison et de réflexion. O homme sans discernement, crois-tu donc que si j'avais eu réellement un amant et que je l'eusse fait entrer dans la chambre, je t'aurais dit qu'il s'y trouvait en t'indiquant l'endroit où il s'était réfugié ? Non, ce n'est pas admissible ! Je n'ai eu d'autre idée que de t'offrir une collation à ton retour et j'ai voulu simplement plaisanter avec toi en agissant ainsi. Si j'avais eu un amant, certes ! je ne te l'aurais pas confié ! » Le mari laissa alors la clef à la serrure de l'armoire sans ouvrir et, revenant vers la table où était la collation, il dit : « C'est vrai ! je me suis levé, mais je n'ai pas eu le moindre doute sur la sincérité de tes paroles. » Puis ils se mirent à boire et à manger ensemble. Ils coïtèrent ensuite. L'homme dut rester dans l'armoire jusqu'au départ du mari. La femme alla le délivrer et le trouva défait et ses vêtements souillés d'urine et d'excréments. Au moment où il en sortait, venant de courir un péril imminent, elle lui dit : « Eh bien ! monsieur le connaisseur en ruses de femmes, parmi toutes celles que tu as recueillies, y en a-t-il une qui vaille celle-là ? » Il répondit : « Je suis convaincu maintenant que vos stratagèmes sont innombrables. » Apprécie, d'après cela, les ruses des femmes et ce dont elles sont capables ! [*Jardin parfumé*.]

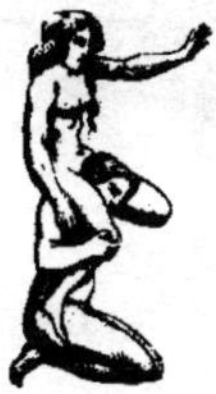

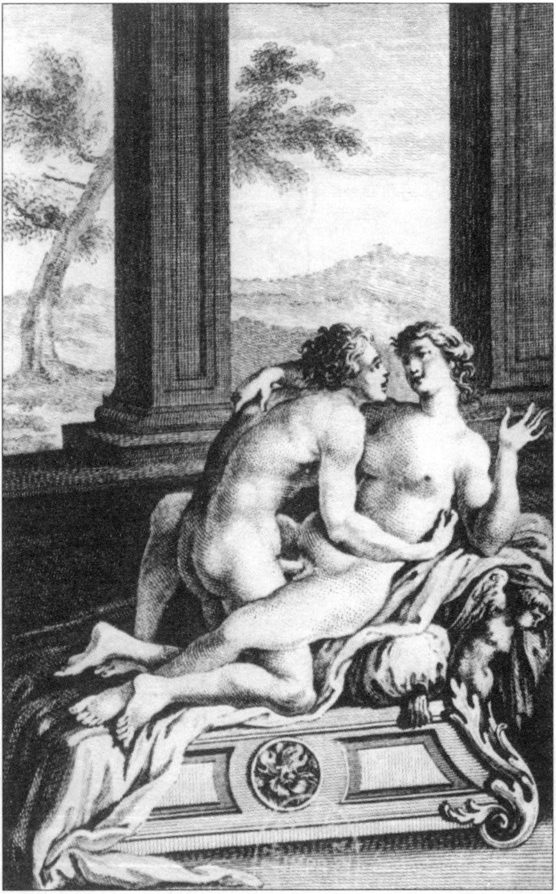

EAU À LA BOUCHE (L'). La femme allonge les poignets, ouvre les paumes, empoigne le marteau de jade du gars endormi, puis se retourne. C'est l'étape qui met l'eau à la bouche. [*Sublime Discours de la Fille Candide*, 3e étape des dix mouvements.]

EAU ARDENTE (L'). Je revins voir la femme. Elle se mit à ma disposition, s'agenouilla et me précisa de mettre beaucoup de salive, de la pénétrer entièrement, d'être attentif à tous mes gestes et de me trémousser fort. Je la pénétrai et j'eus l'impression d'être tombé dans un brasier. Je me retirai, vis mon sexe teint jusqu'à la base, et une odeur de safran se répandit. Je me réintroduisis, me retirai, ses fesses et mes cuisses devinrent colorées. Je m'activai, pris dans ce pur safran, et j'obtins mon orgasme. Je lui demandai comment se nommait cette figure ; elle me dit que c'était l'eau ardente. [*Bréviaire arabe de l'amour*, figures de la sodomie, 15.]

ÉCARTÉE (L'). La femme se met à quatre pattes. Son amant, dans la position assise, après lui avoir mis son vit au crac, passe ses jambes écartées sur les fesses de sa baiseuse et la fout à couilles rabattues en lui titillant la pointe des tétons. [*Paradis charnels*, en levrette, 15.]

ECCLÉSIASTIQUE OU LE SACRIFICE AU DIEU CON (EN). Messieurs les membres du clergé foutent comme les autres et même mieux, en raison des obstacles et des difficultés qui irritent et accroissent les désirs ; ajoutez à cela *la vertu prolifique du saint chrême*, et vous serez convaincus de la solidité bandatrice des heureux coquins. Depuis le pape, le sacré collège, jusqu'au dernier prestolet, tous foutent comme des ânes débâtés, sans remercier le bon Dieu. Ils baisent leurs servantes, les dévotes, les religieuses, les veuves, les femmes, les filles, les pénitentes, après les avoir entendues au confessionnal ; par un surcroît de paillardise, ils enculent les petits garçons. O les fortunés calotins !... Revenons à leur manière de foutre, pour honorer, et fêter le Dieu Con !... Ils y ajoutent un caractère, un simulacre de dévotion et de mysticité. Lorsqu'ils tirent un coup chez eux, c'est sur une table faite comme une espèce de piédestal qui figure un autel. Il est recouvert d'un tapis blanc qui l'entoure et dessus est un coussin avec des glands, pour placer la femme qui doit être très saintement foutue. Le célébrant est nu ainsi que la fouteuse, elle ouvre les jambes, il fait une génuflexion, lui baise le con, y place la tête de son vit, alors la sainte et honorée garce lui croise les jambes sur les reins, lui passe les bras autour du cou, et les deux acteurs remuent la charnière et déchargent ; ils se rincent ensuite les parties génitales et chantent le *Gloria in excelsis Deo*. – Gloire au Dieu Con ! [*Science pratique*, 24.]

ÉCHAFAUDAGE (À L'). *Tullie* : Médor pria Cléante de se mettre à quatre pieds à terre ; puis me prenant impitoyablement, il m'étendit sur le dos de son ami, d'une manière que ma tête penchait sur les fesses de Cléante ; il croisa mes deux jambes et les mit autour de son col, et me dit de les hausser le plus que je pourrais, en élargissant un peu les cuisses ; ce que je fis fort exactement. Mais comme cette posture rendait l'entrée du con extrêmement étroite, le gros membre de Médor eut bien de la peine à se faire passage ; néanmoins s'étant enfin rendu maître de la place, il poussa et repoussa si rudement, que l'appréhension que j'eus de tomber fit que je portai la main sans dessein sous le ventre de Cléante, qui gémissait de la pesanteur du fardeau. Le hasard me fit rencontrer l'instrument de mon porteur ; je l'empoignai de la main droite, et je donnai la gauche à Médor, pour mieux résister à ses secousses. Mais quoi ! je me sentis d'abord pénétrée au-dedans d'une liqueur chaude, qui assoupit tous mes sens ; et pour combler ma félicité, Cléante m'en donna en même temps une pleine main. Non, Octavie, de ma vie je n'ai goûté un semblable plaisir ; et peu s'en faut que la seule idée qui m'en reste ne me fasse pâmer. [*Académie des dames*.]

ÉCUYER (LE GRAND JEU –). L'amant, se laissant manier conalement, à la gamin, le vit par sa belle, postillonne celle-ci, lui passe des saucisses roulées en bec et lui branle un nichon. [*Paradis charnels*, à dada, 17.]

ÉCUYÈRE (À L'). Il faut être bon écuyer et avoir un cheval bien dressé pour faire usage de cette manière de foutre. L'homme est tout nu et se met à califourchon sur le cheval, de manière à ce qu'il tourne le dos à sa monture. Il bande ; la femme se met sur lui, s'enfonce le vit dans le con ; alors elle pique des deux, le mouvement du cheval les dispense l'un et l'autre de remuer le cul ; c'est un travail de moins. Si le fouteur bande solidement, ils peuvent tirer ainsi trois ou quatre coups. Nous avons vu en province une orgie semblable célébrée à huis clos. Sous le prétexte d'une répétition générale, il y avait dix hommes et dix femmes à cheval, les musiciens étaient à l'orchestre, tandis que les écuyers foutaient au galop et tout en jouant un air analogue. Les musiciens foutaient leurs femmes en levrette, plusieurs des artistes perdirent la mesure ; il n'y avait pas jusqu'aux garçons du théâtre qui foutaient, et les enfants étaient à l'écart dans les coulisses, derrière les décorations. Ils se branlaient la pine par incitation. Il n'y eut pas d'indiscrétion commise, toute la troupe était complice. Il n'y avait qu'une vieille ouvreuse de loges, âgée de soixante-dix ans, dont on redoutait le bavardage. Un palefrenier, qui bandait à volonté, se sacrifia. Il la foutit, et il assura que la vieille ayant rétréci son antique con, il avait eu du plaisir. [*Science pratique*, 20.]

ÉCUYÈRE (L'). Ce tour érotique, très difficile à exécuter, ne peut l'être que dans un manège. L'amant, à poil, se place à califourchon sur un cheval bien dressé, tournant le dos à la bête. Sa maîtresse se met sur lui, face à face, et se fourre maître vit en le connin. Le cheval est alors lancé sur la piste. Son mouvement cadencé fait vibrer le va-et-vient du joli pan-pan d'une façon merveilleuse, et la jouissance céleste arrive sans que les capricieux baiseurs aient eu besoin de jouer du rein, la bête docile et aimable s'en étant chargée et acquittée à ravir. Ce qui prouve une fois de plus que Buffon était plein de bon sens en proclamant que le cheval est la plus noble conquête animale – après la femme – que l'homme ait jamais faite. [*Paradis charnels*, clowneries, 11.]

ÉDUCATION D'UN ENFANT DE CHŒUR OU LE CARILLON DE CYTHÈRE (L'). Cette manière de foutre n'est pas sans agrément, mais il faut bien bander, que les deux acteurs soient de la même taille et que la femme sache à propos ouvrir le con, afin que le vit puisse pénétrer facilement ; il est donc nécessaire de la branler un peu, pour que l'intérieur du vagin s'humidifie un peu, l'intromission va toute seule. Vous avez une table, une chaise, ou une commode, vous vous aimez, vous bandez, vous êtes d'accord, et vous voulez foutre ! Eh bien, appuyez-vous contre ces meubles, que votre maîtresse ploie un peu les genoux, qu'elle vous prenne le vit avec les trois premiers doigts de la main droite et qu'elle le place elle-même à l'embouchure de son con, poussez alors jusqu'à ce que vous déchargiez et faites agir la langue, mais surtout gardez bien l'équilibre. Cette manière de foutre est un peu fatigante, elle tire les mollets ; mais on n'a pas toujours ses aises. Cela me rappelle une anecdote ecclésiastique, qui peut trouver sa place ici. Un évêque trouva son valet de chambre qui baisait en espalier ; le bon et saint prélat lui dit : « Imbécile, tu ménages les matelas, c'est à ce métier que j'ai gagné la goutte. » Et il passa son chemin. Tous les prélats ne sont pas si tolérants. [*Science pratique*, 6.]

ÉGYPTIENNE (LE NAYK DRAPÉ À L'–). Etendue sur le dos, la femme se tient la tête de ses deux mains et ramène ses cuisses contre sa poitrine comme si elle était pliée en deux. L'homme l'enlace, l'étreint vigoureusement, la pénètre doucement et lentement, se retire, se remet en elle, grognant, geignant et frappant avec son sexe les lèvres de l'huis. Il reste à la surface du sexe de la femme sans jamais vraiment tenter les profondeurs, jusqu'à ce qu'il l'inonde de son sperme. De ce fait, la femme trouve un plaisir sans égal. C'est le *nayk* drapé à l'égyptienne. [*Bréviaire arabe de l'amour*, positions couchées, 3.]

EMBOÎTEMENT DE L'AMOUR (LE MOUVEMENT DE L'–). L'homme introduit son membre tout entier dans le vagin, de telle sorte que ses poils se collent à ceux de la femme de la manière la plus complète, par un vigoureux accolement. Puis, dans cette position, le mouvement doit se faire énergiquement, sans que la plus petite partie du membre sorte de la vulve de la femme. Ce mouvement est le meilleur de tous ; il convient particulièrement à la position de coït dite *Dok el arz*. Les femmes le préfèrent à l'exclusion de tout autre, parce qu'il leur procure un plaisir extrême, en se prêtant au logement de la tête du membre dans leur *pompoir*. C'est lui qui apaise le mieux leurs ardeurs d'amour. Les femmes tribades n'en emploient jamais d'autre en se caressant mutuellement. Il convient aussi à l'homme et à la femme prompts à éjaculer. [*Jardin parfumé*, mouvement 6.]

EMBOÎTEUR (L'). La femme s'assied sur le coccyx, la pointe de ses fesses reposant seule à terre ; l'homme s'assied de même, la vulve de la femme faisant face à son membre ; puis la femme pose sa cuisse droite sur la cuisse gauche de l'homme, et inversement pour la cuisse droite de celui-ci, qui doit être posée sur la cuisse gauche de la femme. La femme introduit alors le membre dans son vagin en saisissant avec ses mains les bras de l'homme ; chacun des deux se penche à son tour un peu en arrière, et, se tenant mutuellement par le haut des bras, ils se donnent ainsi un mouvement de balancement, en observant d'agir par petites secousses et de mettre le plus grand accord dans leurs mouvements, qu'ils dirigent au moyen de leurs talons reposant à terre. [*Jardin parfumé*, positions indiennes, 26.]

EMBRASSEMENT (L'). Voir CUISSES (L'EMBRASSEMENT DES –), FRONT (L'EMBRASSEMENT DU –), FROTTANT (L'EMBRASSEMENT –), JAGHANA (L'EMBRASSEMENT DU –), PERÇANT (L'EMBRASSEMENT –), PRESSANT (L'EMBRASSEMENT –), SEINS (L'EMBRASSEMENT DES –), TOUCHANT (L'EMBRASSEMENT –).

EMPALADE (LA DOUCE –). La fille doit se placer à genoux, les cuisses ouvertes, et les hanches de son fouteur entre deux, de manière qu'elle soit assise sur son cul, dans l'intervalle des jambes de son cavalier ; dans cette position, elle s'enfile elle-même de son vit, se dandine dessus, se branle, tourne sans sortir du pivot. En un mot foule et refoule en cadence, jusqu'à la suprême volupté. [*Quarante manières*, 11.]

EMPRESSÉ (LE NAYK –). La femme est couchée sur le dos, les jambes bien levées reposant derrière l'homme ; celui-ci la maintient par les épaules tout en la pénétrant sans coup férir. C'est le *nayk* empressé. [*Bréviaire arabe de l'amour*, positions couchées, 11.]

ENCEINTE (LA FEMME –). Si par suite de grossesse la femme a un gros ventre, il faut que l'homme la couche sur un de ses côtés, puis que, plaçant les cuisses de la femme l'une au-dessus de l'autre, il les lui relève toutes deux vers le ventre, sans qu'elles viennent y toucher ; il se place alors derrière elle, sur le même côté, de manière à l'emboîter, son membre faisant face à la vulve. Il peut ainsi introduire sa verge tout entière, surtout s'il fait remonter celui de ses pieds qui se trouve au-dessus de la jambe de la femme jusque sur la cuisse de celle-ci. Cette méthode peut être également mise en pratique avec une femme qui n'est pas enceinte, mais elle a été spécialement imaginée pour la femme dans cette position parce qu'elle a l'avantage de lui assurer des plaisirs sans dangers. [*Jardin parfumé*.]

ENCHAÎNÉ (LE NAYK –). Elle se met sur sa poitrine, les jambes bien écartées ; lui s'assoit entre ses cuisses, introduit ses mains sous ses aisselles et lui maintient les épaules. C'est le *nayk* enchaîné. [*Bréviaire arabe de l'amour*, positions face contre terre, 8.]

ENCULAGE BRANLÉ (L'). Ce jeu consiste en l'intromission du vit du fouteur dans l'anus de sa douce idole. Il est légèrement pervers, quoique délicieux. Il sied néanmoins de s'y livrer une toute petite fois, afin de se rendre compte du plaisir résultant du frottement de Priape en un con artificiel sublime d'étroitesse... Il serait malséant et vicieux d'en prendre l'habitude, en ce sens qu'on y perdrait santé et couleurs, tant est violente la secousse imprimée à tout l'être sensitif de l'amant par la très serrée caresse culière. – Durant que le galant fout son adorable, il lui branle un nichon et le clitoris pour qu'elle prenne sa part de bonheur dans l'aventure. Cette fantaisie amoureuse est désignée par les libertins sous le nom d'enculage branlé. [*Paradis charnels*, simulacres, en cul, 1.]

ENDORMIE RÉVEILLÉE PAR L'ÉCLAT DE LA PLUIE (L'). Il s'approcha du lit pour écouter la respiration de la belle. Elle dormait, le visage tourné contre le lit. Comme elle ne réagissait pas aux poussées qu'il lui donnait, il lui souleva les vêtements du haut pour dénouer la ceinture de la jupe, glissa la main sur les reins pour la retirer et découvrir la culotte rouge vif : un ravissement ! Il découvrit de la même façon ses cuisses d'une adorable blancheur et, sous l'empire d'une excitation extrême, posa la petite culotte dans le panier à parfums, ôta son bonnet, enleva ses vêtements, les déposa au pied du rideau de gaze et, grimpant sur elle, la serra dans ses bras, lui écarta les cuisses et se lança dans le jeu des nuages et de la pluie. Première Lune dormait si profondément qu'elle ne sentit rien au début, mais ensuite, alors que vagues après vagues de pluie s'écoulait de ses parties intimes, elle se réveilla en poussant un soupir. Ça la démangeait à un tel point sous le ventre qu'elle n'affecta aucun de ces faux airs de modestie, ce dont se réjouit grandement son partenaire qui la déshabilla complètement. « Souffle la flamme de la lampe ! lui demanda-t-elle instamment. — Ça ne presse pas », répliqua-t-il en mettant les jambes de sa partenaire sur chaque épaule. De fait, il se pencha à son oreille pour lui demander si ça allait. Elle hocha la tête. Il lui passa dans la bouche le bout de la langue qu'elle se mit à suçoter à leurs mutuels délices. Peu après éclatait la pluie et se résorbaient les nuages. [*Spectacles curieux du plaisir*.]

ENFANT QUI DORT (JOUER À L'–). Lorsque l'homme étant assis, la femme se repose sur ses fesses, en lui talonnant le derrière de ses pieds et lui serrant ainsi les reins dans les jambes, pendant que, d'un autre côté, elle l'embrasse tendrement en lui donnant de longs baisers à la florentine, pendant qu'elle a les épaules soutenues par le bras libre de l'homme, lequel s'appuie sur l'autre, cela s'appelle *jouer à l'enfant qui dort*. [*La Putain errante*, 1760 b, manière 22.]

ENFANT QUI DORT (L'). Quand la femme est accotée sur l'estomac de l'homme, ses épaules contre son bras droit, et ses deux jambes sur la cuisse gauche. [*La Putain errante*, 1760 a, position 9.]

ENFANT SUR SES GENOUX (BERCER L'–). La femme s'assied sur l'homme, qui est assis, mais de manière que l'homme l'embrasse et la serre d'une main, et de l'autre lui lève et soutient les deux jambes. On fait l'ouvrage, et c'est : *Bercer l'enfant sur ses genoux*. [*Rhétorique des putains*, 1794, 11.]

ENGIN (DES DIFFÉRENTES MANIÈRES DE METTRE ET DE MANIER L'–). *Susanne* : Il y a diverses manières de mettre cet engin-là dans l'autre, ainsi que je l'ai éprouvé avec mon ami, car tantôt il me le fait dessous, tantôt dessus, tantôt de côté, tantôt de travers, tantôt à genoux par-devant, et par-derrière comme si je prenais un lavement, tantôt debout, tantôt assise. Quelquefois, quand il est pressé, il me jette sur une forme, sur une chaise, sur un matelas ou au premier endroit qu'il rencontre. Et à toutes les sortes de façons il y a un plaisir différent, car son chose entre plus ou moins et est disposé autrement dans le mien selon les postures qu'il me fait tenir. La peine n'est pas aussi toujours mal plaisante à cela, et c'est ce qui nous donne plus d'envie à faire. Quelquefois que nous nous voyons de jour et que nous sommes seuls, il me fait baisser la tête sur une forme avec les mains, et me retrousse ma robe par-derrière jusque par-dessus ma tête. En cet état, il a tout loisir de voir et considérer, et de peur que nous ne soyons surpris, il n'abaisse point son haut de chausse, mais tire son engin par la braguette, qu'il me vient montrer, et puis va écouter tout doucement à la porte s'il n'y a personne, et cela fait, il me fait signe du doigt que je ne bouge et puis il s'en vient à moi et m'enconne brusquement par-dessous les fesses. Eh bien ! il m'a juré cent fois qu'il avait plus de plaisir de me le faire ainsi à la dérobée qu'autrement. [*L'Ecole des filles*.]

ENTRAIDE (LE NAYK DE L' –). La femme sur ses genoux s'incline en avant ; l'homme vient derrière, l'invite à tourner la tête et lui suce la langue. Elle prend son sexe et se l'introduit. C'est le *nayk* de l'entraide. [*Bréviaire arabe de l'amour*, positions inclinées, 5.]

ENTRELACÉE (L'). Couchée sur le dos, les jambes étendues et la bite au crac, la belle croise avec l'une de des jambes une cuisse de son amant. [*Paradis charnels*, l'idole sur le dos, 21.] Voir aussi GAMINE ENTRELACÉE (LA).

ENTRELACEMENT DES JAMBES (L'). La femme se couche et étend rigidement ses jambes que l'homme, monté sur elle, entrelace avec les siennes. Il lui passe alors un bras sous la tête et, l'étreignant fermement, il la baise. [*Foutre en miroir*.]

ENTRELACS DANS LES DEUX GENRES (L'). Le fouteur et sa fille se couchent l'un et l'autre sur le côté, une des cuisses de l'homme entre celles de la femme, et l'autre par-dessus, ou bien une des cuisses de la femme entre celles du fouteur ; celui-ci enconne ferme et pousse de même ; et pour peu que l'un ou l'autre se donnent du mouvement, il en résulte un plaisir d'autant plus doux que, dans cette attitude, ils peuvent se becqueter à l'aise. [*Quarante manières*, 24.]

ÉPAULÉE (L'). Sa belle tenant une main derrière son dos, le bras serré le long du corps, l'amant joue du vit dans le creux de l'aisselle, dont le poil chatouille agréablement le gland du priape fourvoyé. [*Paradis charnels*, simulacres, en aisselle.]

ÉPÉE DANS SON FOURREAU (L'). L'homme embrasse étroitement la femme, il unit sa bouche à la sienne ; il entre chez elle, et y demeure presque sans bouger, en attendant que la chaleur naturelle mette en mouvement les esprits génératifs, et que l'ablution s'ensuive. C'est : *L'Epée dans son fourreau*, ou *Boire au biberon*. [*Rhétorique des putains*, 1794, 24.]

ÉPERDUE (L'). La belle se met à genoux sur le lit, le corps en avant, la tête sur l'oreiller. L'amant, assis sur les fesses qui s'offrent à sa vue, fait pénétrer son vit à fond dans le trou conal. Il fout, en branlant un nichon et en chatouillant le bouton clitoridien qui durcit et frétille. C'est divin ! [*Paradis charnels*, en levrette, 16.]

ÉPOUX HEUREUX OU LE COUP DE L'HYMEN (LES). On dit que le mariage est le tombeau de l'amour ; cela peut être vrai, mais il est des exceptions. Au reste, quand cela arrive, c'est presque toujours la faute des deux époux. Si le mari néglige sa femme, c'est que madame ne sait pas réveiller ses désirs, qu'elle repousse, ou que de son côté, elle a un autre fouteur, l'inconstance est naturelle aux deux sexes. Pour prévenir ce malheur, sachez, quand vous êtes mariés, varier vos plaisirs ; il y a quarante manières de foutre, eh bien ! mettez-les en pratique, il y a bien là de quoi, je crois, faire manœuvrer un con et un vit. Si cela ne vous suffit pas, inventez-en de nouvelles ; et vous, femmes, ne faites pas les bégueules, les étroites, quand votre mari bande, foutez ; s'il ne bande pas, caressez-le, excitez-le, alors vous serez à ses yeux un trésor. Il est un moyen infaillible, mesdames, de vous faire enfiler avec délices par vos époux, et le voici : vous êtes sur votre lit, avec votre enfant, votre époux vous regarde, laissez voir vos tétons, votre cul, votre con, l'époux est là, il bandera, embrassez le poupon ; le papa s'approche de vous, il unit ses caresses aux vôtres, il vous lève une jambe, une cuisse, son vit se glisse dans votre con, il vous fout ; vous déchargez bientôt de compagnie ; l'enfant qui balbutie ces mots si doux à entendre, donne quelque chose de plus piquant à vos plaisirs et accroît votre bonheur. C'est ainsi qu'avec un peu d'art et de coquetterie, l'hymen peut encore ressembler à l'amour. [*Science pratique*, 25.]

ÉQUERRE (L'). La femme, écartant les jambes, place un pied sur un tabouret ; son amant, debout derrière elle, lui soutient la cuisse, serre sa belle à la taille, et fourre à rétro maître Priape en con. [*Paradis charnels*, debout, 4.]

ÉQUITATION (L'). Deux femmes et un homme composent ce voluptueux *trio*. Il faut pour goûter le plaisir de ce groupe charnel que l'homme soit pourvu d'un membre d'une longueur démesurée. Il prend une des femmes qui doit être debout, et lui passe par-derrière sa verge entre les cuisses. L'autre femme présente le cul à la hauteur du mont de Vénus de sa compagne, et notre *Hercule* lui passe l'instrument dans le postérieur. Il la saisit par les aines, et lui réitère les mouvements les plus vigoureux ; sa bouche se trouve alors à la hauteur de celle de la femme qui est à *califourchon* sur le pivot scrutateur. Elle tourne voluptueusement la tête de son côté, et lui présente une bouche lascive dans laquelle il insinue sa langue. Il la gamahuche alors jusqu'au moment de l'éjaculation spermatique, qui en inondant le cul de la femme courbée, vient rejaillir contre la motte de celle qui est debout. Ce raffinement de volupté est une des situations les plus agréables. On en doit l'invention à Néron, ce déterminé roué qui avait épuisé sur le corps d'un nombre prodigieux de concubines tous les moyens, les plus recherchés, pour se procurer des sensations délicates et nouvelles. [*Travaux d'Hercule*, 1.]

ESCARPOLETTE (L'). Un fauteuil ou un coussin étant suspendu au plafond du foutoir avec une triple corde très solide, l'amante y prend place. On lance alors cette escarpolette originale en pointant son vit chaque fois que le con s'avance vers lui. On embroche habilement et en vigueur. Après quelque temps de cet exercice, le foutre est prêt à jaillir... Alors, on se cramponne après sa baiseuse qu'on inonde de brûlante décharge. [*Paradis charnels*, clowneries, 10.]

ESCARPOLETTE OU EN VOLTIGEUR (EN). Vous suspendez un fauteuil au plafond de votre appartement, avec une corde assez forte pour soutenir le poids de votre corps et celui de la femme que vous voulez foutre. Elle se place sur le fauteuil, les jambes écartées et levées sur les bras du fauteuil. Vous mettez alors l'escarpolette en mouvement, et lorsqu'elle approche de vous, vous poussez votre vit dans le con. Après avoir exécuté deux ou trois fois cet exercice, vous devez éprouver l'un et l'autre les avant-coureurs de la décharge. Le fouteur saisit le bras du fauteuil, et après cinq ou six coups de cul et la riposte de la femme, le foutre coule à gros bouillons, et vous jouissez comme des bienheureux. Cette manière est très agréable, et nous avons connu un fouteur adroit qui faisait alternativement entrer son vit dans le con et dans le cul. Il doublait ainsi ses plaisirs et ceux de sa fouteuse. [*Science pratique*, 19.]

ESPALIER (EN). La femme étant appuyée contre un mur, un arbre ou un meuble, son amant la fout à rétro. Cet exercice est passablement éreintant, mais la société est si mal faite qu'en amour on n'a pas toujours ses aises. [*Paradis charnels*, en levrette, 3.]

ÉTENDUE (À L'). Quand la femme est assise, et que l'homme debout entre ses cuisses, l'enconne pardevant. [*La Putain errante*, 1760 a, position 10.]

ÉTOURDIE (L'). La belle se place debout, face et mains au mur, les jambes en compas. Son amant se place derrière elle, entre ses cuisses, lui enfile sa bite dans le connin et la fout avec transport. C'est un bon moyen pour les femmes qui craignent de piquer une tête dans le vide au moment psychologique. [*Paradis charnels*, debout, 5.]

ÉTROIT (LE PASSAGE –). La femme mit beaucoup de salive sur ses fesses et sur mon sexe. Après un petit massage qui la mit d'entrain, elle me dit : « Après deux trémoussements, mets suffisamment de salive et pénètre-moi jusqu'à la garde : c'est ce qu'on appelle le passage étroit. » [*Bréviaire arabe de l'amour*, figures de la sodomie, 11.]

ÉTROITE (L'). La femme étant couchée sur le dos, les jambes écartées, l'homme lui met vit en con en lui soulevant les fesses. Elle étend lentement les jambes et les serre. Il lui étreint alors les cuisses par-derrière et la fout à grands coups de reins. [*Paradis charnels*, l'idole sur le dos, 7.]

ÉTROITESSE (AMOUR DE L'–). On demanda à une noble femme plusieurs fois remariée : « Pourquoi, malgré ta beauté et ta noblesse, es-tu demeurée si peu de temps chez ton mari, avant qu'il te répudie ? » Elle répondit : « C'est que lui et ses semblables recherchent l'étroitesse. Que Dieu les mette à l'étroit. » [*Livre des jouvencelles et des jouvenceaux*.]

EUNUQUES (LE CONGRÈS À L'INSTAR DES –). Le congrès entre un homme et une porteuse d'eau ou une servante de caste inférieure à la sienne, qui dure seulement jusqu'à ce que le désir soit satisfait, s'appelle *congrès à l'instar des eunuques*. On doit s'abstenir, dans ce cas, des attouchements extérieurs, des baisers et des diverses manipulations. [*Kâma Sûtra*, II, X.]

EXCITATION. La femme serre le dos de l'homme de ses mains de jade, tandis que le bas de son corps s'agite spontanément. Elle le presse contre elle en sortant la langue de façon à émouvoir l'homme. C'est l'étape de l'excitation. [*Sublime Discours de la Fille Candide*, 1re étape des dix mouvements.]

EXPERTE (L'). La belle étant à dada sur son amant, assise sur ses fesses et se frottant le bouton avec furie, le galant lève les jambes et les écarte. Elle hausse les bras, l'étreint par les chevilles et se frotte de plus belle, jusqu'à ce que son mouille se marie au foutre du baiseur. [*Paradis charnels*, à dada, 12.]

EXTASE (LA SAINTE –). Lorsque la femme est exposée ou se présente nue devant le dieu Priape, animée par l'espiègle Cupidon, cela s'appelle *la sainte extase*. [*La Putain errante*, 1760 b, manière 8.]

EXTRÉMITÉ (L'). Après que le fouteur a enconné la fille, comme pour la *bonne mode*, s'il se trouve un peu trop au large à son gré, qu'il lève une de ses jambes, et fasse passer une des cuisses de la fille entre les siennes ; alors son vit se trouvera logé plus à l'étroit ; tous deux foutront avec plus de plaisir. *Nota*. Cette façon est peu d'usage ; elle n'est pas flatteuse : on est ou trop mince ou trop large ; souvent la fatalité oppose les deux accidents. [*Quarante manières*, 13.]

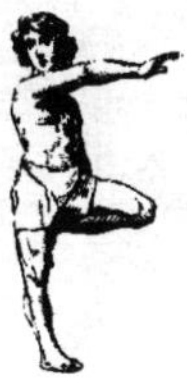

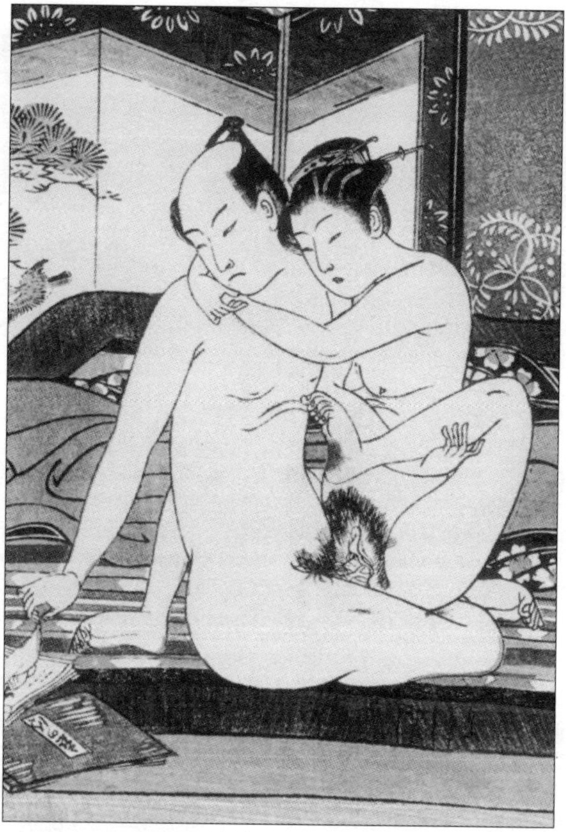

FACILE (LA). Sa belle étant étendue sur le côté droit, lui sur le côté gauche, l'amant bandant ferme se place entre les deux jambes de l'aimable baiseuse qui lui fait face, pose la jambe gauche repliée de la cochonne sur son bras et la fout profondément. [*Paradis charnels*, sur le côté, 3.]

FAIRE (TOUT –). Les gens du pays de Shurasena, sur la rive méridionale du Djoumnah, font tout sans hésitation, car, disent-ils, les femmes étant malpropres de nature, personne ne peut être certain de leur caractère, de la pureté de leur conduite, de leurs pratiques, de leurs confidences ou de leurs discours. Il n'y a pas lieu, pour cela, de les délaisser ; en effet, la loi religieuse, sur l'autorité de laquelle elles sont réputées pures, établit que le pis d'une vache est propre au moment où on la trait, quoique la bouche d'une vache, et aussi la bouche de son veau, soient considérées comme malpropres par les hindous. De même un chien est propre lorsqu'à la chasse il s'empare d'une biche quoique la nourriture touchée par un chien soit d'ailleurs considérée comme très malpropre. Un oiseau est propre quand il fait tomber un fruit d'un arbre en le becquetant, quoique les objets mangés par des corbeaux ou autres oiseaux soient considérés comme malpropres. La bouche d'une femme, aussi, est propre pour donner ou recevoir des baisers, et pour d'autres actes semblables au moment du commerce sexuel. Vâtsyâyana, en fin de compte, estime que, dans toutes ces matières d'amour, chacun doit agir conformément aux usages de son pays et a sa propre inclination. [*Kâma Sûtra*, II, IX.]

FAVEUR (LA DOUBLE –). Son amante étant à genoux sur le lit, les jambes écartées et les bras en avant, le galant s'assied entre ses cuisses ; elle relève ses talons qu'elle pose sur les cuisses de son fouteur. Au moment où elle sent que le chéri va jouir, elle s'éloigne de lui en avançant son corps sur l'oreiller, puis se rapproche et va crescendo jusqu'au spasme final de son fouteur, l'inondant d'une bienfaisante décharge à laquelle se mêle son mouille abondant. Cette position est dénommée par les galants orientaux la « double faveur ». [*Paradis charnels*, à dada, 8.]

FELLATION. Voir ABSORPTION (L'), BAISER, BUCCAL (LE CONGRÈS –), CÔTÉS (LE MORDILLAGE DES –), PRESSION EXTÉRIEURE (LA), PRESSION INTÉRIEURE (LA), MANGUE (LA SUCCION DE LA –), NOMINAL (LE CONGRÈS –), POLISSAGE (LE).

FEMME EXCUSABLE (LA). Il est des hommes, de pauvres maris qui se plaignent d'être cocus, qui se lamentent, et qui vont publiant partout leur piteux cas. Nous avons été à même d'observer ce qui se passe dans la société et de réfléchir sur le cocuage. D'abord, nous dirons avec franchise que c'est presque toujours la faute du mari, lorsque cela arrive, c'est qu'il ne bande pas et qu'une femme ne peut pas vivre sans être foutue ; sans cela ce sexe charmant disparaîtrait de la terre. Foutre est tout pour la beauté, c'est sa vie, son élément. On peut d'ailleurs répondre à un époux qui se plaint de porter des cornes : c'est une foutaise en comparaison de l'éternité. En fait, les femmes sont presque toujours excusables ; il ne faut pas s'en prendre à ces pauvres diablesses. [*Science pratique*, 31.]

FEMME JOUANT LE RÔLE DE L'HOMME (LA). Lorsqu'une femme voit son amant fatigué par un congrès prolongé, sans qu'il ait assouvi son désir, elle doit, avec sa permission, le renverser sur le dos et lui venir en aide en jouant son rôle. Elle peut le faire aussi pour satisfaire la curiosité de l'homme, ou son propre désir de nouveauté. Il y a deux façons d'opérer : la femme, pendant le congrès, tourne en rond et monte sur son amant, de manière à continuer l'action sans interrompre le plaisir ; ou bien elle joue le rôle de l'homme dès le commencement. Alors, sa chevelure dénouée mêlée de fleurs, souriante et haletante à la fois, elle appuiera les seins sur la poitrine de son amant, et, baissant fréquemment la tête, lui rendra ce qu'il lui faisait tout à l'heure, ses coups, ses invectives ; elle lui dira : « Tu m'as renversée, tu m'as moulue ; à mon tour de te renverser, de te moudre. » Puis elle aura des semblants de pudeur, se prétendra fatiguée, voudra cesser le congrès. Et elle fera ainsi le travail de l'homme, que nous allons maintenant exposer. Il y a aussi, sur ce sujet, des versets dont voici le texte : « Si réservée que soit une femme, et si bien caché qu'elle tienne ce qu'elle ressent, toutefois, lorsqu'elle monte sur un homme, elle trahit tout son amour et toute sa passion. La contenance de la femme doit faire connaître à l'homme ses dispositions, et la manière dont elle veut qu'on jouisse d'elle. La femme qui est dans ses menstrues, la femme qui a récemment accouché, et la femme grosse, ne doivent pas être autorisées à jouer le rôle de l'homme. » [*Kâma Sûtra*, II, VIII.]

FESSES BELLES. *Ne pense pas, toi qui sais m'enivrer, / Qu'un seul de tes attraits échappe à mes caresses ! / Il est un temple à Vénus Belles-Fesses, / Or, d'une offrande on peut donc l'honorer. / D'un instant c'est la fantaisie, / Je reprendrai bientôt l'ordinaire chemin ; / Excuse le transport d'une tendre folie : / Laisse-moi, joli con, entrer chez ton voisin !* [*Arétin français*, figure 14.]

FESSES SOUTENUES (LES). Allongée au bord du lit, la femme laisse pendre ses mains hors de celui-ci. L'homme s'approche et, tout en restant debout, il saisit les jambes de la femme, la tire à lui autant qu'il le faut et, tout droit, la prend en la soutenant, si c'est nécessaire, par les fesses. [*Foutre en miroir*.]

FLÈCHES DE L'AMOUR (LES). Dans cette posture, la femme lève ses jambes et ses cuisses, et soutient avec les mains ses deux pieds contre ses fesses élargies, tandis que l'homme, éloigné de deux pas, vise avec attention l'endroit où il veut porter le coup ; il court et frappe ; puis il se retire ; il mire encore son but et s'approche de nouveau pour frapper. C'est un fort joli amusement, et on l'appelle : *Les Flèches de l'amour.* [*Rhétorique des putains*, 1794, 17.]

FLEUVE (RICHE EN –). Quand l'homme est couché en croix sur la femme, ventre contre ventre. [*La Putain errante*, 1760 a, position 23.]

FLUX ET LE REFLUX (LE). L'homme s'amuse quelquefois à tenir la femme appuyée contre quelque chose de solide, à lui lever les deux jambes, et en soutenir les cuisses sur ses bras, tandis qu'avec les deux mains il lui manie les fesses de manière à les pousser et repousser alternativement, à mesure qu'il s'avance ou qu'il recule. On nomme cela : *Le Flux et le Reflux.* [*Rhétorique des putains*, 1794, 4.]

FOLLETTE (LA). L'amant étant couché sur le côté, derrière sa mie disposée de la même manière [voir JOIE

(LA DOUBLE –)], croise ses jambes autour des reins de la belle qu'il possède béatement. [*Paradis charnels*, sur le côté, 9.]

FONTAINES (LE NAYK DES –). La femme est debout contre un mur, les fesses bien tendues, l'homme la pénètre. C'est le *nayk* des fontaines. [*Bréviaire arabe de l'amour*, positions debout, 3.]

FORCÉ (COÏT DE L'HOMME –). On raconte qu'une certaine femme tomba éperdument amoureuse d'un de ses voisins connu pour sa vertu et pour sa piété. Elle lui déclara sa flamme, mais voyant repousser constamment ses avances malgré toutes les ruses qu'elle mettait en œuvre, elle résolut d'avoir raison de ses refus. Voici le moyen qu'elle imagina pour atteindre son but. Un soir, elle prévint sa négresse qu'elle avait l'intention de tendre un piège à cet homme et celle-ci, sur son ordre, laissa la porte de la rue ouverte ; puis, vers le milieu de la nuit, elle la fit lever et lui donna les instructions suivantes : « Sors et frappe, du dehors, la porte à coups redoublés avec cette pierre, sans te préoccuper des cris que je pousserai et du bruit que je ferai ; dès que tu entendras le voisin ouvrir sa porte, tu rentreras pour aller frapper à la seconde porte. Aie bien soin de ne pas te laisser voir, et rentre immédiatement, dans le cas où quelque passant se présenterait. » La négresse exécuta ponctuellement ses ordres. Or le voisin était un homme naturellement compatissant ; il était toujours disposé à venir en aide aux gens dans l'embarras, et ce n'était jamais en vain qu'on réclamait son assistance. Au bruit des coups frappés à la porte et des cris que poussait la voisine, il s'enquit de ce qui se passait, près de sa femme, qui lui répondit : « C'est notre voisine une telle qui est assaillie dans sa maison par des voleurs. »

Il sortit en toute hâte pour porter secours ; mais, à peine fut-il entré dans la maison que la négresse ferma la porte sur lui. Elles le saisirent et se mirent à pousser des cris. Il protesta, mais la maîtresse du logis lui posa sans détour cette condition : « Si tu ne consens à faire avec moi comme cela et comme cela, je dirai que c'est toi qui, étant venu pour me violer, as occasionné tout ce scandale. – Qu'il soit fait suivant la volonté de Dieu ! dit l'homme ; nul ne peut aller contre ses décisions, ni se soustraire à sa puissance ! » Il chercha alors des subterfuges pour s'échapper, mais ce fut en vain, car la voisine se mit à pousser de nouveaux cris et à recommencer son tapage, ce qui attira un grand nombre de personnes. Il vit sa réputation compromise s'il continuait sa résistance et, résigné, il s'écria : « Sauve-moi, je suis prêt à te satisfaire ! – Entre dans ce cabinet et ferme la porte sur toi, dit la femme, si tu veux en sortir à ton honneur, et n'essaie pas de te sauver, car à la première tentative, je vais dire à ces gens-là que tu es l'auteur de tout le bruit. » La voyant bien décidée à arriver à ses fins, il fit ce qu'on exigeait de lui. Elle, de son côté, alla au-devant des voisins accourus à son aide et les congédia, en leur donnant une explication quelconque de ce qui s'était passé. Ils se retirèrent en lui faisant leurs condoléances. Restée seule, elle ferma sa porte et vint retrouver son amant malgré lui. Elle le tint séquestré une semaine entière et ne lui rendit la liberté que lorsqu'il fut exténué. Apprécie, d'après cela, les ruses des femmes et ce dont elles sont capables ! [*Jardin parfumé*.]

FORGERON (LE COÏT DU –). La femme s'étend sur le dos ; elle place un coussin sous ses fesses, et elle relève, autant qu'elle le peut, ses genoux vers sa poitrine, de manière que sa vulve ressorte comme une cible : elle y introduit ensuite le membre. L'homme exécute pendant quelque temps les mouvements du coït, puis retire son membre de la vulve, et le glisse un instant entre les cuisses de la femme, à l'instar du forgeron qui retire du foyer le fer incandescent pour le plonger dans l'eau froide. Cette manière s'appelle aussi *Sferdgeli*, ou position du coing. [*Jardin parfumé*, positions indiennes, 28.]

FOURRER (LE). *Prends, lève et soutiens-moi la cuisse / Pour le fourrer tout autant qu'il se puisse. / J'aime le vit. – Moi, j'adore le con ; / Qui n'est pas fouteur n'est pas homme. / – O que tu le fais bien !... pousse... à merveille !... bon !... / Ah ! mon Roi ! c'est ainsi qu'il faut que je te nomme ; / Je sens... je vais mourir : trépas délicieux ! / Ton vit me fait pâmer. – Ton con me met aux cieux !* [*Arétin français*, figure 7.]

FOUTERIE (LA DOUBLE –). Durant que l'amant encule sa belle (ce qui ne doit se pratiquer que très rarement entre gens sains et tenant à leur santé fraîche et vibrante), tout en lui branlant le sein et le boutonneau durci, celle-ci se fourre dans le con un godemichet approprié comme grosseur à sa divine ouverture. Elle est ainsi bourrée des deux côtés et ressent un plaisir infini de se savoir remplie toute. Cela s'appelle « baiser en con et en cul » ou « faire coup double », ou encore « pratiquer la double fouterie ». Gavroche dénomme ce jeu, celui de la « fourche en viande ». Pour les libertins lettrés, c'est l'« Y grec modern style » ! [*Paradis charnels*, simulacres, en cul.]

FOUTRE EN IDÉE. Lorsqu'un homme, fût-il ou non docteur, se fait branler son membre par une femme, cette femme fût-elle même vieille, cela s'appelle *foutre en idée*. Il est entendu, du reste, que dans certains cas, surtout quand c'est une vieille qui branle le matou, qu'elle peut tenir dans la main libre, le portrait de la maîtresse du branlé, devant les yeux de ce dernier. [*La Putain errante*, 1760 b, manière 18.]

FOUTRE SANS ÊTRE INFIDÈLE À SON MARI (UNE FEMME PEUT –). Nous allons prouver par un argument sans réplique, qu'une femme peut s'amuser avec un autre homme, sans manquer à la fidélité conjugale : il faut donc rayer du code ce qu'on a désigné sous le nom d'*adultère*. On a vu des maris changer de colère, parce que leurs chastes épouses foutaient avec leurs amants, ou si vous l'aimez mieux des remplaçants. Je conviens qu'il est désagréable de nourrir un enfant qui n'est pas sorti de nos couilles. On peut remédier à cet accident, quoique ce soit une foutaise en comparaison de l'éternité. Mais on ne peut pas déraciner du premier coup d'anciens préjugés ; la raison n'a pas encore assez d'empire sur l'espèce humaine, et nos médecins n'ont point encore trouvé de remèdes contre les vapeurs cornifères. Pour ne pas faire d'enfants, on *mouche la chandelle*, on se sert de *redingotes à l'anglaise*, c'est au mieux. Mais le *con* a servi, et le mari qui est instruit, ou qui vous prend sur le fait, peut dire je suis *cocu* ; la femme n'a pas un mot à répliquer. Eh bien, fouteurs et garces paillards et putains, pour clore le bec à tous grognards de maris, gamahuchez, branlez, foutez en bouche, en tétons, en aisselles, en cuisses, et pour terminer, en cul ! Le domaine du con reste au mari. Le reste vous appartient. [*Science pratique*, 37.]

FOUTRE. *Foutons-nous, mon âme, foutons-nous dare-dare, / Puisque pour foutre nous sommes tous nés ; / Si tu adores le vit, moi j'aime le con, / Le monde serait un rien qui vaille sans cela. // Et si* post mortem *il était honnête de foutre, / Je te dirais : Foutons-nous jusques à en mourir : / Après, nous irons foutre Adam et Eve, / Qui furent cause de cette malencontreuse mort. // —Vraiment, c'est vrai ; car si les scélérats / N'avaient mangé la traîtresse de pomme, / Je sais bien que les amants ne cesseraient de jouir. // Mais laissons aller les bêtises ; et jusques au cœur / Plante-moi ton vit ; fais que de moi jaillisse / L'âme que le vit fait tantôt naître et tantôt mourir : // Et, si c'était possible, / Ne laisse pas hors de la motte les couillons, / Heureux témoins de tout plaisir.* [*Sonnets luxurieux*, 1.]

FOUTUE (ÊTRE BIEN –). *J'éprouve, à ton aspect, un doux frémissement, / A ta voix seule, je soupire ; / J'en suis encore à mon premier moment, / Plus je jouis, plus je désire. / J'aime à te caresser, l'amour fait mon bonheur. / Qu'une froide coquette, orgueilleuse statue, / De ses riches bijoux étale sa splendeur, / Ma plus belle parure est d'être bien foutue.* [*Arétin français*, figure 6.]

FRANC-MAÇONNE (BAISER À LA –). Lorsque l'homme et la femme sont nus et que l'homme cherche le niveau, avec l'aplomb, cela s'appelle *baiser à la franc-maçonne*. [*La Putain errante*, 1760 b, manière 12.]

FRIME (LA). Celle-ci étant assise sur le bord du lit, l'amant dit à sa maîtresse d'entrecroiser les doigts de ses deux mains, les pouces l'un sur l'autre, formant avec ses paumes un con artificiel, à la hauteur du véritable. Il place son vit dans le creux ainsi formé et fait pan-pan d'amour absolument comme s'il allait et venait dans la grotte de félicité. Il passe à sa mie des langues en bouche tout en lui branlant simultanément un sein et le bouton clitoridien. [*Paradis charnels*, simulacres, en main.]

FRIPONNE (LA). Assis sur deux chaises, face à face, les amants s'avancent sur le bord des sièges et, se renversant en arrière, marient leurs sexes et baisent à crac que demandes-tu. [*Paradis charnels*, assis, 3.]

FRONT (L'EMBRASSEMENT DU –). Lorsqu'un des amants applique sa bouche, ses yeux et son front sur la bouche, les yeux et le front de l'autre, cela s'appelle *l'embrassement du front*. [*Kâma Sûtra*, II, II.]

FROTTANT (L'EMBRASSEMENT –). Lorsque deux amants se promènent lentement ensemble, dans l'obscurité, dans un lieu fréquenté ou dans un endroit solitaire, et se frottent le corps l'un contre l'autre, c'est *l'embrassement frottant*. [*Kâma Sûtra*, II, II.]

FROTTER. Lorsque le yoni est abaissé et que le lingam en frappe la partie inférieure, cela s'appelle *frotter*. [*Kâma Sûtra*, II, VIII.]

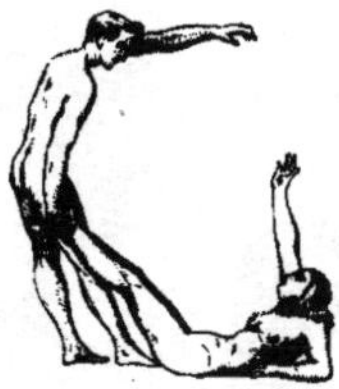

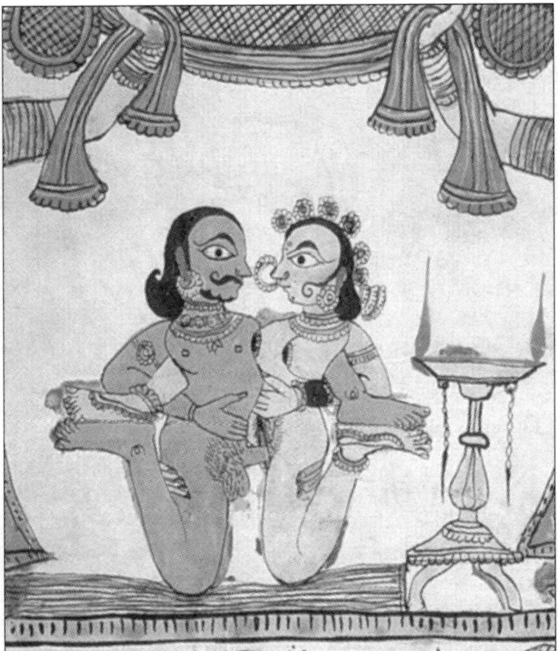

GALÈRE (À LA). Quand la femme tourne les reins à l'homme. [*La Putain errante*, 1760 a, position 25.]

GAMAHUCHE (LA). Diversité, c'est notre devise, jouir est tout. Les heureux sont les sages, tout chemin qui conduit au plaisir est bon à suivre. C'est assez moraliser, entrons en matière. Gamahuchez ! fouteurs, paillards, partisans du con et du cul, gamahuchez ! vous y trouverez du plaisir, du bonheur et de grandes ressources pour la foutromanie, nous allons essayer de réussir à vous le prouver. Il faut multiplier ses jouissances avec les femmes, ce sexe charmant en est une source inépuisable, c'est une justice qu'il faut lui rendre. Gamahuchons, mes amis !... Il ne faut cependant pas se livrer à cette variété de plaisir avec toutes les femmes et sans précaution, il y aurait des dangers à courir. Voici la manœuvre à faire pour l'exécution. L'homme se couche sur le dos, la femme se place sur lui, de manière que son con soit à la hauteur de la bouche et que le vit touche à la sienne. Alors l'amant met la langue dans le con, et chatouille le clitoris ; la nymphe suce la pine et caresse le prépuce avec la sienne. Ils peuvent encore, l'un et l'autre, se donner le postillon, une amie complaisante peut avoir un petit paquet de jonc ou de roseau et frapper légèrement sur la croupe et les fesses de la femme, il lui est même permis de se branler et le trio déchargera en communauté.

Il est bon de se rincer le cul, le con et le vit avant l'opération et ce, avec de l'eau parfumée, parce qu'il faut chasser l'odeur de marine. [*Science pratique*, 13.]

GAMAHUCHEUSE (LA). La fille se couche tout de son long sur le dos ; elle écarte ses jambes assez pour recevoir la tête de son amant, qui s'est étendu sur elle à plat ventre ; celui-ci soulève ensuite un tant soit peu son corps, de manière que ses cuisses pèsent légèrement sur les épaules de la fille. Ils se chatouillent réciproquement avec les mains ; et quand la fureur d'amour s'empare de la fille, elle prend entre ses lèvres le vit de son amant, et le branle avec sa langue, jusqu'à ce que le foutre coule à gros bouillons. Cependant d'une main elle badine avec les pelotons de Vénus, et son fouteur (si sa passion est égale à celle de la nymphe) darde amoureusement sa langue frétillarde sur le clitoris, ou plus avant *ad libitum*. [*Quarante manières*, 41.]

GAMINE ASSISE (LA). L'homme étant assis sur une chaise ou sur un banc, la femme l'enfourche, s'introduit paf en crac, et se frotte de façon à jouir en même temps que son adoré. [*Paradis charnels*, à dada, 1.]

GAMINE AU GAMIN (LA). L'homme s'assied sur une chaise et réclame un tour de faveur. L'amante, qui était occupée à endormir son bébé, ne peut refuser une aussi gentille chose. Elle s'assied sur son galant, qui l'enfourne et la fout. Ils se baisent à pleines lèvres. Le mouvement combiné des deux fouteurs imprime au berceau un mouvement très léger. L'enfant s'endort bienheureux cependant que ses auteurs s'anéantissent en la pâmoison étrange d'une passagère et très douce mort. [*Paradis charnels*, à dada, 3.]

GAMINE ENTRELACÉE (LA). Pour s'amuser en cette posture, que les Orientaux ont baptisée « le divin musc », la baiseuse se met à quatre pattes, les genoux pliés et les jambes écartées. Son fouteur se couche sur le dos, lui faisant face, une jambe entre les siennes et l'autre appuyée sur ses fesses soyeuses. Ils goûtent ainsi, joyeux et frissonnants, la délicieuse pâmoison qui nous donne le ciel sur la terre. [*Paradis charnels*, à dada, 5.]

GARCE (À LA). Dans la position paresseuse avant, l'amante est frottée entre les cuisses par le vit de son galant, qui la branle d'autorité tétonnalement et conalement. [*Paradis charnels*, simulacres, en cuisses, 6.]

GEINDRE (LA). La fouteuse étant à genoux, se penche de façon que sa poitrine touche ses cuisses. Elle a alors les hanches très élevées. Son amant debout ou à genoux derrière elle, la pénètre très profondément, ce qui les remplit tous deux d'aise et de joie. [*Paradis charnels*, en levrette, 11.]

GENOUX (À). Allongée à genoux sur un lit ou à son bord, dans la position de la prière, la femme se fait prendre par-derrière ébranlée par les mains de l'homme qui la tient fermement aux hanches. [*Foutre en miroir*.]

GEÔLE (COÏT DANS UNE –). Je suis la fille du geôlier du roi. Quand j'avais quinze ans mon père était très avancé en âge, ma mère vivait encore avec nous. Nous logions dans une dépendance de la prison. Arriva un jour où un jeune homme fut jeté en prison et sa garde en revint à mon père. Il était d'une beauté stupéfiante. Son emprisonnement était dû à sa révolte contre le roi et on avait pris la précaution de lui mettre les fers. Mon père avait l'habitude de me demander de m'occuper de lui. Dès le premier regard que je lui jetai, mon cœur s'éprit. Un jour, mon père me chargea de le surveiller parce qu'il avait à faire à l'extérieur de la prison. Ce garçon était fort comme un lion. Avant de me rendre auprès de lui, je pris le soin de préparer une couche légère, confectionnai un repas et pris un peu de vin. Entrée dans sa geôle, je lui donnai à manger, à boire et lavai ses mains. Je m'approchai, et je devinai qu'un même désir, celui qui me poussait vers lui, l'habitait lui aussi. Je me collai contre lui. Il s'enhardit, le vin aidant, et m'attira. Il me baisa les yeux, les joues, les lèvres et la gorge et je lui rendis la pareille. Il me demanda si j'étais encore vierge ou déjà femme. « Femme ! » dis-je, sans m'encombrer de détails. Il montra une grande joie, enleva ses vêtements et commença à me dévêtir avec quelque difficulté à cause de ses entraves. Il essaya de me pénétrer, mais il ne le put. Je voulus lui faciliter la tâche et arquai bien mes fesses. Il m'atteignit du mieux qu'il lui fut permis, me pénétra devant et derrière. Nous restâmes un bon moment enlacés et fîmes trois fois l'amour. Je fus repue et rompue à cause de l'effort qu'il fallait déployer pour l'aider. Ainsi, je découvris que c'était la personne qui, au monde, m'était devenue la plus chère. Le lendemain, je m'emparai d'une lime, limai ses fers et nous prîmes ensemble la fuite. Ma perdition date de ce jour. [*Bréviaire arabe de l'amour*.]

GNOMES (LE NAYK DES –). L'homme est assis, tendant ses jambes, le sexe bien dressé ; la femme de dos s'assied sur lui : dans ses mouvements vers le haut et le bas, elle s'appuie sur les épaules de l'homme. C'est le *nayk* des gnomes. [*Bréviaire arabe de l'amour*, positions assises, 7.]

GOUGLOUTANT (LE). Quand la femme revint de sa toilette, elle se coucha sur le ventre, me demanda de me mettre sur elle, de la pénétrer avec force et de me retirer tous les deux trémoussements. Je m'activai comme elle me l'avait demandé et j'entendis, arrivant d'en dessous, des glouglous à n'en plus finir. « Je n'ai pas besoin de t'expliquer, me dit-elle, cela s'entend ! » [*Bréviaire arabe de l'amour*, figures de la sodomie, 7.]

GOURMET (LE). C'est ainsi que foutent et se désennuient, en attendant les chalands, les courtiers-gourmets, piqueurs de vins et eaux-de-vie, marchands de vins en gros et en détail, de Bercy, la Rapée, de l'Entrepôt, des différents quartiers de Paris, et les garçons de cave. Nous déposerons même des exemplaires de cet ouvrage au bureau du Syndicat et au bureau de placement, pour propager cette découverte, et que personne ne prétexte cause d'ignorance. Elle intéresse non seulement les marchands de vin de toutes les classes, mais encore les femmes, les filles et les veuves qui voudraient faire valoir leur fonds. Nous terminons ce préambule pour entrer en matière. On se place sur un lit de repos ; le fouteur a la langue dans le con, les bras passés sous les reins de la femme, qu'il peut branler, si cela lui plaît, ou à laquelle il peut donner le postillon. Sa langue chatouille le clitoris ou bouton, et goûte ainsi le foutre par la *bonde*, pour nous servir du terme de l'art. La femme a le vit dans la bouche et le suce. C'est ainsi que le Saint-Père aspire *le vin du calice* à Rome. On voit que cette manière réunit l'agréable à l'utile, et qu'après s'être livré à ce petit exercice, on n'est pas neuf pour déguster une pièce de vin, n'importe de quel cru. On acquiert ainsi la réputation d'un fin gourmet. [*Science pratique*, 18.]

GOÛT DE SAINT-IGNACE OU LES PASSE-TEMPS DU MONT-ROUGE (LE). Diversité doit être la devise du genre dont nous nous occupons. Pour varier, nous allons offrir à nos lecteurs le mode que les enfants de Loyola avaient adopté pour se consoler du célibat et entretenir leur charité ; ils avaient recours à quelques petits jeux innocents, lorsqu'ils habitaient non loin de la barrière d'Enfer, et pour chasser le diable qui, comme on le sait, en veut toujours aux bons chrétiens, ils lui lançaient de temps en temps quelques petits jets d'eau bénite, en dansant une ronde qu'ils affectionnaient beaucoup, et à laquelle ils avaient donné le nom de leur saint patron ; voici comme ils s'y prenaient : dans une vaste salle où se tenait le chapitre de la maison, le supérieur réunissait les bons pères et les élèves ; tout le monde se déshabillait, le supérieur montait sur une estrade placée au milieu de la salle, muni d'un violon et assisté de deux acolytes, il préludait sur son violon, alors tous les assistants se mettaient les uns derrière les autres et au premier coup d'archet ils s'*enculaient* tous, en tournant dans la salle, et formaient ainsi un cercle. Pour ne pas rester spectateur inoccupé, le supérieur se faisait enculer par un de ses acolytes et branler par l'autre, et l'honorable assistance enculée chantait en chœur : *Rorate cœli desuper*, ce qui veut dire en français : *Tombez sur nous, rosée du ciel !* Tout le monde finissait par décharger à l'exemple du chef. Ensuite, après s'être dévotement revêtus, on se rendait au réfectoire pour se réconforter, en commençant par le *Benedicite* et finissant par *Gratias*. Nous ne donnons point cela comme une imitation à nos lecteurs, c'est seulement une distraction que nous leur offrons. *Amen*. [*Science pratique*, 22.]

GRÂCE (LE NAYK DE LA –). La femme est prosternée comme en état de prière ; l'homme la prend par le postérieur. A chaque coup de boutoir, elle lève la tête, ronfle et geint avec volupté, se plaint, pleure et en redemande.

A l'approche de son orgasme, l'homme se retire et l'introduit par l'huis. C'est le *nayk* de la grâce. [*Bréviaire arabe de l'amour*, positions face contre terre, 7.]

GRAND AVEC LA PETITE (LE). Lorsqu'un homme très grand et une femme très petite doivent coïter ensemble, la difficulté à résoudre est que leurs organes de génération et leurs bouches se rencontrent simultanément. Pour arriver à ce résultat, le mieux est que la femme se couche sur le dos ; l'homme, se plaçant près d'elle couché sur le côté, place une de ses mains sous son cou, et avec l'autre, il soulève ses cuisses jusqu'à ce qu'il puisse mettre son membre en regard de sa vulve qui ressortira alors par-derrière. La femme ne cesse pas d'être sur le dos. Dans cette position, il la maintient, avec ses mains, par le cou et par les cuisses. S'il ne trouve pas ainsi un mouvement qui lui plaise, il place à terre, afin d'avoir un point d'appui, sa cuisse la plus élevée et, de cette façon, il peut donner de la vigueur à son mouvement ; la femme, de son côté, lui entoure le cou de ses mains et incline ses lèvres vers ses lèvres. Si l'homme désire que la femme soit couchée sur le côté, il se placera entre ses jambes, lui déplaçant les cuisses jusqu'à ce qu'elles soient en contact avec ses propres côtés, l'une en dessus et l'autre en dessous, et serrant contre lui celle de dessus ; puis il glissera entre elles deux jusqu'à ce que son membre soit vis-à-vis la vulve de la femme, qui ressortira par-derrière. Il se collera alors, avec les cuisses, contre les fesses qu'il saisira toutes les deux d'une main et dont il se servira pour donner le mouvement ; de l'autre main il étreindra la femme par-derrière le cou. Si cela lui plaît, l'homme peut superposer ses deux cuisses et les étendre entre celles de la femme, en ramenant vers l'autre celle qui pourrait être en arrière : cela lui donne plus d'aisance pour le mouvement, mais encore faut-il qu'après avoir pris toutes ces dispositions il courbe légèrement le dos, s'il veut pouvoir embrasser la femme pendant l'action. Ce n'est toutefois qu'après l'introduction de son membre qu'il prend cette dernière précaution. [*Jardin parfumé*.]

GRAND ÉCART (LE). La mignonne se place sur deux chaises, debout, un pied sur chaque siège. L'amant écarte lentement les chaises de façon que les jambes de l'idole forment le plus grand angle possible. Debout derrière elle, il la baise alors avec d'autant plus de délices que la position est plus bizarre tout en la soutenant d'une main et lui chatouillant le clitoris de l'autre. [*Paradis charnels*, clowneries, 3.]

GRAS (QUAND ON EST –). Lorsque l'homme gras et la femme grasse veulent se livrer au coït, ils ne peuvent guère s'en acquitter sans fatigue, surtout si tous les deux ont de gros ventres. Ce qu'il y a de mieux à faire, dans cette circonstance, c'est que la femme se place à genoux et les mains à terre, de manière que son derrière soit plus élevé que son dos ; l'homme vient ensuite lui séparer les jambes de telle sorte que les pointes de ses pieds restent réunies et que ses talons s'écartent ; il l'accoste alors par-derrière, à genoux, tenant dans ses mains son ventre qu'il pose sur le derrière de la femme, et il fait pénétrer son membre dans son vagin. Pendant l'opération il saisit avec ses mains les cuisses de la femme, ou bien sa taille. L'homme doit avoir la précaution, si son ventre se trouve trop bas pour être appuyé sur le derrière de la femme, de placer un coussin ou un autre objet sous ses genoux pour s'élever. Je ne vois pas, pour le coït de l'homme et de la femme grasse, de position préférable à celle-là. En effet, si, pour l'opération, l'homme vient se placer entre les jambes de la femme, celle-ci étant placée sur le dos, la rencontre de son ventre et des cuisses de la femme ne lui permet pas de faire bon usage de son membre ; il ne peut même apercevoir la vulve, ou, s'il la découvre, ce ne peut être qu'en partie ; on peut même dire qu'il sera dans l'impossibilité d'accomplir l'acte. D'un autre côté, si l'homme veut faire coucher la femme sur le flanc, en se plaçant, les jarrets pliés, derrière ses fesses et appuyant le ventre sur la partie supérieure de son derrière, il faut qu'elle puisse plier ses cuisses jusqu'à son ventre, afin de mettre à découvert son vagin et de permettre ainsi l'introduction du membre. Cela est possible dans quelques cas ; mais, si elle ne parvient pas à plier suffisamment les cuisses, l'homme ne peut ni apercevoir sa vulve, ni la coïter. Mais, quand il s'agit du coït de deux personnes grasses, dont les ventres, toutefois, n'ont rien d'exagéré, elles peuvent exécuter facilement toutes les positions. Seulement, il ne faut pas que l'acte se prolonge trop, car elles se fatiguent au bout de quelques efforts et perdent l'haleine promptement. [*Jardin parfumé*.]

GRASSE AVEC LE MAIGRE (LA). Si l'homme veut coïter la femme grasse par le côté, il prend celle des cuisses de la femme qui est en dessus et il la lève autant que possible vers son flanc, de manière qu'elle dépasse sa ceinture ; il appuie la tête sur le bras inférieur de la femme dont il se sert comme oreiller, et il a soin de se placer un coussin élevé sous la fesse qui repose à terre, afin d'élever son membre à hauteur convenable, précaution indispensable à cause de la grosseur des cuisses de la femme. Mais si la femme a un ventre énorme, dépassant par son obésité ses cuisses et ses fesses, le meilleur moyen à employer est de la coucher sur le dos et de relever ses cuisses vers son ventre ; l'homme se place entre celles-ci, les jarrets pliés, les pointes des pieds à terre, il saisit de ses mains la taille de la femme pour l'attirer à lui, et, s'il ne peut y atteindre par suite de l'obésité de son ventre et de ses cuisses, il doit lui embrasser le derrière avec ses deux bras, ou lui saisir les mains. Mais il lui est impossible de s'accoler convenablement à elle, par suite du peu de mobilité de l'articulation de ses cuisses qui se trouvent gênées par son ventre. Il pourra pourtant, à la rigueur, les saisir avec ses deux mains, mais il se gardera bien de les déranger de leur position pour les placer sur les siennes, car, à cause de leur pesanteur, il n'aurait plus ni force, ni facilité pour le mouvement. Comme a dit le poète : *Si tu as affaire à elle, relève-lui les fesses / Pour coïter à la manière de la corde qu'on tend à celui qui se noie / Tu paraîtras alors, entre ses cuisses, / Comme le rameur placé à l'extrémité du navire*. L'homme peut encore, s'il le préfère, coucher la femme sur un de ses côtés en lui faisant avancer la jambe de dessous, puis s'asseoir sur la cuisse de cette jambe, son membre vis-à-vis de la vulve, et soulever la jambe de dessus, que la femme doit ployer à l'articulation du genou. Il saisit alors, avec les mains, les jambes et les cuisses de la femme et il lui introduit son membre, ayant son corps entre les jambes, les jarrets pliés, et posant à terre les pointes de ses pieds, afin d'élever son derrière, pour que les cuisses de la femme ne l'entravent pas dans son mouvement. C'est dans cette posture qu'ils peuvent entrer en action. [*Jardin parfumé*.]

GRENOUILLE (À LA). Quand la femme fout ayant les fesses contre ses propres talons. [*La Putain errante*, 1760 a, position 17.]

GRENOUILLE (FAIRE LA –). Lorsque la femme étant à la renverse tient un ou les deux talons à ses fesses, tout en présentant ainsi plus d'ouverture au priape de son amant, qui se trouve moitié à genoux, moitié debout, et lui chatouillant le clitoris avec le bout de son instrument, cela s'appelle *faire la grenouille*. [*La Putain errante*, 1760 b, manière 25.]

GRENOUILLE À LA NAGE (LA). La fille, couchée sur le ventre, reçoit entre ses cuisses bien ouvertes son fouteur à genoux ; ensuite elle croise ses jambes sur les jarrets de son fouteur, qui l'enconne bas et roide. Le plaisir qui résulte de cette posture est commun et égal, mais toute la fatigue est pour le champion qui a besoin de reins souples ; pour nager à pleines voiles dans cet océan de volupté, la fille n'a qu'à se prêter aux mouvements et laisser ramer son corsaire... On dira tout ce qu'on voudra, mais ça fait un plaisir !... C'est une volupté !... [*Quarante manières*, 14.]

GRENOUILLES (À LA MANIÈRE DES –). Tu fais placer la femme sur le dos et tu lui relèves les cuisses de manière qu'elles viennent se coller sur ses talons, qui, eux-mêmes, se trouvent ainsi à proximité de son derrière ; tu t'assieds alors dans cette espèce de lunette, en face de la vulve, dans laquelle tu introduis ton membre ; puis, tu places ses genoux sous tes aisselles et, la saisissant le mieux possible par la partie supérieure de ses bras, tu l'attires vers toi au moment de l'action. [*Jardin parfumé*, positions indiennes, 2.]

GRILLON (LE CHANT DU –). La femme s'agenouilla, appliqua ses mains sur ses genoux et m'ordonna : « Ne mets qu'un peu de salive sur ton sexe, massemoi l'orifice, doucement, puis pénètre-moi avec vigueur. » Quand je m'exécutai, la stridulation ne fut pas pour m'étonner à cause du manque de lubrifiant.

« Entends-tu le chant du grillon ? » siffla-t-elle entre deux râles. [*Bréviaire arabe de l'amour*, figures de la sodomie, 9.]

GRIMPEMENT DE L'ARBRE (LE). Lorsqu'une femme, ayant placé un pied sur le pied de son amant, et l'autre sur une de ses cuisses, passe un de ses bras sur ses reins et l'autre sur ses épaules, chantonne à mi-voix comme si elle roucoulait, et veut, en quelque sorte, grimper sur lui pour avoir un baiser, cet embrassement s'appelle le *grimpement de l'arbre*. [*Kâma Sûtra*, II, II.]

GROSSESSE (ASSURER LA –). Pour une femme qui veut s'assurer la grossesse : elle doit se mettre sur le dos, un oreiller sous les fesses et sous la tête un autre, les cuisses ramenées vers l'avant du corps. [*Bréviaire arabe de l'amour*, positions complémentaires, 1.]

GRUE (FAIRE LE PIED DE –). Lorsque l'homme et la femme se baisent tout droit et debout, cela s'appelle *faire le pied de grue*. [*La Putain errante*, 1760 b, manière 11.]

GRUE (LA). Quand étant debout, la femme lève une jambe sur un des côtés de l'homme. [*La Putain errante*, 1760 a, position 2.]

GRUE EN SENTINELLE (LA). Si la femme a les reins faibles, elle s'appuie contre une muraille ; l'homme adroit lui lève une jambe, et soutient la cuisse sur un de ses bras, tandis qu'avec l'autre main, il lui manie les fesses et travaille. On nomme ce badinage : *La Grue en sentinelle*. [*Rhétorique des putains*, 1794, 3.]

GRUES (L'ENLACEMENT DES –). On lui fait serrer l'homme par le cou. La femme pose le pied droit sur le lit. L'homme lui soulève la cuisse gauche de la main droite et la soutient, jambe posée à l'épaule. Les deux corps sont accolés étroitement. Il retire doucement sa tige de jade, vise la dent de macle et heurte très lentement le grain dans la vallée. Il remue en se balançant nonchalamment. S'il pratique la méthode des neuf pénétrations profondes pour une superficielle, le cœur de sa fleur s'ouvrira soudain et ses fluides odorants se répandront. Cela protège les organes internes, maintient le moral, facilite la digestion et ouvre l'appétit. Toute maladie sera guérie et longue vie sans faim assurée. Cette manière rappelle celle des grues des immortels, qui tournoient et, sans replier leurs ailes déployées, mènent spontanément au sublime. [*Sublime Discours de la Fille Candide*, 9e position.] Variante procurée par *Le Classique de la Fille Mystérieuse* : L'homme s'assoit en tailleur sur un trône. La femme s'installe sur ses genoux et lui serre le cou. Elle lui prend la tige de jade pour taquiner la dent de macle. Il faut viser le grain, l'aider à se remuer et se soulever. La femme se sentira naturellement jouir et répandra ses fluides en abondance. On arrête dès que la femme obtient l'orgasme.

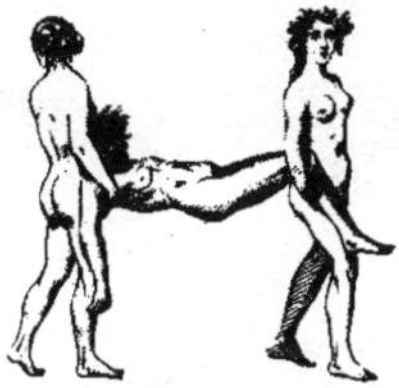

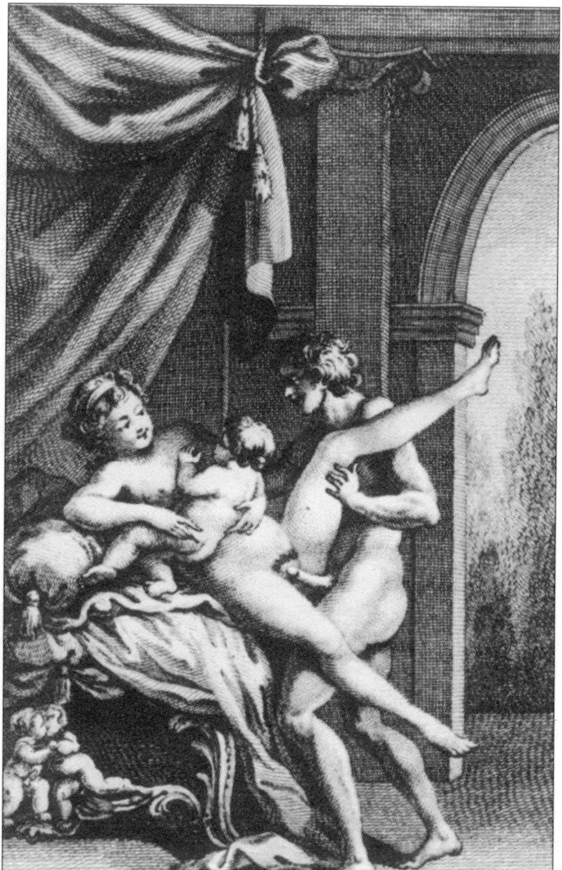

HABITUELLE (L'). La femme s'étend sur le dos, au bord de la couche foutatoire, les jambes écartées et relevées à la hauteur de sa poitrine. L'homme se place debout entre ses cuisses et lui met le vit dans la brèche qu'il frictionne jusqu'à ce que coule la double décharge. [*Paradis charnels*, l'idole sur le dos, 1.]

HARPON (LE). La femme étant couchée sur sa gauche et l'homme sur sa droite. Il l'embrasse d'une jambe par-dessous, elle l'étreint d'une jambe par-dessus ; ainsi ils se harponnent et font pan-pan jusqu'au spasme. [*Paradis charnels*, sur le côté, 1.]

HAUTEURS (LE NAYK DES –). Ils mettent tous les deux des coussins sous eux, s'appuient sur leurs mains tendues en arrière. Ils sont bien entendu face à face, les jambes repliées ; l'homme pénètre violemment la femme. C'est le *nayk* des hauteurs. [*Bréviaire arabe de l'amour*, positions assises, 10.]

HÉMISPHÈRES (LA CONQUÊTE DES DEUX –). L'adorateur bouillant amuse son idole en lui caressant les seins qui se gonflent, haletants, sous l'empire du plaisir ressenti. Savamment, il tète le bouton fraisé de l'un et branle l'autre en le massant et le secouant à pleine paume. [*Paradis charnels*, les folles caresses, 2.]

HERCULE (EN). Quand l'homme se tient debout, passant ses deux bras sous les cuisses de la femme, et qu'elle a ses talons sur ses fesses, ses bras croisés sur ses épaules, et reste suspendue sur son vit bandé. [*La Putain errante*, 1760 a, position 32.]

HERCULE (L'). La femme se met à califourchon sur son fouteur, assis sur une chaise ; elle prend son vit à pleine main, le branle jusqu'à ce que, gonflé par les esprits vitaux, il lève une tête altière ; ensuite elle le place dans son con, et passe ses bras autour du col de son amant, qui lui passe les siens sous les cuisses, et prend le haut de ses fesses ; puis se lève tout debout, et la fout ainsi en se promenant. Pour essayer de cette manière, il faut être fort de reins : c'est la plus fatigante. Petits-maîtres, Hercule ainsi foutait ; c'est assez vous dire que c'est au-dessus de vos forces. [*Quarante manières*, 34.]

HERCULE. Voir aussi LANGUE D'HERCULE (LA).

HÔTE (LOGER SON –). Lorsque l'homme et la femme étant nus sur le pied du lit, la femme empoigne le membre de l'homme pour le diriger et se le mettre, cela s'appelle *loger son hôte*. [*La Putain errante*, 1760 b, manière 6.]

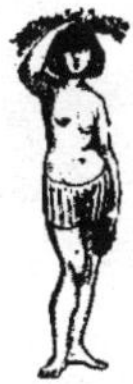

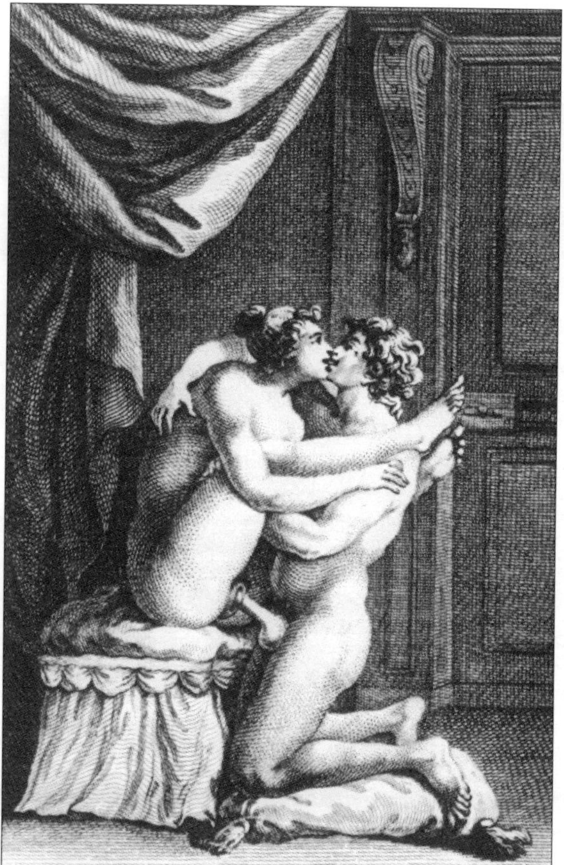

IMMORALE (L'). La femme étant assise sur une chaise ou tout autre siège, son galant, debout, la baise en nichons avec une ardeur impétueuse. [*Paradis charnels*, simulacres, en tétons, 4.]

IMPOURVU (A L'). *Susanne* : Quelquefois que le garçon et la fille sont seuls dans une chambre ou dans un jardin, il n'importe point où, et s'entretiennent de choses indifférentes, le plus souvent ils ne pensent point à se faire bien aises ni à se donner du plaisir, à cause de quelque autre souci qu'ils auraient en tête, et le garçon voudrait seulement baiser une fois la fille avant de s'en aller, comme par manière d'acquit. La fille qui est faite à cela, sitôt qu'elle sent la bouche du garçon contre la sienne, vient à pousser petit à petit sa langue en pointe dedans, et la fait frétiller contre ses lèvres avec un si grand ragoût, que cela met en humeur le garçon, qui la prie de recommencer. Alors, la fille peut prendre un autre plaisir, qui plaît aussi encore au garçon, et ayant regardé tout autour d'elle si personne ne la voit, elle met la langue aussitôt dans la bouche du garçon. Tandis qu'elle lui fait cela, elle le baise, coulant sa main sur son engin, qu'elle prend dans la braguette, et quand elle l'a patiné quelque temps, de mol qu'il était auparavant, elle le fait devenir dur comme un bâton. Et on ne saurait dire pourtant comme cela se fait ni par quelle vertu, car elle le frotte seulement deux ou trois fois par-dessus la peau, et le garçon qui sent cela ne saurait s'empêcher de dresser, quand il voudrait. Et comme il faut que tout se fasse par ordre et dans les règles du plaisir, et que la fille est assez bien instruite à cela, sitôt qu'elle l'a fait ainsi droit, elle le retire hors de la braguette, et le regarde et lui donne une petite secousse pour l'achever, et puis le laisse ainsi tendu en état, pour s'en servir en après. Ce n'est pas là tout : quand elle a demeuré quelque temps ainsi, elle essaie un autre plaisir pour faire encore au garçon. Elle lui met la main sur les ballottes qu'il a au-dessous de cet engin et les soulève mignardement en les passant et repassant doucement entre les doigts, et quand elle a fait en cet endroit, elle lui vient manier les fesses et les cuisses, en gravonnant entre ses poils, revient à lui branler l'engin, en sorte que la tête, qui est tout en sueur, s'allonge et redresse et ressemble un qui voudrait vomir et qui ne peut. Mais le garçon ne sent aucune douleur de cela, au contraire : il est si aise qu'il ne peut parler ; il pousse le cul en avant, pour que la fille lui fasse toujours ; il obéit à tout ce qu'elle veut et semble qu'il écoute tout ce qu'elle lui fait, et à voir comme son visage est attentif à toutes les caresses qu'elle lui départ de sa main, il semble qu'elle le gratte bien où il lui démange et qu'il n'a point d'autre souci au monde que celui-là. Mais par après, quand il se voit chevauché par elle qu'il devrait chevaucher lui-même, ô dame, c'est alors qu'il est bien plus aise, et que cela lui est presque aussi doux à supporter que comme s'il déchargeait continuellement. *Fanchon* : Et comment fait donc la fille, ma cousine, pour chevaucher le garçon quand il est si aise ? *Susanne* : C'est alors qu'il se couche à la renverse, et que la fille monte dessus et se remue dessus lui. *Fanchon* : Et pourquoi le garçon a-t-il plus de plaisir quand il est chevauché de la fille que quand il chevauche ? *Susanne* : C'est qu'il dit qu'il lui est bien obligé de tant de peine qu'elle prend, et qu'il juge mieux par là de sa bonne volonté ; et il dit qu'il se veut soumettre à elle par humilité et qu'il n'est pas digne de prendre le dessus, et la fille, qui est pleine de reconnaissance, elle fait un grand effort sur son courage. [*L'Ecole des filles*.]

IMPROVISTE (À L') [1]. Il existe une foule de maris dans Paris et dans les départements qui ne bandent plus, qui ne baisent plus leurs femmes, et dont le con se fermerait, s'il ne se trouvait pas des fouteurs charitables et des vits complaisants qui viennent leur bassiner le cul avec du foutre, et rompre le jeûne auquel des couillons d'époux condamnent ces malheureuses sans songer si cela leur convient, et ne compromet pas leur santé et même leur existence. Ce qu'il y a de mieux encore, c'est que ces fouteurs économiques sont jaloux, qu'ils ont toujours les yeux et les oreilles au guet, et qu'il faut saisir l'occasion aux cheveux, pour tirer un coup à la dérobée. Tantôt c'est pendant qu'il est à la cave, que l'ami de la maison baise la dame sur la trappe, tantôt c'est lorsqu'il a oublié de fermer la lucarne du grenier, que la princesse se bouche le con, enfin ces infortunés sont toujours à l'affût. Les jours où monsieur se fait friser ou raser, sont des époques de promission. Messieurs les coiffeurs et barbiers sont ordinairement très bavards, ils content des gaudrioles, les nouvelles du quartier. Pendant que le mari écoute ses rébus, la femme prépare le déjeuner, l'ami fouteur est là, elle le prie de lui aider à apporter la table et les assiettes, il y consent, on passe dans la cuisine, on remue les assiettes, on fait du bruit, on parle, mais les mains vont leur train ; on déboutonne le pantalon, on bande, le vit paraît, on trousse la dame. [*Science pratique*, 40.]

IMPROVISTE (À L') [2]. La femme étant debout, les coudes et la tête appuyés à la muraille, le buste en avant et les jambes écartées, son galant la fout en levrette. Cette façon est très pratiquée chez les gens pressés que hantent la hâte et le danger. [*Paradis charnels*, en levrette, 4.]

INDRA (L'ÉPOUSE D'–). La femme croise ses pieds sur ses cuisses et tend son con bâillant à l'amant bouillant qui la fout vigoureusement dans cette position fantastique, laquelle exige de ses pratiquantes une extraordinaire souplesse, bien que les plus célèbres courtisanes de l'Inde exercent son commerce depuis des siècles, ainsi que le montrent les merveilleux albums érotiques hindous. [*Paradis charnels*, l'idole sur le dos, 23.]

INDRANI (LA POSITION D'–). Lorsque la femme-biche ramène ses cuisses, avec ses jambes repliées dessus sur ses côtés, et dans cette posture engage le congrès, cela s'appelle la *position d'Indrani* ; la pratique seule peut l'apprendre. [*Kâma Sûtra*, II, VI.]

INFÉRIEUR (LE CONGRÈS –). Les gens des contrées méridionales ont aussi un congrès dans l'anus, qui s'appelle le *congrès inférieur*. [*Kâma Sûtra*, II, VI.]

INSATIABLE (UNE FEMME –). Il y avait à Médine une femme d'une beauté radieuse. Plusieurs hommes la demandèrent en mariage, mais elle les éconduisit tous. Sa mère disait toujours : « Je ne la donnerai en mariage qu'à celui qu'elle acceptera. » Un jeune homme au beau visage, ne manquant ni de fortune ni de noblesse, demanda sa main. La mère en fit part à sa fille, sans omettre de parler de sa condition, en ajoutant : « O ma fille, si tu ne te maries pas avec celui-là, qui épouseras-tu donc ? » L'autre répondit : « O ma mère, tu as raison, mais j'ai entendu dire qu'il a un pénis énorme et je crains de ne pas pouvoir l'endurer. » La mère mit le jeune homme au courant et il proposa : « Je te confie la conduite de cette affaire : tu en introduiras autant qu'elle voudra et retiendras le reste. » Elle fit part de cette offre à sa fille, qui répondit : « Oui, j'accepte si tu m'assures que tout se passera bien. » La mère lui dit : « O ma fille, par Dieu, cela m'est bien pénible, mais, pour toi, je m'en chargerai. » La fille l'épousa donc. La nuit de ses noces, elle supplia : « O ma mère, reste à mes côtés pour l'empêcher de me tuer avec son pénis. » La mère entra dans la chambre, ferma la porte et demanda à son gendre : « Tu maintiens toujours ton engagement ? » Il répondit : « Oui, le voilà entre tes mains. » La mère s'en saisit, l'approcha de sa fille, et fourra le gland dans son vagin en demandant : « Est-ce que je pousse plus loin ? » — Pousse plus loin », répondit la fille. La mère retira alors un de ses doigts, mais la fille s'impatienta : « O ma mère, pousse plus loin. — D'accord », répondit la mère. Elle œuvra ainsi jusqu'à ne plus rien avoir en main quand l'homme l'eut enfoncé entièrement. La fille continua : « O ma mère, pousse plus loin. » La mère lui dit : « O ma fille, je n'ai plus rien en main. » L'autre s'écria alors : « Que Dieu accorde Sa miséricorde à mon père. C'est lui qui te connaissait le mieux et il disait toujours : "Si une chose tombe entre tes mains, la prospérité s'empresse de la quitter." Va-t'en ! » [*Livre des jouvencelles et des jouvenceaux*.]

INSTITUTRICE IMMORALE (L'). *Susanne* : Cet engin avec quoi les garçons pissent s'appelle un vit, et quelquefois il s'entend par le *membre*, le *manche*, le *nerf*, le *dard* et la *lance d'amour*, et quand un garçon est tout nu, on voit cela qui lui pend au bas du ventre, comme une longue tette de vache, à l'endroit où nous n'avons qu'un trou pour pisser. De plus, il y a deux ballottes dessous, qui pendent dans une bourse, qui s'appellent deux *couillons*, mais il ne faut pas les nommer devant le monde, et qui sont de la forme, à les toucher, de deux grosses olives d'Espagne ; et tout cela est environné d'un poil frisotté, de même qu'aux filles, et qui sied bien à le voir à l'entour. C'est avec cela que les garçons nous donnent du plaisir, car quand un garçon aime bien une fille, voici comment il lui fait quand il la rencontre seule en quelque part. Il se met à genoux devant elle et lui demande, le plus gracieusement du monde : « M'aimez-vous bien, ma bonne ? car je vous aime bien aussi » ; et tandis qu'il lui dit cela, il la regarde avec des yeux mourants, comme s'il avait envie à se tuer pour elle, et si la fille lui dit : « Oui », alors il se relève, et la prend de force de corps, et la porte sur le lit, où il la couche à la renverse, et puis il lui trousse la cotte et la chemise, et lui fait ouvrir les cuisses bien larges, pendant qu'il dénoue l'aiguillette de son haut-de-chausse pour se découvrir aussi. Et quand il a fait, il se couche comme cela sur le ventre de la fille, et lui fourre, dans le trou par où elle pisse, ce long engin, avec le plus grand plaisir et délice du monde. *Fanchon* : Mais comment peut-il faire pour entrer là-dedans cet engin qui est si mol et si flasque ? Faut donc qu'il l'enfonce avec les doigts. *Susanne* : Il n'est pas toujours si mol quand cela arrive. Au contraire, quand il le fait voir à la fille, il est tout changé et ne paraît plus ce qu'il était auparavant ; il est grossi et allongé de moitié, il est dur et raide comme un bâton, et à force de se bander comme je dis, il y a une peau vers le bout qui se retire contre le ventre et découvre une tête qui est faite comme un gros bigarreau rouge, et cela est plaisant à toucher au possible. *Fanchon* : Et quand il bande, comme vous dites, c'est alors qu'il le fourre dans le trou de la fille ? *Susanne* : Vraiment oui, car il ne le pourrait autrement, mais c'est encore un autre plaisir de voir la peine qu'il se donne pour le faire entrer, car cela n'entre pas tout d'un coup, comme tu pourrais imaginer, mais petit à petit, et le garçon est quelquefois tout en eau avant que le tout soit dedans, à cause que le trou de la fille n'est pas assez large, et c'est là encore où il y a du plaisir, parce que la fille sent l'engin du garçon qui l'entrouvre à force et qui frotte fort contre les bords du con, ce qui la chatouille doucement et voluptueusement, et cela lui fait grand bien. Il est vrai que le premier coup de vit que l'on lui donne, en le lui mettant dedans, elle sent une petite cuisson, à cause qu'elle n'y est pas accoutumée, mais par après, cela ne fait plus que chatouiller et exciter le plus grand plaisir du monde. *Fanchon* : Et l'engin de la fille, comment l'appelez-vous ? *Susanne* : Je l'appelle un con, et quelquefois il s'entend par le *bas*, le *chose*, le *trou mignon*, le *trou velu*, etc. Et quand un garçon fait cela à une fille, cela s'appelle *mettre vit au con*, ou bien l'on dit qu'il la *fout*, la *chevauche*, et les garçons nous apprennent à dire cela quand ils nous tiennent. Il n'a pas plus tôt ajusté dans le trou de la fille, qu'il le pousse du croupion, et puis se retire un peu arrière, et puis repousse plus fort avant, et la fille pousse aussi de son côté, pour l'enfiler mieux, tant que le tout soit dedans, et elle sent cependant remuer les fesses du garçon qui est dessus elle, et tandis qu'elle le voit ainsi remuer, elle l'embrasse, elle le baise à la bouche, elle le touche à l'estomac, tantôt aux fesses et aux cuisses, l'appelant son cœur et son âme, et sent cependant son vit qui lui entre dans le con avec la plus grande douceur qu'on se puisse imaginer. *Fanchon* : Cela étant, je pense que les filles sont bien longtemps à se tenir les garçons dessus ; car si c'était à moi, je ne laisserais jamais sortir cet engin qui fait tant de bien dans le mien. *Susanne* : O ! que cela n'est pas comme tu penses. Parce que l'on finit de faire après quelque temps, après on recommence. *Fanchon* : Mais je croyais que cela durait toujours, sans finir, et tant que l'on voulait, et qu'il ne fallait que mettre cet engin-là dedans. *Susanne* : C'est ce qui te trompe, cousine, et il est bien mieux de la façon que je te le vais dire. Premièrement, tu dois savoir que cet engin du garçon a une peau par-dessus, douillette et unie, qui donne du plaisir à la fille quand elle y touche avec la main. Il est dur et plein de nerfs par-dedans, et l'on sent cela par-dessous la peau, qui est mouvante, en le frottant haut et bas, fors et excepté devers la tête, qui est composée d'une glande de chair tendre et délicate et qui ressemble proprement, comme j'ai dit, un gros bigarreau rouge. Par-dessous et le long de cet engin, il y a un tuyau qui paraît enflé comme une grosse veine et qui aboutit à la tête, là où il y a une petite fente en long, comme d'un coup de lancette, et qui est tournée de même sens comme celle du con. Pour la fille, je ne sais comment elle est faite, mais on dit qu'elle a un engin par-dedans, fait comme celui du garçon. Or voici ce qui arrive quand la fille reçoit le vit au con (c'est le mot) : la peau du vit rebourse, qui ne peut entrer, et le membre coule par-dedans toute la tête ; le garçon cependant pousse toujours avec le cul le membre, qui est pressé parce qu'il est trop gros, dans le conduit de la fille ; cela fait que la peau qui le couvrait, et qui ne lui a découvert que la tête, vient à frotter par-dessous contre le tuyau que j'ai dit. A mesure qu'il pousse et retire le cul pour le faire entrer, la fille aussi, qui résiste, sent le frottement, et celui que la peau et l'engin du garçon lui font dans son conduit, tout cela leur amène du plaisir, avec les autres caresses qu'ils se font. Enfin, à force de frotter et de remuer le cul de part et d'autre, il arrive que tous deux viennent à s'échauffer d'aise par une petite démangeaison et chatouillement qui leur vient le long de leurs conduits. Le garçon en avertit la fille et elle le garçon ; cela les oblige à frotter plus fort et à remuer plus vite les fesses. Le chatouillement cependant s'augmente toujours, et, par conséquent, le plaisir, lequel enfin devient si grand petit à petit, qu'ils en soupirent d'aise et ne peuvent parler que par élans ; ils clignotent des yeux, et semblent expirer en s'embrassant de plus fort en plus fort. Alors le chatouillement les saisit de telle sorte que l'on les voit pâmer d'aise et à petites secousses à mesure qu'ils viennent à décharger par les conduits ce qui les chatouillait si fort, qui est une liqueur blanche et épaisse comme bouillie, qu'ils rendent tous deux l'un dans l'autre, avec un délice qui ne se peut exprimer. [*L'Ecole des filles*.]

INTERMITTENCES DU DÉSIR (LES). Les hommes, quant à leur désir, peuvent se classer en trois catégories : certains éjaculent trop tôt ; d'autres trop tard ; il y a enfin ceux qui arrivent au bon moment. Ceux qui éjaculent trop tôt ont généralement un pénis petit, et mou ; ceux qui éjaculent avec retard l'ont démesuré et trop inflexible. Lorsque l'homme et la femme ne parviennent pas à jouir en même temps, l'homme doit faire tout ce qui lui est possible pour que leur plaisir soit coordonné. Si en effet l'homme éjacule prématurément et que la femme n'est pas parvenue au sommet de sa jouissance, cette dernière est désavantagée.

Aussi ce type d'homme, quand il commence à coïter, doit penser à tout autre chose qu'à ce qu'il fait, négligeant de prendre la mesure de son plaisir. Si la femme avec laquelle il fait l'amour est réputée pour ne pas parvenir rapidement à la jouissance, l'homme doit l'aider en touchant son sexe et le frotter énergiquement. On peut aussi essayer de la prendre par-derrière : qu'elle se mette à quatre pattes et que l'homme, venant derrière elle, la prenne comme le font les bêtes. La femme peut aussi, dans la position normale, saisir la verge de l'homme en surélevant ses fesses pour que l'un et l'autre soient parfaitement joints. Elle doit pour cela, quand elle approche son corps de celui de l'homme, serrer fermement ses fesses avec ses mains, tout particulièrement quand l'homme revenant en arrière donnera l'impression de sortir son pénis du sexe de la femme. [*Foutre en miroir*.]

INTERVALLE (L'). La belle se couche sur le dos, les jambes écartées, les fesses très hautes, grâce à plusieurs moelleux oreillers empilés sous elle. L'homme place les jambes de sa fouteuse sur ses épaules. Il appuie ses mains sur les épaules de la polissonne et lui plante son dard à fond, puis il va et vient avec vigueur. La dame joue de la charnière… et bientôt les deux spermes s'hyménisent en liquides et râles. [*Paradis charnels*, l'idole sur le dos, 18.]

INTERVERTISSEMENT DANS LE COÏT (L') [1]. Il y avait à Médine une libertine du nom de Sallâma al-Khadrâ'. Elle fut appréhendée en compagnie d'un efféminé, alors qu'elle le baisait au moyen d'un godemiché. On l'amena devant le gouverneur. Il ordonna de la battre sévèrement, puis la fit déambuler sur un chameau. Un homme de ses connaissances la vit et lui demanda : « Que t'arrive-t-il, ô Sallâma ? » Elle répondit : « Par

Dieu, tais-toi ! Il n'y a pas plus injuste ici-bas que les hommes. Vous nous baisez tout le temps, mais, si nous vous baisons, ne fût-ce qu'une seule fois, vous nous tuez ! » [*Livre des jouvencelles et des jouvenceaux*.]

INTERVERTISSEMENT DANS LE COÏT (L') [2]. L'homme s'étend sur le dos et la femme, venant se glisser entre ses jambes, se place sur lui, les pieds touchant la terre par les orteils ; elle relève les cuisses de l'homme en les ramenant vers son propre ventre, de manière à faire ressortir en face de sa vulve le membre viril, qu'elle introduit alors dans son vagin ; après quoi, elle pose ses mains sur le lit à côté du derrière de l'homme. Mais il est indispensable, pour la concordance de position entre la vulve et le membre, que les pieds de la femme soient élevés par un coussin. Dans cette position les rôles sont intervertis : la femme remplit celui de l'homme et réciproquement. Il est une autre explication de cette position : l'homme s'étend sur le dos ; la femme vient se placer entre ses jambes, les jarrets pliés, les pieds touchant la terre par les orteils. Le reste de la position est absolument conforme à celle exposée en premier lieu. [*Jardin parfumé*, positions indiennes, 24.]

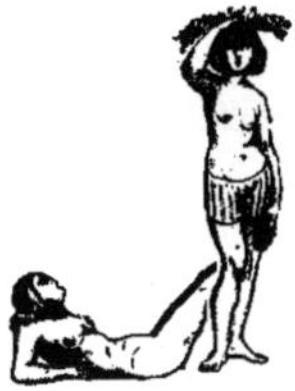

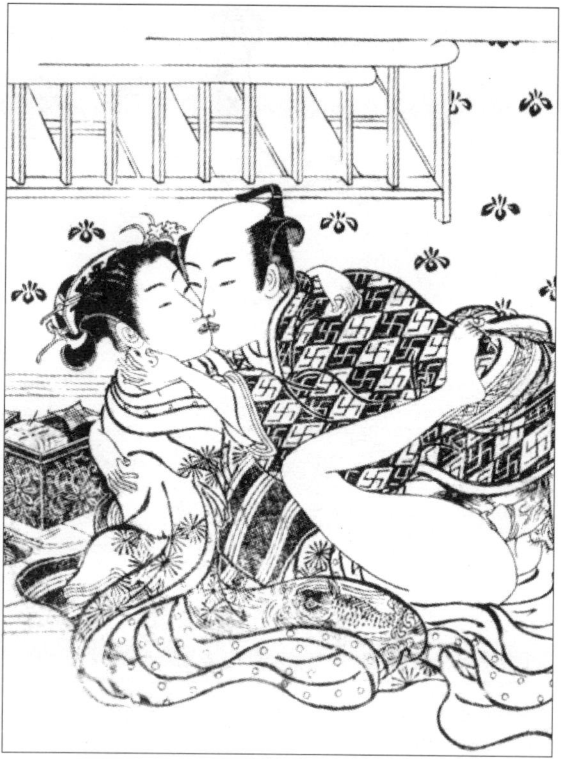

JAGHANA (L'EMBRASSEMENT DU –). Lorsque l'homme presse le jaghana ou partie médiane du corps de la femme contre le sien, et monte sur elle soit pour l'égratigner avec les ongles ou les doigts, soit pour la mordre, ou la frapper, ou la baiser, la chevelure de la femme étant dénouée et flottante, cela s'appelle l'*embrassement du jaghana*. [*Kâma Sûtra*, II, II.]

JAMBES (ENTRE LES –). La femme s'assied. L'homme se place alors entre ses jambes, à genoux. Il tient la femme aux fesses. [*Foutre en miroir*.]

JAMBES (L'ÉLÉVATION DES –). La femme étant couchée sur le dos, tu réunis ses cuisses et tu lui élèves les jambes en l'air, jusqu'à ce que les plantes de ses pieds regardent le plafond de la chambre ; puis, l'embrassant entre tes cuisses, tu lui introduis ton membre en lui maintenant les jambes avec tes mains, pour qu'elles ne retombent pas. [*Jardin parfumé*, positions indiennes, 4.]

JAMBES AU COL À LA REVÊCHE (LES). Quand la femme est couchée sur le visage, ayant ses jambes sur les épaules de l'homme, et les couilles sur le haut de son con. [*La Putain errante*, 1760 a, position 30.]

JAMBES DE LA FEMME SUR LES ÉPAULES DE L'HOMME (LES). Tu feras étendre la femme par terre et tu placeras ses jambes sur tes épaules ; dans cette position, ton membre arrivera juste en face de la vulve, qui ne devra pas toucher à terre. Ce sera le moment d'introduire ton membre. [*Jardin parfumé*, positions diverses, 4.]

JARDINIÈRE (LA). La baiseuse se place en levrette sur le bord de la couche, un genou sur celle-ci et un pied à terre. Son amant lui fait un travail mignon de la queue, en lui chatouillant de la main le clitoris et un bouton du sein. [*Paradis charnels*, en levrette, 8.]

JARDINIERS (LE NAYK DES). La femme s'incline, une jambe devant, l'autre derrière ; l'homme l'introduit, la maintenant par les hanches et la faisant avancer. C'est le *nayk* des jardiniers. [*Bréviaire arabe de l'amour*, positions inclinées, 7.]

JEANNETTE (LA). Quand l'homme est couché sur la femme tout de son long, et qu'il lui laisse faire l'ouvrage sans remuer. [*La Putain errante*, 1760 a, position 8.]

JÉSUITES (LA CONFESSION DES –). La position précédente [voir ANTÉE (LE CON D'–)] de l'amant qui est à genoux enconnant la femme courbée ou aussi à genoux qui présente son derrière à l'homme, s'appelle la *confession des jésuites*. [*La Putain errante*, 1760 b, manière 2.]

JET D'EAU (LE). Tantôt, il entrait tout à fait, et y restait dans un mouvement continuel, jusqu'à ce que je lui dise : « C'est assez ! » Alors il sortait ; je branlais avec promptitude et vitesse son membre, en le serrant tendrement : il m'assurait que j'avais une main très heureuse, et qu'il ressentait plus de plaisir à cette manière que lorsqu'il faisait l'ouvrage tout entier avec quelque femme mariée. Il appelait cela : *Le Jet d'eau*. [*Rhétorique des putains*, 1794, 19.]

JEU DE LA FOSSETTE (LE). Les femmes aiment à faire des éducations ; dès qu'elles voient un jeune homme au teint vermeil, aux joues potelées, elles pensent qu'il bande. Le con leur démange, et elles voudraient déjà tenir son vit pour s'en bourrer le cul et lui apprendre à faire la bête à deux dos. Elles tiennent ce penchant pour la fouterie de notre première mère, madame Eve, que son couillon de mari ne baisait pas, parce que Dieu son créateur le lui avait défendu, ah nigaudinos, tu ne sentais donc pas le foutre bouillonner dans tes couilles, tu fus cocu, tu le méritais bien. Et le serpent croqua le pucelage de la femme, à la barbe du Père Eternel, et des Séraphins, des Anges, des Chérubins qui le gardaient armés d'épées flamboyantes. *O puer.* De nos jours il n'en est pas ainsi, les garçons, les filles foutent même avant d'avoir du poil au cul, c'est le siècle des lumières, des progrès, et le foutre vaut cent fois mieux que le gaz hydrogène pour nous y faire voir clair. Témoin le fils d'un de mes amis qui s'amusait il y a six mois, à la fossette dans le jardin de la maison. Sa cousine Suzette le vit, elle courut le trouver et lui donner la première leçon de fouterie. [*Science pratique*, 36.]

JEU DES PETITS FILETS OU LA DÉCHARGE INTERMITTENTE (LE). Le vit en main, dès que la belle qui le branle s'aperçoit que son amant va décharger, elle pose son index gauche sur le trou par où s'échappe le foutre, puis le retire... Un doux filet de sperme jaillit... elle repose vivement le doigt, le retire encore, un nouveau jet s'élance... Elle continue de la sorte son gentil manège, qui prolonge prodigieusement la durée du plaisir du mâle, jusqu'à ce que la dernière goutte de rosée vitale soit sortie de sa branlante retraite. [*Paradis charnels*, les folles caresses, 7.]

JOIE (LA DOUBLE –). La belle étant couchée sur le côté, les jambes étendues, son amant se place derrière elle, allongé, passe une jambe entre ses cuisses et met l'autre sur elle. Il la fout ainsi consciencieusement et sans fatigue. [*Paradis charnels*, sur le côté, 8.]

JOUISSANCE (LES SIGNES DE LA –). Les signes de jouissance et de satisfaction de la femme sont les suivants : son corps se relâche, elle ferme les yeux, oublie toute pudeur, et montre un désir croissant d'unir les deux organes aussi étroitement que possible. D'un autre côté, voici les signes auxquels on reconnaît qu'elle ne jouit pas et n'est pas satisfaite : elle choque ses mains, ne laisse pas l'homme se lever, semble abattue, mord l'homme, le frappe, et continue à s'agiter après que l'homme a fini. En pareil cas, l'homme doit lui frotter le yoni avec sa main et ses doigts (comme l'éléphant frotte avec sa trompe) avant de réengager le congrès, jusqu'à ce que l'irritation soit calmée ; puis, il s'occupera d'introduire son lingam. [*Kâma Sûtra*, II, VIII.]

JOUISSANCE. La femme retient d'elle-même ses deux petits pieds dans ses mains pour exposer et mettre en valeur la porte du sexe ténébreux. C'est l'étape où l'échauffement amoureux la porte à la jouissance. [*Sublime Discours de la Fille Candide*, 5e étape des dix mouvements.]

JOUVENCE (LA FONTAINE DE –). La femme s'assied sur un sofa, de manière à ce que sa bouche soit à la hauteur du membre de l'homme, pour qu'il puisse facilement lui mettre dans cette partie : alors il s'approche et lui insinue le docteur jusqu'à la perruque. Dans cette position les testicules (il faut les avoir un peu longues) doivent pendre assez bas, afin qu'elles puissent frotter légèrement la gorge de la Messaline, qui pour hâter l'écoulement prolifique, a soin de les chatouiller d'une main, pendant que l'autre, dans laquelle elle a une verge irritative et coercitive, est occupée à flageller le grand fessier du Priape nouveau. Cette manière est excellente pour les vieillards et les cacochymes enfants de la débauche, par la vertu qu'elle a de ranimer les forces épuisées de tous ces êtres languissants. Mmes Pinotte, Le Clerc, rue Tire-Boudin, Petit et le Grand, possèdent pour les moyens factices, qui ont quelque analogie avec cette méthode, des secrets approuvés par tous les docteurs sexagénaires de la faculté. L'adresse des personnes nommées ci-dessus se trouve dans la brochure intitulée *Les Bordels de Paris*, ouvrage patriotique, en faveur de la nouvelle Constitution. [*Travaux d'Hercule*, 3.]

JOYEUSE (LA). L'homme étant couché sur le côté derrière sa maîtresse dans la même position – tous deux ayant les jambes serrées – lui branle le bouton cependant qu'il la baise avec art et transport. [*Paradis charnels*, sur le côté, 6.]

JUGEMENT (ASSEOIR SON –). L'homme est assis, la femme lui tourne le dos, s'assied sur ses cuisses, et tient les pieds à terre. On s'amuse, et on appelle cela : Asseoir son jugement. [*Rhétorique des putains*, 1794, 12.]

JUMENT (LA POSITION DE LA –). Lorsque la femme retient de force le lingam dans son yoni, cela s'appelle la *position de la jument*. La pratique peut seule l'apprendre ; elle est surtout connue chez les femmes du pays d'Andhra. [*Kâma Sûtra*, II, VI.]

JUMENT DE COMPÈRE PIERRE (LA). La fille se met à genoux, les cuisses bien écartées, le cul relevé et placé sur le nombril de son fouteur, qui entre dans le brancard et s'y place de façon que ses hanches se trouvent comprises entre les cuisses de la fille : elle empoigne l'outil joyeux, le met en œuvre, et fait tous les mouvements que lui inspirent ses goûts, et le désir de foutre et d'être foutue. Il est tant de manières de culotter ! [*Quarante manières*, 12.]

JUSTE UNE FOIS. Yuexian ouvrit la porte et descendit dare-dare. Grandement désappointé de voir que c'était Yuexian, Biying glissa le bras sur la couverture et aurait voulu pudiquement se retourner, mais de peur qu'elle ne remarque qu'il ne dormait pas, resta étendu nu comme à sa naissance, feignant un sommeil profond. Mais sa chose se dressait roide comme une lance. Les regrets venaient trop tard : elle ne pouvait s'écarter. Elle allait remonter avec la lampe mais elle ne la tenait pas très droite, si bien que la lumière tomba sur le membre magnifique du jeune homme, long de plus d'un demi-pied, droit levé comme pique de fer. Cela lui fit un choc. « Comment se fait-il que ce petit jeune l'ait si énorme ? se demandait-elle. J'ai connu deux maris, aucun le l'avait si grosse. » Son cœur s'enflammait tandis que son cul mouillait abondamment. Elle avait beau serrer les fesses dans la volonté de s'en aller, elle ne parvenait à se contenir. « Après tout, raisonnait-elle, les belles-sœurs et les petits beaux-frères qui le font, ça ne manque pas en ce bas monde. Personne ne le saura si j'y goûte juste une fois. » Puis elle se reprenait à penser : « Il ne faut pas ! Si jamais il parle de ses prouesses, de quoi aurai-je l'air ? » Comme elle était encore ivre, elle laissa la lampe s'éteindre, la posa sur son socle, remonta les escaliers, puis redescendit : « Profondément endormi comme il l'est, il ne s'apercevra de rien. Je vais lui monter dessus et introduire son truc, histoire de voir ce que ça donne. Pourquoi pas l'essayer ? » Yuexian était une jeune femme qui n'avait pas pris garde aux dangers du vin. Ses sens excités, elle s'approcha sans vergogne du lit, y monta et, écartant sa jupe, les deux mains appuyées aux coussins, introduisit le membre dans un vagin abondamment lubrifié. Le pénis était en effet bien différent de celui de son mari, brûlant comme la flamme. Elle s'immobilisa un instant : « C'est bien meilleur, c'est merveilleux ! » Elle le fit aller et venir une bonne trentaine de fois. En ayant tiré pleine jouissance, elle repensa au risque qu'elle prenait et allait redescendre du lit quand Biying, au comble de l'excitation, se dit qu'elle était un don du Ciel qu'il n'était pas question de lâcher. Se retournant brusquement, il la bloqua dans ses bras et, lui soulevant les cuisses, la pénétra et feignit de s'adresser à Fragrance : « Ma mignonne, comment se fait-il que ce soit si bon cette fois-ci ? » « Dans les ténèbres il m'a pris pour Fragrance, se dit Yuexian, laissons-le donc faire. Je remonterai quand il en aura fini. » Sa taille souple comme le saule s'offrait à ses attaques. Elle en était à moitié morte, mais serrait les dents pour ne pas crier. Il répétait : « Fragrance, que c'est bon ! » Lorsqu'il se fut arrêté, il déclara : « Je trouve ta maîtresse tellement belle ! Comment ne pas s'enflammer pour elle ? Si je pouvais coucher avec elle, je ferai tout pour la rendre heureuse. » A ces mots, la maîtresse, se faisant passer pour la soubrette, répondit en collant son visage contre le sien : « Imagine que c'est moi et faismoi donc goûter un peu à ce que tu sais faire ; si tu es vraiment capable de la rendre heureuse, je me ferai ton entremetteuse, voilà tout ! — C'est son joli minois sous la lumière de la lampe qui m'enflamme. Comment pourrais-tu la remplacer ? — N'as-tu pas appris que la soubrette imite sa maîtresse ? — Il n'y a que ses petits pieds qui sont loin de valoir les tiens. — Si tu l'aimes tant, monte donc lui faire l'amour. Je vais me coucher de mon côté. — Mais si elle se met à crier, que faire ? — Elle doit être en train de faire de doux rêves. Quand tu l'auras pénétrée, il sera trop tard pour jeter l'alarme. Elle ne criera sûrement pas. » « Ce n'est qu'un écran de fumée, se dit Biying, elle est évidemment consentante. » Il l'aida à descendre du lit et elle s'en fut en hâte à l'étage. Jupe et vêtement leur avaient servi à essuyer leurs parties intimes. Elle s'étendit sur le lit. Simplement enroulé dans sa jupe diaphane, Biying s'approcha tout doucement de sa couche et, tâtonnant, la sentit toute nue, couchée sur le dos. Il se dit en souriant : « Elle en avait donc envie à ce point ! » Il lui prit les genoux, lui écarta les jambes et lui planta son membre jusqu'à la racine. Il suffit de quelques va-et-vient pour que sourdent d'abondants écoulements. « Qui est-ce ? gémit Yuexian en simulant la surprise. — C'est moi, belle-sœur chérie », répondit Biying en la serrant plus fort. Comme il n'était plus question de jouer la comédie et qu'elle le sentait aller et venir, elle le mit en garde : « Tu exagères ! Quelle audace ! Si j'appelais, de quoi aurais-je l'air ? Ça va pour cette fois, mais si tu recommences, ça ne s'arrêtera pas là ! — Je suis venu dans la meilleure intention du monde, pour te porter secours, en te voyant si seule… » Elle ne répondit pas, mais leurs sexes ne cessaient de communiquer avec ardeur. Biying s'enflammait de plus en plus à la voir si contente. S'appelant de mille noms à donner la chair de poule, ils finirent tous deux par se pâmer et s'endormirent enlacés. [*Spectacles curieux du plaisir*.]

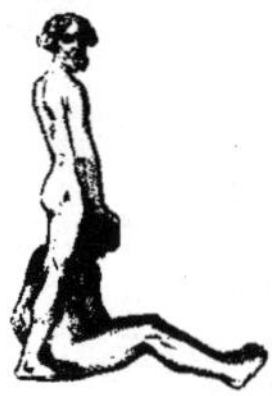

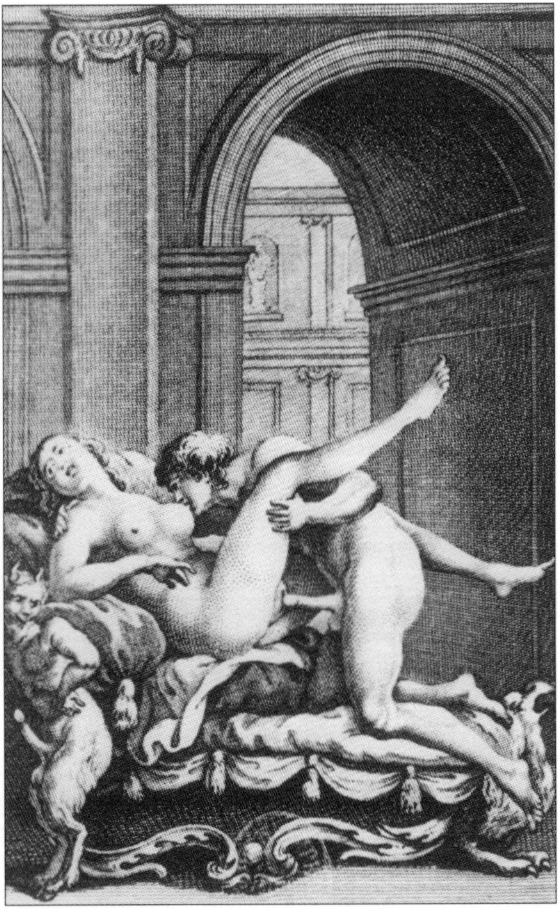

LAMPE (LE COÏT DE LA –). On raconte qu'il y a des femmes exercées à coucher avec l'homme et qui, étant sur le dos, lèvent une de leurs jambes verticalement en l'air ; sur leur pied ainsi dressé est posée une lampe pleine d'huile et allumée. L'homme coïte la femme et celle-ci ne laisse point tomber la lampe, ni une goutte de l'huile qu'elle renferme, et la lampe reste toujours allumée. Le coït n'est nullement entravé par cet exercice, qui demande une grande habitude de la part de l'homme et de la femme. Certainement les gens de l'Inde ont décrit dans leurs ouvrages un grand nombre de manières de coïter, mais la plupart de ces manières ne donnent point de jouissance dans leur application, et elles exigent plus de peine qu'elles ne procurent de plaisir. Ce qu'il y a de préférable dans le coït, ce qui met le comble à la jouissance, c'est l'étreinte, ce sont les baisers et les sucements de lèvres : voilà ce qui distingue le coït de l'homme et celui des animaux. Nul n'est insensible aux jouissances qui proviennent de la différence des sexes, et l'homme passionné pour le coït y trouve la suprême félicité. Lorsque l'amour de l'homme est porté à son plus haut degré, tous les plaisirs du coït deviennent faciles pour lui, et il est satisfait par l'étreinte et par les embrassements. C'est là la source du bonheur pour tous les deux. [*Jardin parfumé*, généralités, 4.]

LANCE (LE PERCEMENT DE LA –). Tu suspends la femme au plafond, au moyen d'un système de quatre cordons qui s'attachent à ses pieds et à ses mains ; le milieu de son corps est soutenu par un cinquième cordon disposé de façon à ne pas la blesser au dos. Sa position doit être telle que sa vulve se trouve, toi te tenant debout, à hauteur et vis-à-vis de ton membre, que tu introduis dans son vagin. Tu imprimes alors à l'appareil un mouvement de balancement, en commençant par l'éloigner légèrement de toi, puis en le rapprochant ensuite, tu fais ainsi alternativement entrer et sortir ton membre, en ayant soin de le darder sur l'entrée de la vulve, lorsqu'elle se rapproche de toi. Tu continues de la sorte jusqu'à ce que l'éjaculation se produise. C'est à peu près ainsi que cette méthode est décrite dans les ouvrages indiens. [*Jardin parfumé*, positions indiennes, 7.]

LANGUE D'HERCULE (LA). Le galant, assis sur une chaise, un fauteuil ou le bord du lit, prend sa belle à bras-le-corps, la retourne sens dessus dessous, place ses jambes repliées sur ses épaules, de telle façon que tout à l'heure, au moment suprême, il pourra se délecter du doux spectacle des seins bondissants, du divin sourire et du convulsement de son adorable jouisseuse. La tête de son adorable cochonne sur ses genoux, il lui bouffe le chat jusqu'à ce que le mouille suinte et que, perdue de volupté, elle demande grâce à son expert tourmenteur. [*Paradis charnels*, les folles caresses, 12.]

LANGUETTE (LA FACILE –). Le bouffeur de chat, étreignant sa belle comme dans la position précédente (c'est-à-dire la *langue d'Hercule*), se tient debout de manière que le corps de sa gourmande de caresses soit commodément appuyé sur le bord du lit où il a accumulé coussins ou oreillers, selon son état de fortune. Tout en lui descendant au lac d'amour, il peut lui branler les nichons, ce qui augmente singulièrement la joie de la cochonnette. [*Paradis charnels*, les folles caresses, 13.]

LANGUETTE (LA GRANDE –). Sa maîtresse étant couchée sur le dos, l'amant, étendu à son côté, la tête aux pieds de son infante, lui écarte les jambes, s'en passe une sur l'épaule, et, ouvrant délicatement le connin palpitant, joue de la langue dans toute la vallée d'entre-cuisses, depuis l'anus, qu'il lèche mignardement, jusqu'au bouton, qu'il titille, en passant par l'intérieur du vagin, qu'il émeut jusqu'au délire par de vigoureux et profonds sondages. [*Paradis charnels*, les folles caresses, 11.]

LANIÈRES DE BARDANE. La cinquième lunaison est appelée le mois des longues pluies. Dans l'ennui des violentes averses, les époux placent leurs oreillers côte à côte et prennent leur plaisir jour et nuit. Après avoir épuisé les ressources de diverses techniques secrètes, fatigués, ils apportent dans leur chambre des gâteaux de riz enveloppés dans des feuilles de bambous nains, qu'ils mangent l'un à la suite de l'autre. « Cela ressemble tout à fait à l'enveloppe de ces gâteaux », disent-ils et ils entourent le vit à leur semblance pour se livrer à l'acte. « Que c'est bon ! » disent-ils alors, et ils entourent le membre de filoselle pour continuer leurs jeux qui les remplissent de joie. Par la suite, ils pensent encore aux lanières de bardane de Higo et commencent à les nouer. [*Manuel de l'oreiller pour posséder les femmes*.]

LARCIN D'AMOUR (LE). On raconte que, de deux femmes habitant la même maison, il y en avait une dont le mari avait un membre grand, gros et dur, tandis que le mari de l'autre avait au contraire cet organe petit, mince et mou. La première se levait dans la joie et le bonheur, ne faisant que rire et plaisanter, tandis que l'autre ne cessait le matin de pleurer et de se lamenter. Un jour, ces deux femmes se trouvaient réunies et s'entretenaient de leurs maris. La première disait : « Je vis dans la plus grande félicité. Mon lit est une couche de délices. Lorsque mon mari et moi nous y sommes réunis, il devient le témoin de nos suprêmes bonheurs et de nos regards réciproques, le siège de nos baisers et de nos étreintes, de nos joies et de nos soupirs amoureux. Lorsque le membre de mon mari entre dans ma vulve, il la bouche complètement ; il s'y étend, il en atteint le fond ; il ne quitte point cette demeure qu'il n'en ait visité tous les coins et recoins, le seuil, le vestibule, le plafond et le milieu. Lorsqu'arrive le plaisir, il se place au centre même du vagin qu'il arrose abondamment de ses larmes. Nous éteignons ainsi nos feux et nous calmons nos ardeurs. » La seconde répondait à cela : « Je vis dans le plus grand chagrin. Notre lit est un lit de malheur, et notre réunion est une réunion de fatigues et de peines, de haine et de malédictions ! Lorsque le membre de mon mari entre dans ma vulve, il ne la bouche pas complètement et, s'il veut s'y étendre, il n'en atteint pas le fond à cause de son peu de longueur. Quand il est en érection, il est tout tordu et ne peut procurer le moindre plaisir. Il est d'ailleurs débile, mince, et n'arrive pas à éjaculer, même une larme. Enfin une femme ne peut trouver aucun avantage à s'en servir. » Tels étaient les propos qu'échangèrent dès lors, chaque jour, les deux voisines. Or, il survint, dans le cœur de celle qui avait à se plaindre de son mari, le désir de commettre l'adultère avec le mari de l'autre. Elle se dit en elle-même : « Il faut que cela ait lieu, quand même ce ne serait qu'une seule fois ! » Puis elle se mit à surveiller son mari, jusqu'au moment où elle apprit qu'il devait passer la nuit hors de la maison. Dans la soirée, elle fit ses préparatifs pour mettre son projet à exécution, et se parfuma d'odeurs suaves et d'essences. Vers le premier tiers de la nuit, elle s'introduisit sans bruit dans la chambre où couchaient l'autre femme et son mari, et se dirigea à tâtons vers l'endroit où ils reposaient. Elle étendit les mains sur le lit et, sentant un espace libre entre eux, elle s'y glissa. La place était étroite ; mais, chacun des époux, croyant sentir la pression de l'autre, se recula de son côté, et elle parvint ainsi à s'insinuer entre eux. Elle attendit patiemment que l'autre femme fût endormie profondément et s'approcha alors de l'homme, de manière à mettre sa chair en contact avec la sienne. Le mari se réveilla et, sentant l'odeur des parfums qu'elle exhalait, entra immédiatement en érection. Il l'attira vers lui, mais elle lui dit à voix basse : Laisse-moi dormir ! — Laisse-moi faire et tais-toi ; les enfants n'entendront rien ! » répondit-il, croyant parler à sa femme. Elle, alors, se coula près de lui, de manière à l'éloigner de sa véritable femme, en lui disant : « Fais en sorte que les enfants qui sont près de nous, n'entendent rien ! » Elle prenait ces précautions parce qu'elle craignait que l'autre femme ne vînt à se réveiller. Cependant, l'homme transporté par l'odeur des parfums, l'attirait vers elle avec ardeur. Or, elle avait un embonpoint qui rendait sa chair moelleuse et sa vulve rebondie. Il monta sur sa poitrine, en lui disant : « Prends-le (le membre) dans ta main, comme c'est ton habitude. » Elle le prit, resta émerveillée de sa grandeur et de sa magnificence, puis l'introduisit dans sa vulve. Toutefois, l'homme remarqua qu'il avait pu faire entrer son membre tout entier, ce qui ne lui était jamais arrivé avec son épouse. La femme, de son côté, reconnut qu'elle n'avait jamais reçu un pareil bienfait de son mari. L'homme ne revenait pas de sa surprise. Il se dit : « Voyons d'où peut venir cela ! » et, pour être fixé, il la coïta une seconde fois ; mais son étonnement allait en augmentant. Enfin, se levant de dessus elle, il se coucha à son côté. Dès que la femme le vit endormi, elle se leva, sortit de la chambre et rentra chez elle. Lorsque, le lendemain, l'homme se leva, il dit à sa femme : « Jamais tes embrassements ne m'ont paru aussi doux que cette nuit et jamais je n'ai senti de parfums aussi suaves que ceux que tu exhalais. — Mais de quelle ardeur, de quels parfums veux-tu parler ? répliqua la femme. Je n'ai pas la plus petite parcelle de parfum dans toute la maison ! » Elle le traita de menteur et lui assura que c'était un rêve qu'il avait fait. Il se mit alors à songer qu'il pouvait bien se tromper lui-même et il convint, avec sa femme, tout en ne sachant s'expliquer ce qui s'était passé, qu'il avait effectivement rêvé. Apprécie, d'après cela, les ruses des femmes et ce dont elles sont capables ! [*Jardin parfumé*.]

LAVANDIÈRES (LE NAYK DES –). L'homme s'assoit, une jambe tendue, l'autre repliée ; la femme s'assoit en lui tournant le dos, les jambes bien tendues et elle fait semblant par ses gestes de laver son pantalon. Elle se lève et s'assoit au gré de ses trémoussements. C'est le *nayk* des lavandières. [*Bréviaire arabe de l'amour*, position assise, 6.]

LEVANTE (LA POSITION –). Lorsque la femme lève ses deux cuisses toutes droites, cela s'appelle la *position levante*. [*Kâma Sûtra*, II, VI.]

LEVRETTE (BAISER À LA –). Quand la femme est à genoux, les jupes retroussées sur les reins, pendant que l'homme lui met son instrument par-derrière, cela s'appelle *baiser à la levrette*. [*La Putain errante*, 1760 b, manière 3.]

LEVRETTE (EN) [1]. *Sois aujourd'hui ma petite levrette, / Cette attitude t'embellit : / Ecarte-toi... j'y suis ; avant que je le mette, / Je veux te chatouiller de la tête du vit. / Savoure cette friandise, / Elle n'est point à mépriser... / Fraîches lèvres du con que je vous magnétise, / Car foutre ainsi, je crois, c'est bien magnétiser*. [*Arétin français*, figure 10.]

LEVRETTE (EN) [2]. Cette manière de foutre est très jolie et très agréable, et nous ajouterons très utile et d'une grande ressource. Vous enfilez le con, et vous voyez les fesses et le cul, vous pouvez donner le postillon. La femme peut tourner la tête, vous regarder, et en vous baissant faire langue fourrée. Si n'avez pas de lit, vous vous appuyez sur une table ou sur une chaise. Craignez-vous le retour d'un mari, d'un entreteneur, ou de parents toujours importuns ? Vous faites placer la femme les coudes sur la croisée de la rue ou de la cour, le rideau lui tombe sur les reins, alors vous la foutez paisiblement et sans frayeur aucune, elle vous rend vos coups de cul, vous pouvez encore la branler et la faire jouir doublement. Quand vous sentirez que vous allez décharger, serrez-lui les fesses avec les deux mains, le con paraîtra plus étroit, votre vit sera pressuré de manière que le con recevra jusqu'à la dernière goutte de votre foutre, et la femme y trouvera un avantage inappréciable. Le vit est plus long, il n'est point gêné par le ventre, ni par la motte, il y a au moins un bon pouce de gain ; pour la femme ce qui vaut son prix. Elle vous saura gré de cette attention. [*Science pratique*, 4.]

LEVRETTE (LA). La fille se met sur ses genoux, et laisse porter son corps sur ses mains, et présente ainsi le cul et le con ; son fouteur se met également à genoux derrière elle, le reste du corps droit ; passe une main sur la croupe de sa monture et, de l'autre, guide son brandon dans la grotte de Vénus ; il faut baisser pour entrer d'un temps. Cette posture est favorable aux courtes ; l'avantage général est pour les gros. [*Quarante manières*, 17.]

LEVRETTE SERRÉE (LA). La fouteuse étant sur le ventre, jambes étendues et serrées, l'amant couché sur elle, la baise en lui branlant le bouton d'amour. [*Paradis charnels, en levrette*, 17.]

LIANTE (LA POSITION –). Lorsqu'une femme place une de ses cuisses en travers de la cuisse de son amant, cela s'appelle la *position liante*. [*Kâma Sûtra*, II, VI.]

LIÈVRE (LA LÈCHE DU –). L'homme se couche le premier sur le dos. Il étend ses deux jambes. Il fait monter la femme à califourchon sur ses cuisses, le dos tourné. Elle prend en main son membre central pour lui faire explorer la porte de sa chambre et pénétrer jusqu'aux cordes de son luth. Si, après avoir senti que la barre de jade est dure, on pratique la méthode des pénétrations superficielles et profondes, on nourrit son sang, on fait circuler son souffle, et on élimine toute douleur dans les quatre membres. Cette manière rappelle celle du lièvre aux bonds rapides ; tantôt il se tapit tantôt il saute, surgissant et disparaissant à tout moment. Comme il ne perd sa vérité, il est capable d'attraper l'âme du crapaud de la lune au neuvième ciel. [*Sublime Discours de la Fille Candide*, 7e position.] Variante procurée par *Le Classique de la Fille Mystérieuse* : L'homme se couche le premier sur le dos, les jambes étendues. La femme monte à califourchon sur lui, les genoux écartés de chaque côté de son corps. Elle lui tourne le dos, la tête dirigée vers ses pieds. Tandis qu'elle se penche, appuyée à la natte, il lui enfonce la tige de jade et taquine les cordes de son luth. La femme jouit et répand ses fluides comme une fontaine. La joie et le plaisir animent sa mine. On s'arrête à l'orgasme de la femme.

LIGNE HORIZONTALE (LA). Si la femme est de petite taille, l'homme vaillant la prie de se jeter à son cou, et de croiser ses jambes derrière lui ; il l'élève *au niveau*, et la tenant dans ses bras, *la serre et en est serré*. On appelle cela : *La Ligne horizontale*. [*Rhétorique des putains*, 1794, 2.]

LONG (POUR CEUX QUI ONT LE MEMBRE –). Tu feras coucher la femme par terre sur le dos, en lui faisant lever les cuisses ; puis, te plaçant entre ses jambes, tu lui introduiras ton membre. Pinçant alors la terre avec tes orteils, tu pourras remuer d'une manière convenable et cadencée. Cette position convient à celui qui a le membre long. [*Jardin parfumé*, positions diverses, 1.]

LOTUS (LA POSITION EN FORME DE –). Lorsque les jambes de la femme sont placées l'une sur l'autre, cela s'appelle la *position en forme de lotus*. [*Kâma Sûtra*, II, VI.]

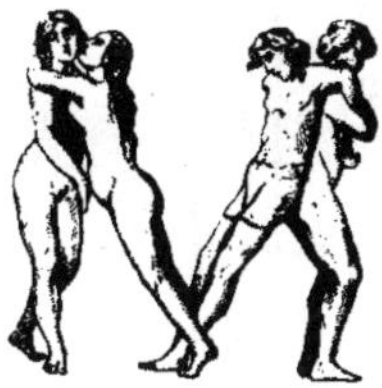

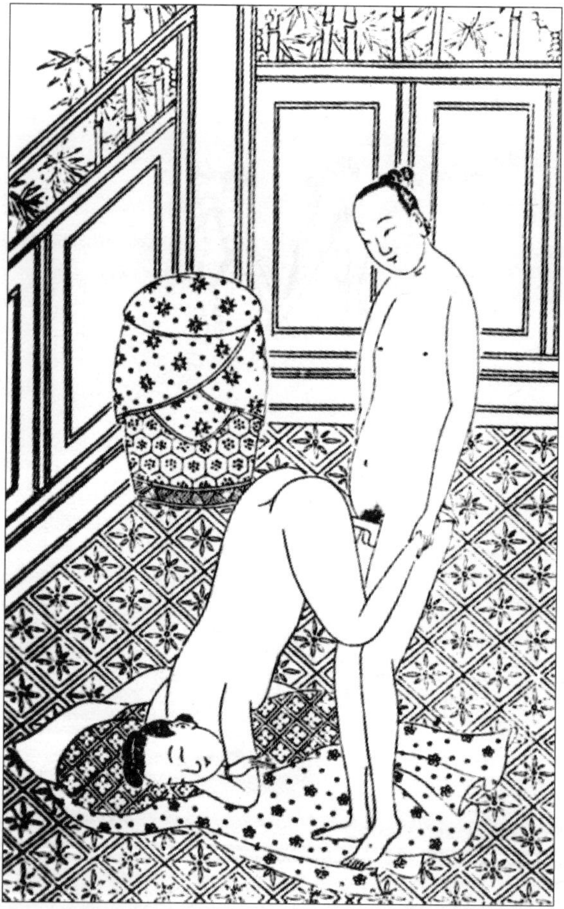

MACARON (LE COUP DE –). Ce tour de force, facile à figurer, mais très difficile à mener à bonne fin, consiste en ceci : l'homme étant étendu sur le dos, vit dressé et couilles gorgées de foutre, la femme s'assied sur lui et se l'introduit en le con. Alors, s'aidant des pieds et des mains, elle tourne sur le chaud pivot de chair pinale, figurant pour un instant l'aiguille du jeu de macarons, si célèbre dans les fêtes foraines. [*Paradis charnels*, clowneries, 2.]

MAIN AMOUREUSE (LA). *Fanchon* : Me sauriez-vous dire d'où vient que les hommes sont plus aises que nous leur touchions le vit avec la main que toute autre partie du corps ? et même quand ils ont tout mis dans la nôtre, ils se délectent encore, en faisant, à nous sentir la main qui leur patine par-derrière les ballottes. *Susanne* : Cela n'est pas bien mal aisé à décider : c'est qu'un des plus grands plaisirs qu'ils reçoivent est de connaître qu'ils nous en font, comme j'ai déjà dit, et c'est en cela que consiste la plus grande bonté de l'amour, qu'il veut partager également tous les biens, en sorte que l'un n'en ait pas plus que l'autre. Or, quel meilleur moyen avons-nous de leur faire connaître qu'ils nous en font, si ce n'est en désignant avec la main l'instrument dont ils se servent pour nous en donner à gogo ? Nous touchons ordinairement les choses que nous aimons avec la main : deux amis se touchent dans la main pour dire qu'ils s'aiment, mais d'un amour purement spirituel et qui ne leur permet pas de toucher autre chose ; mais celui de l'homme et de la femme étant naturel et plus accompli, en ce que le corps et l'esprit y ont part, ils se touchent aussi l'engin dans la main l'un de l'autre, pour se dire qu'ils s'aiment, et une femme qui fait et souffre cela réciproquement à un homme, lui témoigne bien plus sensiblement qu'elle l'aime que si elle ne le faisait qu'à la main, car nous n'avons rien de plus cher que les couillons, et je dis bien plus, que si elle se laissait baiser, embrasser, chevaucher, foutre, enconner, en un mot, décharger le vit en son con, et qu'elle refusât néanmoins de lui toucher le vit, elle ne lui témoignerait point si véritablement qu'elle l'aime que si elle venait à lui mettre simplement la main dessus, par affection, et qu'elle refusât par crainte de se laisser faire le reste. Aussi est cela le comble du plaisir amoureux, quand la femme ne peut plus rien toucher à l'engin de l'homme qu'elle a tout dans le sien, elle tâche au moins de lui toucher sur le bord ce qui lui en reste dehors dans l'union des deux membres, et fait caresse à ses ballottes qui sont les ministres du plaisir. Il n'y a point de plus grandes privautés que celles qui se font de la main, et la nature qui a prévu à cela que l'homme peut recevoir deux plaisirs à la fois, qui sont celui du con et de la main, elle lui a laissé une assez grande partie et espace du vit derrière les couillons, qui ne peut entrer et qui va rendre jusqu'auprès du cul, afin que la femme puisse lui toucher, mettre la main dessus, gravonner pendant le temps de la conjonction. Cela montre bien qu'il n'y a dans la composition de tous deux rien qui ne soit à dessein et dont il n'y ait des raisons, si on les voulait éplucher, et partant c'est bien abuser des moyens que la nature nous a donnés pour nous contenter que de ne les pas employer tous selon l'usage pour lequel ils ont été faits. Je me suis un peu étendue sur ce discours, parce qu'il me touche à mon égard et que c'est là aussi un des plus grands contentements de mon ami, lorsque nous sommes nu à nu entre deux draps, lorsqu'il voit que j'ai les mains bien blanches, que de les appliquer en ce lieu que l'on appelle improprement honteux, parce qu'il est la cachette du plus grand plaisir du monde et qu'il nous fait souvent rougir de honte, par trop d'aise, quand nous y touchons. Comme aussi je reçois une double joie en mon cœur quand il ne dédaigne pas de me faire les mêmes caresses ; car je te prie, ma chère cousine, quel plus grand délice de voir un petit bout de chair flasque pendant au bas du ventre de son ami, que nous prenons avec notre main et qui peu à peu se dresse, tant que tout à coup il devient si gros qu'à peine le pouvons-nous empoigner avec une main, et la peau en étant si délicate que l'attouchement de la main seul nous fait pâmer d'aise, et lorsqu'il est ainsi bien raide, en le broyant bien doucement, vous le sentez enflammé de chaleur et d'une couleur cramoisie qui vous délecte entièrement la vue, tellement qu'à force de le frotter, vous faites extasier votre ami et voyez enfin que le vit vous crache contre les doigts une liqueur blanchâtre, tout opposée en couleur à celle du vit lorsqu'il est ainsi en fureur, qui étant passée fait que nous le laissons vite tomber en même façon que nous l'avons pris, jusqu'à ce qu'un peu après nous recommencions. [*L'Ecole des filles*.]

MAISON (CELUI QUI RESTE DANS LA –). La femme étant couchée sur le dos, l'homme s'étend sur son ventre, ayant des coussins sous les mains. Lorsque l'introduction a eu lieu, la femme élève son derrière, en l'écartant du lit autant qu'il lui est possible, et l'homme l'accompagne dans son mouvement sans faire sortir son membre ; puis la femme redescend son derrière sur le lit en donnant quelques secousses sèches et, quoique tous deux ne se tiennent pas embrassés, l'homme doit rester collé à la femme. Ils continuent ensuite ce mouvement, mais il est nécessaire que l'homme soit léger et non lourd de corps et que le lit soit moelleux, ne laissant rien à désirer sous ce rapport, sans quoi les deux opérants ne sauraient continuer cet exercice sans accident. [*Jardin parfumé*, positions indiennes, 27.]

MALTHUS (À LA –). Le galant, debout, les jambes écartées, glisse par-derrière son vit entre les cuisses de sa belle qui les serre le plus possible. Il va et vient, sans pénétrer dans le moule à gosses, de façon à donner de bons coups de gland bital sur le boutonneau bienheureux. [*Paradis charnels*, simulacres, en cuisses, 2.]

MANGUE (LA SUCCION DE LA –). Lorsque, continuant de la sorte, il en introduit la moitié dans sa bouche, le baise et le suce avec force, cela s'appelle *succion de la mangue*. [*Kâma Sûtra*, II, IX.]

MAPPEMONDE (LA). La femme se tourne, se soutient sur ses genoux et ses coudes ; elle lève son derrière ; l'homme en élargit les fesses et entre. C'est : *La Mappemonde*. [*Rhétorique des putains*, 1794, 27.]

MARBRE TAILLÉ (LE). La femme se prosterna, mit de la salive, me demanda de lui frotter les fesses et l'orifice, d'introduire un bout de mon sexe et de le retirer jusqu'au gland. Le bruit que j'entendis me rappela le bruit de la taille du marbre. [*Bréviaire arabe de l'amour*, figures de la sodomie, 10.]

MAURESQUE (À LA). Quand l'homme se tient assis sur le lit, les jambes ouvertes, et que la femme les ouvre aussi, les mettant sur celles de l'homme, se tenant embrassés étroitement. [*La Putain errante*, 1760 a, position 27.]

MAURESQUE (BAISER À LA –). Lorsque l'homme est couché ou à moitié couché sur le lit, les jambes plus ou moins ouvertes, et la femme de même, se mettant à califourchon sur la cuisse de l'homme et baisant son coursier de cette façon, tout en se tenant plus ou moins embrassés, cela s'appelle *baiser à la mauresque*. [*La Putain errante*, 1760 b, manière 29.]

MÉDAILLE (LA VIVE –). La fille se couche à demi-corps sur le ventre, et d'ailleurs reste sur ses pieds ; le fouteur, également debout, le lui met par-derrière, reçoit et rend secousses pour secousses, jusqu'à ce qu'il soit entré le plus possible ; la fille devant serre les cuisses, selon l'étiquette ; quelquefois dans l'ardeur du plaisir auquel elle se livre entière, elle l'oublie. Cette manière n'est pas commode pour le fouteur, s'il est petit ; car souvent il faut qu'il se tienne sur la pointe de ses pieds. [*Quarante manières*, 28.]

MEILLEURE MANIÈRE (LA). Deux fouteurs sur un lit, nous entendons l'homme et la femme, car il faut s'expliquer. Or, les athlètes, mâle et femelle, en habit de combat, c'est-à-dire sans chemises, se placent, la femme dessous, un coussin sous les fesses et le dos ; le mari, l'ami ou l'amant, à volonté, se place entre les jambes, alors la fouteuse les lève, les croise sur le dos du particulier, lui serre amoureusement la tête dans ses bras, le vit qui bande entre dans le con, les ressorts de chaque partie contractante se mettent en mouvement, les langues, les reins, les regards, tout s'agite, les cœurs palpitent, les fibres du cul, du con, de toutes les parties du corps de nos deux heureux mortels, font un cliquetis admirable ; ils pètent comme les chanterelles des musiciens d'un orchestre, ou des guinguettes de notre capitale, lorsqu'ils mettent leurs crincrins d'accord. Cette harmonie du con et du cul en vaut bien une autre. La décharge s'annonce, on donne le dernier coup de cul, la tête du vit touche l'entrée de la matrice, le foutre brûlant jaillit avec fureur comme la lave du Vésuve, le réservoir de la fouteuse s'ouvre, elle lâche, en fermant ses beaux yeux, sa précieuse liqueur et le duo meurt de plaisir, pour renaître et recommencer. Je finis, car je bande en traçant ces mots, et je serais réduit à me branler. [*Science pratique*, 11.]

MEILLEURE POSITION (LA). La meilleure position est la suivante : quand la femme s'est couchée sur une couche molle, que l'homme monte sur elle. Il doit alors passer sa main gauche derrière ses épaules pour la soutenir ; de la main droite, il la tient fermement et la fait venir vers lui, tout près. [*Foutre en miroir*.]

MEILLEURE. Voir aussi CROISÉE OU LA MEILLEURE POSTURE (LA), POSTURE LA PLUS AGRÉABLE (LA).

MÉLANGE DE GRAINES DE SÉSAME ET DE RIZ (LE). Lorsque les amants sont couchés dans un lit, et s'embrassent si étroitement que les bras et les cuisses de l'un sont enlacés par les bras et les cuisses de l'autre, dans une sorte de frottement réciproque, cet embrassement s'appelle le *mélange de graines de sésame et de riz*. [*Kâma Sûtra*, II, II.]

MÉLANGE DE LAIT ET D'EAU (LE). Lorsqu'un homme et une femme s'aiment violemment, et, sans s'inquiéter de se faire mal, s'embrassent comme s'ils voulaient pénétrer dans le corps l'un de l'autre, que la femme soit assise sur les genoux de l'homme, ou devant lui, ou sur un lit, cet embrassement s'appelle le *mélange de lait et d'eau*. [*Kâma Sûtra*, II, II.]

MÊLÉE (LE NAYK DE LA –). A quatre pattes, la femme écarte les jambes ; l'homme l'entoure d'une jambe et étend l'autre. C'est le *nayk* de la mêlée. [*Bréviaire arabe de l'amour*, positions inclinées, 9.]

MEMBRE (LA COURSE À –). L'homme soutient son dos au moyen d'un coussin sur lequel il s'appuie ; mais il faut que son derrière ne quitte pas le lit : les épaules seulement doivent reposer sur le coussin. Ainsi placé, il élève ses cuisses de manière que sa tête soit vis-à-vis de ses genoux ; alors la femme vient s'asseoir sur le membre qui se trouve en regard de sa vulve : elle ne se couche pas, mais elle se place à cheval, comme si elle était dans une selle formée par les genoux et la poitrine de l'homme. La position étant ainsi prise, elle peut se donner, en ployant les genoux, un mouvement alternatif de haut en bas et de bas en haut. Elle peut encore poser ses deux genoux sur le lit, auquel cas l'homme imprime le mouvement à son derrière avec ses deux cuisses, pendant qu'elle le saisit de sa main gauche à l'épaule droite. [*Jardin parfumé*, positions indiennes, 25.]

MÉNAGÈRE (LA BONNE –) [1]. Nous devons des avis et des leçons à toutes les classes de la société, principalement aux mères de familles, pour qu'elles ne perdent pas leur temps et que leurs enfants ne crient pas lorsqu'elles ont envie de tirer un petit coup, pour n'en pas perdre l'habitude. Voici notre recette qui, sans doute, sera de leur goût et nous vaudra des remerciements. Aimables époux de la ville ou de la campagne, de Paris ou des départements, ou des autres parties du globe, car nous travaillons pour éclairer l'univers.

Vous êtes chez vous, vous regardez avec plaisir un marmot qui doit le jour à vos amoureux ébats, et qui s'est formé de l'éjaculation et du *confluent* de votre foutre. L'enfant est dans son berceau, vous venez de l'embrasser, le mari bande, il vient de donner un baiser à sa femme, il lui prend le cul, le con, lui touche le bouton, et le feu prend à la poudre, mais l'enfant crie, il faudrait le prendre dans ses bras, mais comment baiser ? Eh ! mes enfants, mes bons amis, ne vous désolez pas. Vous, Monsieur, approchez une chaise du berceau, troussez votre femme, placez-la sur vos genoux en lui portant la pine dans le con ; de ses deux mains elle berce son fils, vous embrasse de côté, vous remuez le cul, vous déchargez ensemble, vous avez du plaisir, l'enfant dort et le ménage est en paix. [*Science pratique*, 12.]

MÉNAGÈRE (LA BONNE –) [2]. C'est le plus touchant tableau familial qui se puisse peindre. Voyez plutôt : l'amante étant couchée commodément sur le bord du lit, donne à téter à son enfant qui goulûment s'abreuve. Le galant lui caresse mignonnement le sein inoccupé, et lui relevant une jambe, qu'il place sur son épaule, lui plante au sein du doux et brûlant sanctuaire le divin outil gros et roide qui servit à planter le mignon chérubin se grisant de laitage maternel, durant que les fouteurs, sous les yeux innocents de leur fruit rosé, se gorgent de délices inexprimables. [*Paradis charnels*, l'idole sur le dos, 26.]

MENTAL INSATISFAIT (LE). De tendres sentiments l'envahissent, sa joie augmente, ses écoulements se répandent. La femme continue à le serrer très fort dans ses bras. C'est l'étape où le mental n'est pas encore entièrement satisfait. [*Sublime Discours de la Fille Candide*, 9e étape des dix mouvements.]

MESURE (FOUTRE EN –). *L'ardeur de foutre rend ingambe : / Sur mon épaule, allons, mets cette jambe ? / Quand tu veux que je pousse ou fort ou doucement, / Précipite ou retiens du cul le mouvement ; / Ainsi réglons nos coups et foutons en mesure. / Le con, voilà mon Trône, en est-il un plus beau ? / Pour frapper droit au but, dans cette route obscure, / A Priape mon vit servirait de flambeau.* [*Arétin français*, figure 3.]

MIGNONS (LE NAYK DES –). Elle est couchée sur sa face, les fesses tendues ; l'homme la prend par le postérieur. C'est le *nayk* des mignons. [*Bréviaire arabe de l'amour*, positions face contre terre, 5.]

MILANAISE (BAISER À LA –). Lorsque l'homme et la femme étant nus et étendus l'un sur l'autre, le dos de la femme sur le ventre de l'homme, celui-ci en dessous, tenant ses jambes entre celles de la femme bien ouvertes, que dans cette position la femme s'est introduit le vit dans le con, et que les deux amants s'amusent à se becqueter par des petits baisers florentins, cela s'appelle *baiser à la milanaise*. [*La Putain errante*, 1760 b, manière 27.]

MINON-MINETTE RENVERSÉ (LE). La femme s'étend sur le dos et son galant, lui tournant le sien, se met à genoux de manière à avoir le vit face à sa bouche quémandeuse et sa propre bouche face à son con bâillant. Il la suce, la gamahuche savamment en la postillonnant. Elle lui taille pendant ce temps une plume soignée en lui mettant un doigt au cul, et tous deux, pâmés, boivent leur décharge en remerciant la Création de leur avoir donné des joujoux dont chaque soir ils s'amusent sans crainte de les casser. [*Paradis charnels*, les folles caresses, 16.]

MINON-MINETTE, SOIXANTE-NEUF, DOUBLE GAMAHUCHE OU TÊTE-BÊCHE (LE). L'amant étant couché sur le dos, la femme l'enfourche, lui tourne le derrière, se place à genoux, puis baisse la croupe de façon que la tête de son galant s'encadre entre les cuisses, la langue faisant face au bouton clitoridien. Elle lui prend le vit qu'elle met en bouche et pompe ardemment, en pelotant les couilles, durant qu'il lui bouffe le chat par principes, tout en lui rentrant le majeur dans l'anus pour la postillonner en vigueur. Cet exercice est merveilleux quoiqu'on le proclame ignoble… dans les clubs bérengistes, hostiles à toutes manifestations grandioses du bon et du pur qu'enfante le culte fervent de la saine nature, ennemie du jésuitisme et mère de Volupté ! [*Paradis charnels*, les folles caresses, 15.]

MINOU (CARESSER LE –). Lorsque la femme et l'homme sont nus, et assis l'un près de l'autre, la femme ayant jambe de-ci, jambe de-là, dont l'une sur les jambes de l'homme, et lui caressant d'une main le dieu Priape, et lui fouillant en même temps les testicules, cette opération s'appelle *caresser le minou*. [*La Putain errante*, 1760 b, manière 14.]

MODE (DE LA BONNE –). Comme toutes les filles, même les pucelles, savent cette manière, il est inutile, je crois, de l'enseigner ici en détail : c'est foutre tout bonnement, comme l'ont fait nos pères pour nous donner la vie ; et comme au village, sur le gazon, Lucas fout sa bergère ; car où n'a-t-on pas foutu, où ne foutra-t-on pas après nous, à la bonne mode ? [*Quarante manières*, 1.]

MODE (LA BONNE –). Comme toutes les filles, même pucelles, savent cette manière de foutre, il est inutile de l'enseigner, et l'on saura parfaitement comment on s'y prend pour foutre de cette façon. Je me contenterai de dire que c'est foutre comme nos pères, comme ceux qui viendront après nous, comme Adam et Eve ont foutu dans le paradis duquel ils ont été chassés, pour avoir fait tomber une pomme au pied de l'arbre où ils étaient couchés, et qui se ressentait vivement de leurs secousses. On peut juger du train dont ils allaient. Enfin, on a foutu, on fout et on foutra toujours à la bonne mode. [*Science pratique*, 1.]

MODE (SE CHAUFFER À LA NOUVELLE –). L'homme se tient debout ; il jette la femme sur un lit, mais de manière qu'elle a les jambes à terre ; il tire doucement contre lui, avec ses deux mains, les deux lèvres de la bouche d'en bas ; il les manie, il les chatouille pendant qu'il travaille. C'est : *Se chauffer à la nouvelle mode*. [*Rhétorique des putains*, 1794, 16.]

MOINE PÉNIS GYROVAGUE (COÏT AVEC UN –). « Je vous présente mon fils, claironna la magicienne Rubiconde. Si Madame accepte de s'en occuper, il sera petit si elle le désire, grand si cela lui chante ; il saura aller au-devant de tous ses caprices ; Madame devrait en être folle. Follet, poursuivit-elle en s'adressant cette fois à la créature, incline-toi vite devant Madame. » Sourire aux lèvres, le petit bonze de trois pouces s'avança. Après s'être agenouillé, il s'inclina respectueusement devant Wang qui en conçut une grande satisfaction, le priant instamment de se relever. Mais à peine s'était-il redressé, qu'il s'engouffrait déjà dans la manche de son hôtesse. En un éclair, il se pelotonna entre ses seins dont il se mit à lécher goulûment l'extrémité. « Petit vaurien ! Sors vite de là et cesse de me sucer de la sorte », implora Wang qui, traversée d'un frisson d'aise, commençait déjà de mouiller culotte. « Mon fils ! Reviens vite et va te coucher avec Madame ! » ordonna en souriant Rubiconde, qui après avoir prévenu qu'elle s'absentait un petit moment, plongea dans la flamme de la lampe pour y disparaître sans laisser de trace. Alors que prise d'épouvante, elle s'exclamait « Diable, une immortelle ! », Wang s'aperçut que le petit moinillon de trois pouces, lequel s'était entre-temps extirpé de sa manche, se mettait à grandir petit à petit ; bientôt il mesurait six ou sept pouces ! A ce moment-là, l'esprit de Wang ne tenait plus à son corps. « Ce petit moine saurait-il s'y prendre avec les femmes ? Se pourrait-il que l'immortelle me l'ait laissé pour j'en use à ma guise ? » se demanda-t-elle, incrédule. Sans plus tergiverser, elle interrogea finalement l'intéressé : « Dis-moi un peu, serais-tu donc doté d'une broquette pour pissoter ? — Pour sûr que j'en ai une ! Si Madame veut bien prendre la peine de vérifier », et liant le geste à la parole, il ouvrit sa culotte. De fait, l'objet n'était guère plus imposant qu'une mèche de lampe et, qui plus est, à peine plus long qu'un doigt. « Mais à quoi cela pourrait-il bien me servir, hoqueta l'autre en pouffant de rire. Le vit de mon mari fait bien six pouces de long ! Et en plus, il est vraiment trapu. Quelle déveine, ton machin ne me sera vraiment d'aucun secours ! » Tout sourire, Follet le petit moine sauta à terre d'où il se fraya un chemin dans la culotte de son interlocutrice. Une jambière le conduisit jusqu'à sa fente qu'il se mit à laper à qui mieux mieux, dardant dans la cavité une langue experte. Il l'asticotait tant et si bien que Wang n'en put supporter davantage. Elle essaya bien de faire sortir le petit moine de son repaire, mais plus elle le tirait, plus il suçait ; soudain, il disparut entièrement dans le conduit. Il ne restait plus à Wang qu'à s'affaler d'aise sur une chaise. Elle y tomba à la renverse les quatre fers en l'air, s'abandonnant totalement à son plaisir. Or donc, bien calé dans le bijou de Madame, le moinillon lapa tant et tant que sa partenaire était comme ivre, littéralement abrutie d'aise. Hors d'elle, elle ne pouvait se retenir de proférer des « Mon petit cœur, tu me tues ! » En jetant un coup d'œil à l'intérieur, Jade la soubrette découvrit que, loin d'être sur le lit, sa maîtresse était allongée sur une chaise longue, les jambes dressées vers le ciel, ne cessant de gigoter et de gémir. « Eh bien ! ça alors, mais où donc est passée cette fichue magicienne ? » se demandait la servante complètement ébahie par le spectacle saugrenu qui lui était donné d'observer, « et à quoi rime de se trémousser de la sorte si on n'est pas dans les bras d'un gars ? » pensa-t-elle en éclatant de rire. L'ayant entendue, le petit moine sortit de sa cachette. Encore tout ruisselant, il inspecta du haut de ses sept pouces les environs. L'apercevant, Jade fut frappée de stupeur. Ne pouvant retenir un « Aya ! », elle dévala les escaliers. [*Moine Mèche-de-Lampe*.]

MOINEAU (LA CHASSE AU –). Lorsque le lingam est dans le yoni, et qu'on l'y agite avec un rapide mouvement de va-et-vient, sans le retirer, cela s'appelle la *chasse au moineau*. C'est le dernier acte du congrès. [*Kâma Sûtra*, II, VIII.]

MOINES LUBRIQUES. Les deux moines finirent par installer Yunu, la jeune femme, sur une chaise de méditation, la déboutonner et lui retirer sa petite culotte brodée. Juekong lui maintenait les cuisses écartées, tandis que Yinkong, son petit moinillon dressé et roide, le lui enfonçait dans sa fente en la serrant fermement dans ses bras. Elle se débattait de toutes ses forces, mais elle n'en avait guère. Elle eut beau les supplier de l'épargner, ils n'en avaient cure. Impuissante, elle se trouvait dans une position où bouger lui était aussi difficile qu'inutile de crier. Il lui fallait boire la honte et ravaler sa colère. Séchant ses larmes, elle les laissait donc agir à leur guise. Lorsque Yinkong se fut retiré,

Juekong lui succéda. Comme le vieux moine s'approchait pour la lui disputer, il l'envoya d'une solide ruade valser les quatre fers en l'air. Yunu avait été si bien besognée par les deux Vacuités qu'elle répandit un flot de sécrétions libidineuses et resta un long moment hébétée. Elle ne pouvait articuler le moindre son. Les deux vigoureux moines la libérèrent. Dépouillée de tous ses vêtements, Yunu éclata en sanglots. Deux femmes s'approchèrent pour la réconforter : « Ne te tourmente donc pas ! Maintenant que tu es ici, tu n'en ressortiras plus. — Pourquoi ? s'étonna Yunu, j'ai eu mon compte de lubricité, je ne demande qu'à en rester là. — Notre terre du Bouddha est un monde sans rivages dont on ne sort plus une fois entré, répliqua sentencieusement l'un des moines, il n'est pas question de te laisser repartir. Tu étais prédestinée à nous rencontrer aujourd'hui. Désormais tu es à nous corps et âme. Si tu songes à rentrer chez toi, impossible ! Dans une autre vie peut-être… [*Spectacles curieux du plaisir*.]

MOLLETIÈRE (LA). La baiseuse complaisante ploie sa cuisse sur son mollet ; le foutateur inventif la carambole dans le rare asile mollet et douillet ainsi creusé. [*Paradis charnels*, simulacres, pli de mollet.]

MONDE OUVERT ET RENVERSÉ (LE). Le cavalier, couché sur le dos, présente un vit dur et bien bandant (car dans toutes les jouissances, ou postures, c'est toujours la condition *sine qua non*). La fille, comme lui, ouvre les cuisses, se met à califourchon dessus son vit, et le place elle-même ; le fouteur serre ses cuisses ; on se caresse mutuellement ; le talent de la fille est de donner à ses mouvements des charmes, des grâces variées. [*Quarante manières*, 10.]

MONDE RENVERSÉ (LE). Le fouteur doit se coucher sur le dos, le vit roide et dur ; la fille se place dessus les cuisses ouvertes, et s'enfile elle-même ; ensuite les resserre petit à petit, et enfin ramène ses genoux entre ceux de son amant, se couche sur lui, le caresse avec mignardise ; et quand ils sentent les avant-coureurs du plaisir par excellence, ils doivent lever le cul ensemble, et s'entraider dans leurs mouvements, tantôt lents, tantôt précipités, pour goûter bientôt la perfection du plaisir. Car ne vous y trompez pas : ce n'est que dans l'épanchement du foutre qu'il réside. [*Quarante manières*, 9.]

MONSTRE À SIX PIEDS (LE). L'homme se donne quelquefois un plaisir infini à faire marcher la femme à quatre pattes, à manier et serrer ses tétons, et à marcher avec elle, sur elle, et dans elle. C'est : *Le Monstre à six pieds*. [*Rhétorique des putains*, 1794, 9.]

MONTANTE (LA). Son amante étant couchée sur le dos, les jambes en l'air et serrées, le fouteur bien bandant lui fourre son priape dans le trou d'amour et la baise en lui tenant les deux cuisses dans ses mains rapprochées. [*Paradis charnels*, l'idole sur le dos, 3.]

MOTTE ET LA COUILLE (POINT DE PLAISIR SANS LA –). *Pour un vit amoureux la gentille ouverture ! / Foutons ! oui, foutons promptement : / Foutre est le vœu de la Nature. / Du vit avec le con le lien est charmant ; / Il faut que le vit foute ou que le doigt chatouille, / Lorsqu'un obstacle vient nous réduire au dernier ; / Enfin, point de plaisir sans la motte et la couille, / A moins d'être un Jean-foutre on ne peut le nier.* [*Arétin français*, figure 2.]

MOULIN À VENT (LE). Il faut se placer et enconner comme pour la *bonne mode* ; ensuite la fille lève ses jambes alternativement à la hauteur des reins de son cavalier, où elle les pose un instant. Ce mouvement doit être modéré et sans interruption. Les jambes ainsi montent et descendent sans se rencontrer. Le fouteur ressent un plaisir singulier. [*Quarante manières*, 8.]

MOUTONS (À LA MANIÈRE DES –). La femme se place à genoux et pose ses avant-bras à terre ; l'homme vient par-derrière, se met à genoux et fait pénétrer son membre dans sa vulve, qu'elle lui présente en la faisant ressortir autant que possible ; il a soin de placer ses mains sur les épaules de la femme. [*Jardin parfumé*, positions indiennes, 18.]

MOUVEMENT RÉGULIER [1]. *Ne crie pas, mon poupon ; dodo, dodo ! / Pousse, maître Andréa, pousse, ça y est. / Donne-moi toute la langue ; aïe ! aïe ! holà ! / Ton grand vit me va jusqu'à l'âme. // – Signora, tout de suite, toute de suite il entrera ; / Bercez bien du pied le petit bambin, / Et vous nous rendrez service à tous trois : / Nous achèverons, et il dormira. // – Je suis contente, je berce, je joue du cul, je fous ; / Berce, joue du cul, Fatigue-toi aussi, toi. / – Petite mère, à votre volonté j'achèverai. // – Non pas ! arrête, attends encore un peu ; / J'ai tant de plaisir à foutre de la sorte, / Que je ne voudrais pas en finir jamais. // Chère Madonna, allons, / Faites, de grâce ! – Eh bien, puisque tu le veux, / J'achève, et toi, achèves-tu ? – Oui, Signora.* [*Sonnets luxurieux*, 16.]

MOUVEMENT RÉGULIER [2]. *Dors, mon enfant, clos ta paupière, / Comme dit certaine chanson. / – Et vous, et vous, charmante Mère, / Qu'à l'assaut de mon vit s'éveille votre con. / – Quel plus agréable exercice ? / Mouvement régulier, que tu me sembles doux ! / Nous nous acquittons bien tous deux de notre office ; / Je berce, je branle, et tu fous.* [*Arétin français*, figure 16.]

MOYEN DE TROUVER TOUTES LES FEMMES JOLIES OU LE POUVOIR D'UN BEAU CUL. Il arrive souvent qu'un fouteur bande et qu'il veut tirer un coup ; comme il peut lui tomber un laideron sous la main et qu'avec une vilaine tête on a presque toujours un beau cul, nous allons indiquer aux amateurs le moyen de remédier à cet accident. Le fouteur se couche sur le dos, la tête sur un coussin, la femme se trousse, se met sur les genoux, et lui tourne le cul, après avoir placé les jambes entre ses cuisses, elle prend le vit, enconne et, appuyée sur ses deux mains, elle se remue du bas en haut et du haut en bas, comme un scieur de long. Le fouteur a sous les yeux le trou du cul qui frissonne, le con qui s'ouvre et se ferme en s'enfilant, et nos deux fouteurs finissent par décharger sans que l'un puisse rien reprocher à l'autre. Comme l'imagination est la cheville ouvrière de la fouterie, un homme peut penser à Vénus même, et croire qu'il l'enfile, puisqu'il ne voit pas les traits de sa fouteuse. [*Science pratique*, 16.]

MULE (COÏT AVEC UNE –). Nous partîmes en compagnie d'un guide, qui avait la mise soignée, pour une destination que seul mon mari connaissait. Il pensait pouvoir louer ses services à un autre roi. Un jour, nous vînmes à camper près d'un hameau. Nous y passâmes la nuit à côté de nos bêtes. Mon mari eut envie de moi, m'embrassa et ne fit que me caresser. Je m'aperçus que notre guide ne dormait pas et qu'il se rendait compte de notre manège. Mon mari finit par s'endormir ; moi, je n'y arrivai pas, parce que j'étais excitée et non satisfaite. Soudain, le guide se leva et rejoignit la mule. Il sortit une queue grosse comme celle d'un bouc, l'humecta et pénétra la pauvre bête. Il la secouait violemment et cette dernière s'agitait dans toutes les directions. Au bout d'un certain moment, il ressortit sa queue rougie et turgescente. Ce spectacle m'impressionna et m'enflamma. Je regardais, presque pétrifiée, ne sachant que faire. Cependant, je me dis : « Cette nuit, dussé-je me faire tuer par le Turc, je veux assouvir ce désir lancinant qui me tient tant à cœur. » Je me glissai doucement hors de ma couche et rejoignis le guide. Je lui dis : « Maudit sois-tu ! N'as-tu pas honte de forniquer avec une mule ? » Il répondit : « O maîtresse, que veux-tu que je fasse ? Dieu n'a-t-il pas, dans sa miséricorde, permis de faire ses ablutions avec une pierre ou du sable ? Et, en cas de nécessité, de manger de la viande d'animaux non égorgés ? Quand j'ai vu mon maître vous faire ce qu'il a fait, ma pauvre verge s'est redressée malgré moi subitement, comme si elle me demandait l'impossible. Il n'y avait devant moi que cette mule pour me satisfaire ! » A ces paroles, j'eus une forte envie de faire l'amour et je le lui dis sans détours : « Que dirais-tu d'une séance de baise ? — Mais où, maîtresse ? — Tu auras ce que je viens de te promettre. » Je lus le contentement dans ses yeux et il me demanda si c'était la vérité. Je le rassurai. Quant à moi, j'attendis l'occasion favorable. Mon mari finit par partir pour la chasse, laissant le guide pour me tenir compagnie. Je lui rappelai notre discussion et le sommai de faire amende honorable. Il acquiesça et, me montrant son allégresse, il me prit dans ses bras et m'embrassa. Je lui demandai de me montrer son sexe pour le plaisir de l'œil. Il s'en saisit et l'exposa à ma vue. Son membre se dressait comme un petit chiot : je le pris dans ma main, le caressai et l'approchai de mes lèvres pour l'embrasser et le sucer. J'éprouvai un grand plaisir à le faire et, sous l'effet de mon action, sa verge prit encore de la vigueur. Elle devint grandiose et, lui-même, je le sentis comme dévoré par le feu cuisant de me prendre. Tout en moi devint languide, mon corps s'ouvrit à tout vent, je lâchai prise et glissai à terre comme quelqu'un qui vient de perdre connaissance. Quant à mon partenaire, pris d'un désir extrême, il devint à son tour déraisonnable. Sans crier gare, il s'assit entre mes cuisses, me leva les jambes en l'air. Figée, je n'entrepris aucun geste, le souffle coupé par tant d'émotion. Me pénétrerait-il ? Je ne le croirais pas tant que la preuve ne m'en aurait pas été donnée, quand sa chose serait en moi et qu'elle éteindrait le brasier de ma passion ! Subitement je reçus son dard, cette clé qui pénètre l'intime sans lubrifiant. Il me remplit le bas-ventre et davantage que le bas-ventre ! Je me pâmais à chacun de ses assauts, mais cela ne m'empêchait pas de l'étreindre de toutes mes forces. Et lui, dans ses accès de voluptés, se montrait généreux en trémoussements savants, de droite à gauche et de gauche à droite. Toute sa force se dépensait en poussées viriles, en embrassades et succions de lèvres. Je me sentis fondre, et m'efforçai de l'émouvoir par des paroles faibles et douces. Je le priai de montrer plus de délicatesse, lui avouant combien je le ressentais durement en mes profondeurs, combien le cœur me saignait presque. Je continuais à lui murmurer, échauffée par tant d'ardeur, ces paroles en guise de prière : « Sur ma vie, fasse que tes entrées et tes sorties soient d'une extrême lenteur. Ta verge me remplit le ventre ; sors-la un petit moment, refroidis-la. Accorde-moi un répit, que je puisse me remettre. » Mais, implacable, il faisait le sourd à mes doléances ! Il fit semblant de se retirer, me laissant entrevoir son gland, puis le fit disparaître d'un seul coup vigoureux jusqu'aux tréfonds. Ses menées incendièrent mes parties intimes d'un plaisir voluptueux. Il réédita ses exploits, sa jouissance semblait sans fin et quand il déversa en moi son liquide, c'était comme une outre remplie qui me coulait en dedans. Je n'étais plus qu'un corps sans âme, mais il finit par se retirer et j'entendis une stridence qui m'acheva et qui me ravit l'esprit. Je me relevai, follement amoureuse et sûre d'une seule chose : quitter le Turc ! Je fis tout mon possible pour le dégoûter. Il finit par accepter le divorce. Depuis, je vis avec mon guide, c'est pour lui que je travaille et s'il venait à me demander ma propre vie, je la lui sacrifierais de gaieté de cœur. [*Bréviaire arabe de l'amour*.]

MUSETTE ASSISE (LA). Lorsque la femme étant couchée, les reins et un bras appuyés sur un oreiller, lève une jambe ou toutes les deux, sur les bras ou les épaules de l'homme, pour qu'il entre mieux, surtout quand l'homme est à genoux dans la circonstance, cela s'appelle la *musette assise*. [*La Putain errante*, 1760 b, manière 17.]

MYSTÉRIEUSE (LA) [1]. La femme s'étend sur le lit, la face vers le bas. L'homme vient alors s'asseoir sur ses fesses et la pénètre. [*Foutre en miroir*.]

MYSTÉRIEUSE (LA) [2]. Le fouteur s'assoit sur une chaise, la fille se trousse et s'assoit aussi, mais sur ses cuisses, et lui tourne le dos ; ensuite elle passe la main sous sa jupe, saisit le joyeux outil et le met en place, et s'enferre elle-même par son propre poids, et demeure ainsi accrochée jusqu'à ce que le clou tombe de lui-même ; ce qui ne manque pas d'arriver, tôt ou tard. Dans une voiture, au retour du spectacle, de la promenade, d'un bal, combien de filles ont été ainsi foutues, même auprès de la chère maman !... Galants, faites en sorte d'être souvent cinq dans une voiture, et profitez de la leçon ! [*Quarante manières*, 33.]

MYSTIQUES (LE NAYK DES –). Face au mur, les fesses tendues, elle s'appuie des mains contre le mur, les jambes bien écartées ; l'homme se tient debout, entre ses jambes et la prend. C'est le *nayk* des mystiques. [*Bréviaire arabe de l'amour*, positions debout, 1.]

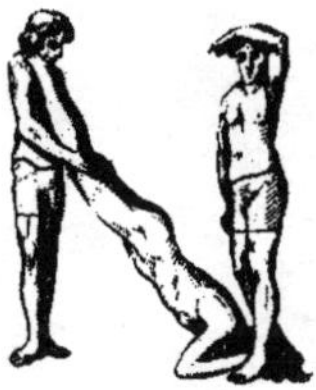

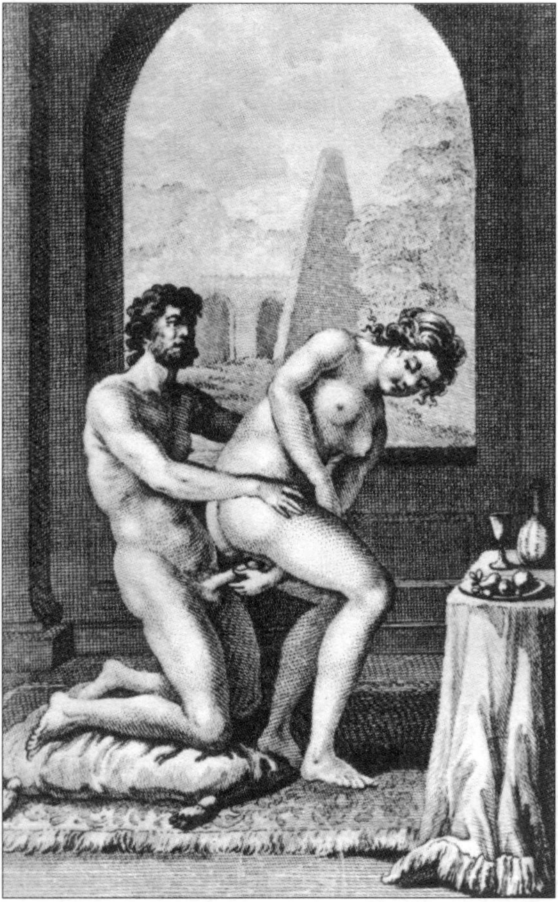

NAGER DANS LA RIVIÈRE OU LE PRESSE-DOS. Lorsque l'homme étant debout et la femme assise, moitié à la renverse, se soutenant l'un l'autre, la femme par l'épaule et l'homme par le dos, et que la femme lui tient les jambes croisées sur le dos, pendantes sur le derrière, pendant que l'homme l'enconne, cela s'appelle *nager dans la rivière ou le presse-dos*. [*La Putain errante*, 1760 b, manière 28.]

NICHONNÉE (LA). Dans la position du soixante-neuf ou tête-bêche, l'homme fout la belle dans la vallée formée par les seins bien rapprochés l'un de l'autre, en lui branlant le bouton ou la gamahuchant pour faire partager à la complaisante cochonne le divin plaisir qu'il goûte pleinement et chaudement. [*Paradis charnels*, simulacres, en tétons, 1.]

NID (LE DOUX –). La belle étant à genoux devant son amant debout, qui lui rapproche les nichons qu'il masse en y faisant jouer son vit, elle lui pelote les couilles et tous deux sont enivrés de contentement majeur. [*Paradis charnels*, simulacres, en tétons, 3.]

NOCES (NUIT DE –) [1]. Le couple se prosterna devant le Ciel, la Terre et les ancêtres. Puis les intimes regagnèrent la pièce où ils échangèrent les coupes qui scellaient l'union. On approchait de minuit. Les convives se dispersèrent. Wenfu s'avança en souriant :

« Madame, il se fait tard. Allons nous coucher ! » Il l'entraîna au bord du lit où tous deux s'assirent. Comme il l'aidait à se déshabiller, elle se hâta de lui faciliter la tâche en ouvrant les boutonnières et souffla les lumières. Il lui retira les vêtements du haut comme ceux du bas. *Le couple entre sous les tentures tissées de fils d'or. L'homme et la femme montent dans le lit de jade blanc et se chevauchent tels phénix vert et rouge. La belle qui y trouve plaisir s'attarde parmi les fleurs, submergée par les vagues de la jouissance. Tout à la joie de s'ébrouer dans l'eau, le poisson se glisse jusqu'à la racine du lotus. L'oie solitaire suspend son vol pour verser toute son affection à l'arbre autour duquel elle tournoie sous les vagues printanières. Qu'il est doux, ce nectar qui coule et la comble. Sous les tentures aux hibiscus s'ébat le couple des nouveaux mariés qui sortent toutefois dans les couvertures des armes qui ont déjà servi.* Le couple se sentait aussi heureux que poissons dans l'eau, aussi lié que laque et glu. Chaque jour ils riaient et batifolaient, chaque nuit ils se renversaient et se culbutaient. [*Spectacles curieux du plaisir*.]

NOCES (NUIT DE –) [2]. *Tullie* : Sitôt que ma mère se fut retirée et qu'Oronte m'eut aperçue toute seule au lieu destiné pour le combat, il quitta ses habits avec tant de précipitation qu'il parut dans un moment tout nu au bord du lit, lorsque je le croyais encore fort empêché. On voyait clair dans la chambre comme en plein jour ; ma mère avait eu soin d'y faire mettre quantité de flambeaux. Je vis donc devant le lit un beau corps blanc et dodu ; mais ayant fait semblant de détourner mes yeux par pudeur, j'aperçus en bas son vit droit comme une pique ; il était d'une taille à se bien défendre, et de temps en temps il levait la tête comme s'il eût voulu me saluer par respect, ou bien qu'il m'eût menacée du rude assaut qu'il allait me donner. D'abord Oronte tira du lit toutes les couvertures (car c'était au mois de juin que nous fûmes mariés), puis il m'exposa ainsi toute nue à la cupidité de ses yeux. Je mis alors une main sur mon sein et, de l'autre, je couvrais ma partie afin de cacher ces deux endroits les plus précieux de mon corps et de les dérober à la lumière. Mais hélas ! je ne fus pas longtemps la maîtresse de ces deux places ; il s'en empara bientôt ; et m'ôtant de devant les mains qui les gardaient, il y plaça hardiment les siennes. Il me regardait avec des yeux amoureux et pleins de feu, il me baisait la bouche, les joues, le col, le sein, les tétons, le ventre, et faisait toutes ces actions avec un air si passionné et si rempli de tendresse que j'en étais sensiblement émue. Après toutes ces cérémonies, qui m'étaient fort agréables, il me mit le doigt du milieu dans le con aussi profond qu'il put ; et c'était (comme il me l'avoua lui-même dans la chaleur de nos embrassements) pour savoir si j'étais pucelle ; vu que le témoignage du doigt, touchant la virginité d'une fille, est bien plus sûr que celui du vit. Car outre que celui-ci, dans sa fureur, n'est pas capable de faire quasi de discernement, il est d'une taille à ne pouvoir mettre que la tête où l'autre peut entrer facilement tout entier. Oronte étant donc sûr par la petite entrée de ma partie, et par la visite exacte du doigt, que j'étais telle qu'il me souhaitait, il se jeta sur le lit, m'embrassa ; et par mille petites caresses et les paroles les plus passionnées qu'il se put imaginer, il tâcha de m'animer au combat. Je le repoussais, un moment après je l'attirais, je fuyais et je m'approchais. La pudeur qui me couvrait tout le visage étouffait mes désirs les plus amoureux, et en même temps les enflammait ; et cette passion devenait en moi plus violente à mesure que j'en voulais arrêter les fureurs. Oronte sentit donc que j'étais toute en feu malgré moi : « Courage, ma chère Tullie, me disait-il amoureusement, favorise-moi et ne t'oppose pas à la jouissance de ma félicité, qui ne dépend que de toi ; ouvre toi-même ce petit palais où est le trône des grâces, des ris, des jeux les plus innocents ! Ma déesse, disait-il en souriant, voilà la clef, prenez-la vous-même » mais je le refusais. « Qu'appréhendez-vous ? continuait-il ; si vous êtes toute à moi, pourquoi me refuser des faveurs qui me sont si justement dues ? — Oui, Oronte, lui répondais-je, je veux bien de tout mon cœur être toute à vous ; mais afin que je sois digne de votre estime, ne permettez pas, je vous en conjure, que je me prostitue à toutes ces saletés que vous voulez exiger de moi ; épargnez ma pudeur : je ne doute point que vous ne m'aimiez ; mais il me semble, avec vos fureurs, que votre passion a plutôt le caractère de la haine que d'une amour honnête et réglée. Mon cher Oronte, au nom de Dieu, ayez pitié de moi ; serez-vous inflexible aux larmes que vous voyez que je répands ? — Si vous m'aimez, disait-il, laissez là, je vous prie, cette pudeur si incommode. » Pendant toute cette contestation, son membre était furieux et se battait la tête contre mes deux cuisses, comme s'il eût été enragé de ce que nous ne pouvions pas nous accorder. Sans autre forme de procès, il m'ouvre par force mes cuisses avec une des siennes, et découvre le chemin par où il voulait aller ; il monta aussitôt sur moi, et s'étendit tout de son long sur mon corps. Quel remède alors pour me défendre ? Je fus tout étonnée de me sentir chargée d'un poids si lourd et si pesant ; il tenait son instrument à pleine main, comme pour en arrêter les saillies ; et en ayant placé la pointe justement sur les lèvres de ma partie, il se jeta à corps perdu sur moi ; mais il n'avança rien, car les avenues étaient trop étroites pour recevoir du premier abord un ennemi si furieux. A la première et seconde secousse, il ne gagna pas un pouce de terrain ; à la troisième et à la quatrième, je sentis que les esprits de Priape s'exhalaient (tu sais, Octavie, qu'on appelle esprits de Priape cette précieuse semence que la nature a consacrée à la génération et à la volupté) ; et comme si les cataractes de cette divine liqueur se fussent ouvertes, il s'en fit une espèce de déluge par tout le dehors. Ce ne fut alors qu'une escarmouche et non pas un véritable combat. Je criais comme si l'on m'eût écorchée. Je m'apaisai néanmoins un peu après, parce qu'Oronte eut la complaisance de déconner, de peur de me faire crier davantage : il plaça de telle sorte son invention, que la tête m'allait presque toucher le nombril ; et tout cet espace qui est entre deux jusques à mon sein fut inondé de la semence. Je pris alors le linge qui était sous le chevet, comme ma mère m'avait commandé, et j'en nettoyai premièrement son vit, et en essuyai après les parties de mon corps, qui en étaient mouillées. Après ces premiers coups d'essai, il reposa un peu. « Ah dieux ! me disait-il, quel beau sein ! peut-on même trouver dans celui de Vénus des tétons plus fermes, mieux arrondis, et qui soient dans une si juste distance l'un de l'autre ? » Il les maniait en même temps, il ne pouvait se rassasier de les contempler ; il les baisait, les suçait avec l'extrémité des lèvres, et mordait doucement ce petit bouton qui fait un de leurs principaux agréments. Je t'avoue, Octavie, que ces petits jeux me plaisaient infiniment et me faisaient désirer une seconde conjonction. Il mettait alors une de ses mains entre mes cuisses, il badinait avec mon poil follet, il pressait les deux lèvres de mon petit connaut l'une contre l'autre ; après il les rouvrait, et y mettait dedans tous les doigts l'un après l'autre. Me montrant son instrument furieux, il me dit de le prendre. Je le refusai d'abord ; mais étant devenue un peu plus hardie, je lui obéis. A peine pouvais-je l'empoigner, et je me sentis saisie d'horreur de le voir si rude, si dur et si chaud. « C'est avec cela, continua-t-il, que je vais vous fendre par le milieu. – Ah, mon cher Oronte ! lui répliquai-je, vous me ferez mourir infailliblement, si vous voulez mettre par force dans mon ventre un instrument si lourd et si furieux ! » Mais il était sourd à mes paroles ; il monta derechef sur sa bête, et je conduisis de ma main le bidet jusqu'à la porte de l'étable. Cependant il leva en haut d'une main une de mes cuisses ; et sous mes auspices, il poussa et repoussa fortement : je souffris patiemment ces premières attaques ; mais il devint en un moment si furieux, que l'ayant poussé avec plus de vigueur qu'il n'avait encore fait, il le fit entrer environ de deux doigts. Je sentis une douleur insupportable. De colère, je retirai son membre avec la main ; mais il s'en fâcha et m'en fit une rude correction, jusques à traiter d'insolence la hardiesse que j'avais prise. Je fus donc contrainte, pour l'apaiser, de le remettre dans sa place, où il ne fut pas plus tôt qu'il en sortit une pluie de lait, qui adoucit un peu la douleur qu'il venait de me causer. Son instrument étant donc devenu lâche et épuisé par cette dernière attaque, il fallut faire trêve pour quelque temps. « Si vous m'aimiez, Tullie, disait-il, vous ne refuseriez pas comme vous faites à un malheureux qui meurt pour vous les véritables fruits de votre amour. – Malheureuse que je suis ! voulez-vous faire une boucherie de ce lit ? Considérez que je suis fort jeune, et que j'ai le corps extrêmement délicat. – Ne savez-vous pas, dit-il, que cette partie de votre corps n'est plus à vous, mais à moi ? – Mon cher mari, j'avoue que je suis coupable ; pardonnez-moi donc : je vous serai plus obéissante, je souffrirai constamment toutes les douleurs que vous me ferez, et pour augmenter votre plaisir, je remuerai le mieux que je pourrai. » Il fut satisfait de cette soumission ; il me baisa plusieurs fois, me chatouilla, me mania partout. « Ça, continua-t-il, couchez-vous, et faites ce que je vais vous dire, si vous voulez que je sois votre mari. Levez vos cuisses le plus haut que vous pourrez, et faites en sorte que vos pieds baissent quand je serai sur vous : fort bien ; embrassez-moi maintenant de toutes vos forces, afin que je ne me puisse séparer de vous. » Je fis comme il me dit des cuisses, et je l'embrassai si étroitement, qu'on eût dit que je me voulais coller à lui. Il commença par le baiser des yeux, et m'ouvrit après avec les doigts l'endroit où il voulait entrer. Il y posta à l'entrée son instrument de guerre, et prit si bien ses mesures, que l'ayant poussé de toutes ses forces, je le sentis entrer plus avant qu'il n'avait encore pu faire auparavant. « Je fais trêve pour un moment, dit-il : prenez cependant courage, vous n'avez plus guère à souffrir ; j'ai fait cette fois plus que la moitié du chemin ; voyez-le vous-même. » Le danger où j'étais fit que j'y portai la main, et je trouvai qu'il disait la vérité ; mais ce qui restait au-dehors était le gros et le plus nerveux. Il me mit la langue à la bouche ; et ayant poussé en même temps un coup ou deux, il entra plus avant. Avec tout cela, malgré ma douleur, je le tenais fortement entre mes bras, et j'avais toujours mes cuisses en l'air, afin de l'aider par cette posture à finir bientôt une si grande affaire. Enfin, à la quatrième secousse, ayant ramassé toutes ses forces, il fit entrer tout entier Priape, glorieux et triomphant, dans une place qui s'était si bien défendue. Bien qu'il eût fait la décharge en vaillant homme, il ne voulut pourtant pas déconner. « Préparez-vous à un nouvel assaut ; à mesure que je pousserai en bas, poussez en haut le plus vigoureusement que vous pourrez : cela ne sera pas difficile, à vous qui êtes jeune et robuste. » Je lui obéis ; je fis si bien mon devoir, que mes fesses étaient plus mobiles que les siennes. Oronte, voyant que j'étais si savante : « Courage, s'écriait-il, poussez, poussez, fort bien, fort bien, quelle amazone ! Mon âme, mon petit cœur, ma Vénus, que vous me causez de plaisir ! Y a-t-il un mortel si heureux que moi ? Ah, dieux ! je n'envie point votre félicité ; celle dont je jouis à présent est mille fois plus pure et plus solide que la vôtre : ah, ah, ah, Tullie, ma chère Tullie, je meurs ! » Pendant que nous étions si étroitement attachés l'un à l'autre, je sentis couler cette liqueur, laquelle, par son chatouillement, me provoqua en même temps à la décharge ; je me sentis brûler par tout le corps d'une si furieuse chaleur, que n'ayant plus d'égard à aucune pudeur, je pressais mon ennemi, je le fatiguais par mes saillies : on eût dit, à voir la mobilité de mes fesses, que mon derrière était plein de vif-argent, que rien ne pouvait fixer. Enfin, nous fûmes si heureux cette fois-là que les deux éjaculations se firent dans le même moment ; ce fut avec tant de bravoure de part et d'autre, que si Vénus eût été témoin de notre combat, je crois qu'elle n'aurait su à qui attribuer la victoire. [*Académie des dames*.]

NOËL (LA BOUGIE DE –). Quand la femme est assise, retroussée jusqu'au nombril, introduisant une chandelle dans son con, cela s'appelle *la bougie de Noël*. [*La Putain errante*, 1760 b, manière 34.]

NŒUD DE FIDÉLITÉ (LE). Rendre les femmes fidèles n'est pas chose facile. Leur con s'ouvre pour le premier venu, si par hasard un caprice leur passe par la tête. On a beau prendre des précautions, il est difficile de garder une serrure dont tout le monde a la clé ; car vous mettriez une femme dans votre poche, elle foutrait encore par la boutonnière. Comment donc s'y prendre pour la retenir dans vos filets ? Le plus sûr moyen c'est de les baiser, de les foutre de manière à ce que leur con n'ait plus d'appétit, et de leur donner chaque jour une ration si complète qu'elles n'aient plus de désirs. Vous répondrez que l'appétit vient en mangeant, et qu'il existe des garces qui useraient un vit d'acier, tel bien trempé qu'il fût. Vous me poussez là un argument presque sans réplique. Je sais qu'un vit ne peut pas toujours bander. Il reste bien la ressource de branler, de gamahucher ces cons affamés qui ouvrent toujours la gueule comme un requin. Tâchez de les enchaîner, de former des nœuds qui leur plaisent et qui puissent les retenir. [*Science pratique*, 33.]

NOMINAL (LE CONGRÈS –). Lorsque, tenant le lingam de l'homme avec sa main, et le plaçant entre ses lèvres, l'eunuque le frôle de sa bouche, cela s'appelle *congrès nominal*. [*Kâma Sûtra*, II, IX.]

NOURRICE (LA) [1]. Une fille qui a de gros tétons ne laisse pas que de flatter la lubricité de son amant, lorsque, pour ranimer sa vigueur mourante, elle lui présente sa gorge à foutre. Elle place son vit entre deux en forme de bouquet ; rapproche ses tétons avec ses deux mains, de manière que le vit soit recouvert et comme emprisonné ; l'amant, après bien des mignardises, sent renaître les ailes de sa flèche, et décoche son trait. Bien des gens même déchargent dans cette vallée de lys, n'osant descendre dans la grotte de Vénus. [*Quarante manières*, 39.]

NOURRICE (LA) [2]. L'homme étant étendu sur le dos, sa maîtresse se couche sur lui, les seins rapprochés, entre lesquels elle place maître vit. Elle fait des mouvements de poitrine pour lui frotter la queue et le faire décharger au plus vite. [*Paradis charnels*, simulacres, en tétons, 5.]

NUAGES ET DE LA PLUIE (LE JEU DES –). Long retint un gloussement de rire, la saisit dans ses bras et colla sa bouche contre la sienne. Elle lui suçait la bouche de la langue. Tous deux se livraient de bon cœur au jeu des nuages et de la pluie. Imaginez donc : *Profondes pénétrations, lents retraits, tendres appels, doux murmures, mille et une manifestations d'amour qui défient la description. On ne saurait dépeindre la passion, dessiner le désir qui s'étire et se resserre. L'amour véritable n'est que suave douceur. L'une agite sa taille de saule, l'autre enfonce jusqu'à la racine sa pousse de bambou. L'une n'est qu'écoulements ininterrompus de fluides, l'autre embrasement d'un feu que rien n'éteint. Extase que seuls connaissent les humains, scène difficile à dépeindre, iriez-vous solliciter un pinceau divin*. La chose achevée, ils s'endormirent dans les bras l'un de l'autre jusqu'au chant du coq, qui réveilla leurs ardeurs. [*Miroirs du désir.*]

NUQUE (LE NAYK DE LA –). La femme s'étend, les genoux repliés ; l'homme se met sur les genoux et l'attire par les hanches. C'est le *nayk* de la nuque. [*Bréviaire arabe de l'amour*, positions face contre terre, 9.]

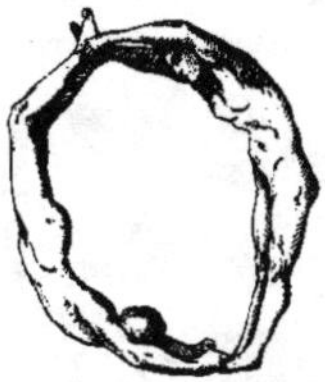

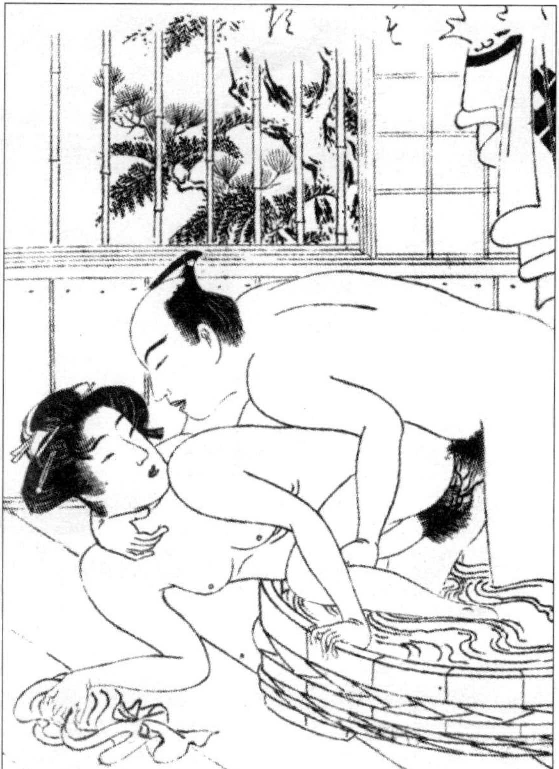

OBÈSE AVEC LA MAIGRE (L'). Lorsque se rencontrent l'homme obèse et possesseur d'un gros ventre et la femme maigre, le meilleur parti à prendre, c'est que la femme se charge du rôle actif. A cet effet l'homme s'étend sur le dos, les cuisses rapprochées, et la femme s'assied sur son membre en écartant les jambes ; elle pose ses mains sur le lit, et lui, lui saisit le bras avec sa main. Alors, si elle est adroite dans sa manière de remuer, elle doit agir en s'élevant et en s'abaissant sur le membre ; mais, si elle n'a pas assez de dextérité pour cela, l'homme lui met les fesses en mouvement au moyen d'une impulsion donnée par-derrière à une de ses cuisses qu'il fait alternativement avancer et reculer. Seulement, lorsque l'homme prend cette position pour le coït, elle peut quelquefois lui être préjudiciable. Il peut se faire, en effet, que des gouttes du sperme de la femme pénètrent dans le canal de l'urètre, ce qui est de nature à occasionner de graves maladies. Il peut arriver aussi, ce qui n'a pas moins d'inconvénients, que son propre sperme ne puisse sortir et retombe dans son canal. Si l'homme préfère que la femme soit sur le dos, il se place, les jarrets pliés, entre ses jambes qu'elle a soin d'écarter modérément. Dans cette position, il aura son derrière entre les jambes de la femme et les talons rapprochés. Mais, en agissant ainsi, il éprouvera de la fatigue, en raison de la position de son ventre sur celui de la femme et de la gêne qui en résultera pour lui ; en outre, cette posture ne lui permettra pas d'introduire son membre complètement. [*Jardin parfumé*.]

ODALISQUE (LA MAIN –). Cette façon n'a rien de particulier, et n'est effectivement recommandable que parce qu'elle fait partie de l'étiquette des sérails français. Au reste, il ne s'agit que d'enconner la fille tenant son fouteur sur elle, soit couché, soit autrement, et lui frottant le dos depuis la nuque jusqu'au croupion, le long de l'épine dorsale ; ce qui cause un chatouillement délicieux. [*Quarante manières*, 29.]

ŒUF COUVÉ (L'). La femme se coucha sur le ventre et me laissa la posséder. J'éjaculai. « Ce que tu viens de faire est l'œuf couvé », m'apprit-elle. [*Bréviaire arabe de l'amour*, figures de la sodomie, 2.]

OPPOSITION (L'). Les deux amants se mettent à genoux, face à face. Le galant introduit sa pine dans le con de l'aimée, et tous deux font ainsi, dans les bras l'un de l'autre, béats et confondus, langues combattantes, la prière mutuelle dont l'*amen* est une décharge double avec accompagnement de bécots sonores et de petits cris mourants. [*Paradis charnels*, à genoux.]

ORDINAIRE (LE NAYK –). C'est la plus commune, celle qu'utilisent bon nombre de gens. Il se peut même que certains n'en connaissent point d'autres. La femme est étendue sur le dos, ses jambes relevées. L'homme s'accroupit sur la pointe des pieds entre ses cuisses. Il ne doit pas se laisser aller contre son ventre, mais l'enlacer vigoureusement, grogner, sucer sa langue, mordiller ses lèvres, la pénétrer, se retirer et ainsi tout à la suite, se trémousser, frotter, titiller, se laisser aller à des mouvements ascendants et descendants, jusqu'à ce que l'éjaculation s'ensuive. La jouissance sera extrême et peu commune. C'est le *nayk* ordinaire. [*Bréviaire arabe de l'amour*, positions couchées, 1.]

ORDINAIRE OU EN BON CHRÉTIEN (À L'). *Magdelon* : Lorsque l'homme et la femme étant couchés, la femme est à la renverse et l'homme lui est dessus, c'est *à l'ordinaire ou en bon chrétien*. Tu ris, mais tu ne sais peut-être pas pourquoi on appelle ainsi cette posture ? *Julie* : Peut-être que non ; dis-m'en la raison. *Magdelon* : Il y eut une fois un homme qui voulut, pour la rareté du fait, baiser avec une de ces bigotes de profession qui dévorent les images. Il voulut la placer commodément selon l'occasion ; elle refusa de le faire ainsi par scrupule, et dit que pour sa vie elle ne se laisserait point baiser autrement qu'*en bonne chrétienne*, c'est-à-dire comme son mari l'avait accoutumée quand il la baisait. [*La Putain errante*, 1760 b, manière 31.]

OURS (COÏT AVEC UN –). On raconte que, dans l'ancienne Egypte, vivait un homme dont le nom était Ouardân. Il était boucher et il avait une cliente qui lui achetait tous les jours un agneau entier. Elle se faisait accompagner d'un porteur. Devant tant d'assiduité, le boucher devint curieux. Un jour, il put à l'écart interroger le porteur et lui demander où il accompagnait cette femme et s'il savait quelque chose de la destination de l'agneau. « Tout ce que je sais, répondit le porteur, c'est que chaque jour je l'accompagne chez toi et chez un marchand où elle achète des fruits, des légumes et des aliments en grande quantité, sans oublier un autre marchand, ou elle se ravitaille en vin. Chargé de toutes ses courses, elle m'emmène du côté des jardins du vizir et là elle me bande les yeux, me guide par les mains et, arrivés à un certain endroit, elle m'ordonne de déposer les achats. Ensuite, elle me ramène, les yeux toujours bandés, à l'endroit initial. Là, elle me donne de l'argent en me rappelant chaque fois que, si je veux rester à son service, je ne dois pas chercher à en savoir davantage. Je la quitte donc sans poser de questions, car je gagne assez avec elle pour ne pas me risquer à ruiner cette heureuse aubaine. Je ne t'aurais rien dit, si tu ne m'avais pas interrogé. – C'est bien ainsi, répondit Ouardân, mais tu ne dois jamais répéter à personne ce que tu viens de me révéler, sinon cette femme ne fera plus appel à nous et nous ferons une perte considérable. Que Dieu la protège, c'est tout ce que nous pouvons souhaiter à cette femme ! » Le porteur jura ses grands dieux qu'il saurait se garder d'une telle imprudence et il quitta le boucher. Mais le démon de la curiosité s'était emparé du boucher. Son obsession était telle qu'il ne pensait plus qu'à cette femme. Le lendemain, tout se passa comme d'habitude, mais le boucher chargea un jeune homme de garder la boutique et il suivit la femme à l'agneau et le porteur. Quand celle-ci fut finalement seule, ellc rcprit toutes les marchandises déposées par le porteur. Le boucher, qui ne perdait aucun de ses gestes, la vit disparaître derrière une très grosse pierre. Sans perdre un seul instant, il se dirigea vers la pierre, vit un énorme anneau en cuivre qu'il empoigna. Une trappe se présenta à sa vue en même temps qu'un escalier. Il en descendit les marches une à une et se retrouva dans une espèce de labyrinthe. Il ne savait pas d'où provenait la lumière, mais continua néanmoins d'avancer dans ce lieu extraordinaire. A un certain moment, il repéra une sorte de porte, la poussa et s'engagea dans une chambre. Là, dans un coin, il vit une échelle et, à côté de l'échelle, une lucarne qui donnait sur un endroit assez obscur envahi par les chauves-souris. Il attendit un petit moment, prit d'assaut l'endroit et finit par se retrouver dans une salle, où il put observer tout à loisir ce qui se passait. Il vit la femme qui s'activait dans ce qui paraissait être une cuisine. En face d'elle se tenait un ours gigantesque qui lui sembla par la taille un chameau immense. La femme découpa quelques menus morceaux de l'agneau, les mit à cuire dans une marmite et jeta tout le reste à l'ours qui l'avala en un clin d'œil. Quand le repas fut prêt, elle disposa sur des plats quantité d'aliments de premier choix, mangea un peu et laissa l'ours se régaler. Elle prit du vin et en donna à la bête. Quand l'ivresse l'eut gagnée, elle se déshabilla et se coucha tout offerte. L'ours avait l'habitude de la prendre et il n'arrêta qu'au bout de la dixième fois. Ils s'affaissèrent tous deux, épuisés de jouissance et de fatigue. A cet instant précis, Ouardân comprit qu'il devait agir, et vite, s'il ne voulait pas que l'ours le prenne en pâture et le déchiquette en mille morceaux. Il devait profiter de cette chance alors que l'animal gisait inanimé. Il sortit un coutelas si aiguisé qu'il aurait même tranché des os. S'approchant de l'ours, il lui passa le coutelas sur la gorge d'une main experte et lui décolla la tête. La femme revint à elle, terrorisée par le bruit infernal qui provenait de la bête égorgée. Un cri de détresse sortit du fin fond de sa gorge et le boucher crut qu'elle allait tomber raide morte. Mais elle lui cria à la face : « Ouardân, est-ce là ma récompense ? — Pauvre malheureuse ! Comment pouvais-tu agir comme s'il n'y avait pas d'homme sur la surface de la terre ? » [*Bréviaire arabe de l'amour*.]

OUVERTE (LA POSITION LARGEMENT –). Lorsque la femme-biche baisse la tête et lève la partie médiane de son corps, cela s'appelle la *position largement ouverte*. A ce moment, l'homme doit appliquer quelque onguent pour rendre l'entrée plus facile. [*Kâma Sûtra*, II, VI.]

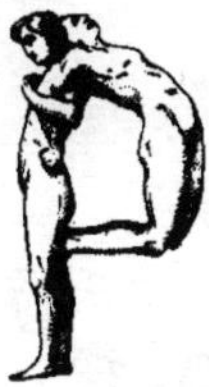

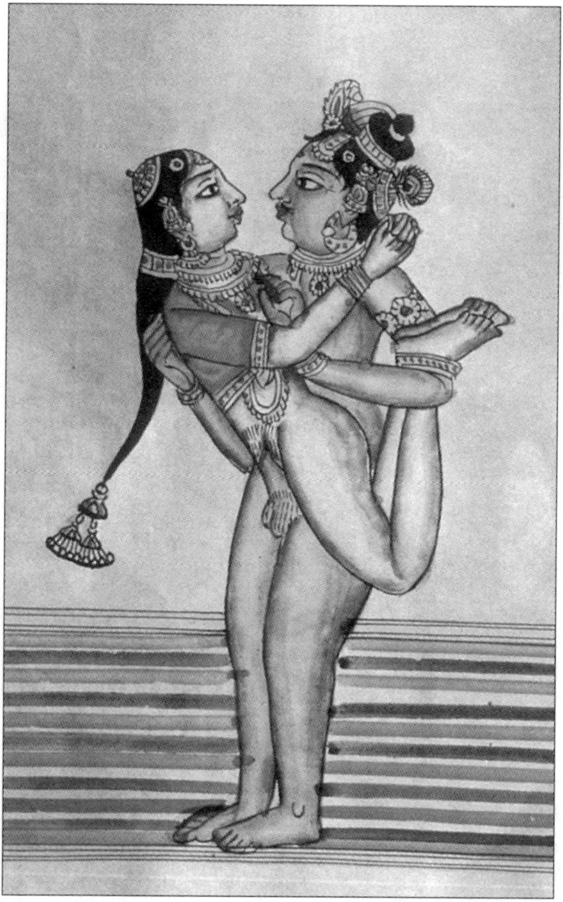

PAISIBLE (LE NAYK –). L'un est sur le côté droit, l'autre sur le côté gauche ; l'homme met la jambe gauche de la femme entre ses jambes. C'est le *nayk* paisible. [*Bréviaire arabe de l'amour*, positions sur le côté, 8.]

PANIER (EN). Un panier étant accroché au plafond à l'aide d'une poulie, la belle s'y assied, le con bien bâillant encadré par une ouverture pratiquée au fond. L'amant assis sur une chaise ou le bord du lit, vit raide et couillons pleins, tire sur la corde et fait monter puis descendre le panier de manière que le trou d'amour de sa belle vienne se placer face à son membre, qu'il introduit à fond… Il tire sur la corde… le vit sort ; il la lâche un peu, le vit rentre… et ainsi de suite il va du biceps sur le cordage jusqu'à la décharge finale. Ce jeu est fort amusant et assez facile : il suffit d'être pourvu de force musculaire et de roideur priapique. [*Paradis charnels*, clowneries, 9.]

PANIER OU À LA POUTRE (EN). Pour mettre à exécution cette manière de foutre assez curieuse, il faut quelques préparatifs dont nous allons donner les détails. Vous placez au plafond une poulie, qui doit y tenir par une vis : vous y passerez ensuite une corde assez forte à laquelle vous attacherez un panier garni d'une anse ; il sera assez grand pour qu'on puisse s'y asseoir, et il y aura une ouverture au fond. Vous placerez sur le tapis du plancher votre fouteuse assise dans le panier, les jambes pendantes en dehors : elle aura le con sur l'ouverture du panier ; elle prendra la corde des deux mains, vous en ferez de même, puis vous l'enlèverez. Votre vit bien bandant et raide, se trouvant perpendiculaire avec le con de votre fouteuse, vous fera entrer et sortir votre vit à volonté, et le doux frottement qui s'en suivra vous fera voluptueusement décharger : nous avons vu ce mécanisme en mouvement, il est ingénieux et récréatif. Pour en faire un usage très agréable, il faut être en société de fouteurs et de fouteuses qui s'entendent bien. On fait jouer la poulie *ad turnum* ; ce sont de petits services que se rendent réciproquement les amateurs du plaisir de la couille et les vrais foutromanes. [*Science pratique*, 8.]

PAPA OU LA JOLIE PASSE (À LA). Sa maîtresse étant couchée sur le dos, les jambes écartées et allongées, l'homme s'étend, se met à cheval sur ses cuisses, et jambes allongées, lui introduit son vit en con et la fout. Les deux cochons bienheureux se glissent languette en bouche. L'amant fait postillon à sa colombe… et c'est le délire ! [*Paradis charnels*, l'idole sur le dos, 6.]

PAQUET (LA POSITION EN –). Lorsque les cuisses de la femme sont élevées et placées l'une sur l'autre, cela s'appelle la *position en paquet*. [*Kâma Sûtra*, II, VI.]

PAQUET (LE). L'amante couchée sur le dos, lève et croise les cuisses. Son galant la fout et l'inonde de décharge et de joie dans cette position bizarre. [*Paradis charnels*, l'idole sur le dos, 22.]

PARESSE (LE NAYK DE LA –). La femme est à quatre pattes, une jambe repliée et l'autre tendue ; l'homme la prend. C'est le *nayk* de la paresse. [*Bréviaire arabe de l'amour*, positions inclinées, 10.]

PARESSEUSE (À LA). Cette manière est très agréable. Elle multiplie les jouissances et rend le plaisir de foutre plus vif et plus piquant. Lorsque deux amants sont couchés, ils se placent sur le côté face à face ; la femme lève la cuisse et passe la jambe sur la hanche de son fouteur, le con se trouve un peu entrouvert, alors la femme qui peut préluder en patinant le vit et les couilles de son ami, place la pine entre les lèvres du con, et l'homme l'introduit par légères secousses, afin de ne pas décharger trop vite, car en fouterie comme dans ce qui tient aux plaisirs, il faut le faire durer longtemps. Les bouches doivent en outre jouer leurs rôles. Les langues se sucer amoureusement. Il ne faut pas que les mains restent dans l'inaction. Les deux fouteurs peuvent se donner le postillon, se chatouiller le bout du sein. Une femme peut encore être branlée en foutant : chatouillez-lui le clitoris, elle jouira avec beaucoup plus de volupté. Vous vous en apercevrez à ses soupirs, ses mouvements, au frissonnement de ses fesses : c'est alors qu'il faut que le fouteur redouble de lubricité en *ondulant* ses coups de cul. Lorsqu'il sent qu'il va décharger, il poussera son vit jusqu'au fond du vagin, et son amante lui ripostant, lâchera son foutre en même temps, et ils mourront de bonheur et de plaisir. [*Science pratique*, 3.]

PARESSEUSE MODÈLE (LA). La baiseuse étant couchée sur le dos, l'homme glisse sous elle une de ses jambes, de façon à placer son priape en face de la brèche pour qu'il redresse son désir. Puis il la fout d'autorité en lui chatouillant d'un doigt le clitoris et d'un autre la fraise du téton gauche. [*Paradis charnels*, sur le côté, 10.]

PARESSEUX (LE DÉSIR –). Il y a des femmes qui ont le désir paresseux. Il faut avec elles opérer ainsi : on couchera la femme sur un lit et on lui fera replier les jambes en arrière tout en lui demandant de les lever. Que l'homme alors s'empare avec une seule main de ses deux mains à elle. Avec l'autre main, il étreindra les lèvres de son sexe, les rapprochera, les frottera, bref les maniera avec force jusqu'à ce qu'elle se plaigne et proteste. C'est ainsi que lui viendra le désir d'amour : échauffée, un irrépressible appétit de s'unir à son partenaire s'emparera d'elle. On peut aussi procéder de la façon suivante : prendre la jambe droite de la femme, la lever et poser sur celle-ci le haut de sa jambe gauche. Manier son sexe comme précédemment. De cette façon aussi, le désir la prendra. L'homme approchera alors sa verge et la placera aux rives du sexe de la femme jusqu'à ce que ce dernier, perdant sa froideur, commence à s'échauffer. [*Foutre en miroir.*]

PARESSEUX (LE NAYK DES –). La femme sur les genoux, les mains sur ses hanches, vient sur l'homme. Elle se trémousse en riant et en l'embrassant. C'est le *nayk* des paresseux. [*Bréviaire arabe de l'amour*, positions assises, 9.]

PARFAIT CONTENTEMENT (LE). La fille tourne le dos, se met sur le côté, remonte ses genoux jusqu'à son menton, et s'arrondit jusqu'à ce qu'elle se soit donné la forme d'une pelote ; ensuite le fouteur se couche en travers, place son vit en face du con, et l'enfonce jusqu'au poil, de manière cependant qu'il n'y ait que les deux points intéressants qui se rencontrent ; il est maître alors de fournir sa tâche, sans s'arrêter, ou de faire une pause à moitié chemin. Tout cela dépend des dispositions dans lesquelles on se trouve : si l'on est frais, on fout ; l'on dort, s'il l'on est las. [*Quarante manières*, 23.]

PASSE-PARTOUT (LE). Si l'homme entre par la porte de derrière et s'y amuse quelques instants, mais que revenant de son égarement, il rebrousse chemin, et pousse par la porte de devant, on appelle cela : *Le Passe-Partout*. [*Rhétorique des putains*, 1794, 21.]

PASSION (LE CLOU DE LA –). Elle s'assied sur ses pieds, une main appuyée sur un coussin et, de l'autre, joue d'un tambourin. L'homme vient par-derrière, une écuelle à la main, bande, l'introduit et joue de son instrument. En suivant la cadence, il se retire et s'introduit. C'est le clou de la passion. [*Bréviaire arabe de l'amour*, positions inclinées, 4.]

PASSIONNÉE (LA). La femme étant étendue sur le dos, les jambes en l'air écartées, son amant bien raide s'étend entre ses cuisses, les jambes serrées et étendues, et la baise en lui pelotant les fesses qu'il étreint nerveusement. [*Paradis charnels*, l'idole sur le dos, 17.]

PASSIONNÉS (LE NAYK DES –). La femme se met sur le côté gauche, l'homme sur le côté droit, jambes entre jambes ; la femme retourne son visage pour embrasser et se laisser embrasser. C'est le *nayk* des passionnés. [*Bréviaire arabe de l'amour*, positions sur le côté, 10.]

PASSIVE (LA). La belle étant couchée sur le dos, les jambes étendues et écartées, son amant lui rentre son nœud dans la fente. Puis il s'agenouille, à cheval sur ses cuisses, et la fout en la postillonnant, tandis qu'elle lui fait des risettes et des pattes d'araignées soignées. [*Paradis charnels*, l'idole sur le dos, 8.]

PATINAGE. Il était tard ; après m'avoir bien patinée, le petit Génois et le chanoine me portèrent sur mon lit et me dépouillèrent entièrement. Ils admirèrent ma blancheur ; la fermeté de ma chair et de mes tétons leur plaisait beaucoup. J'étais ainsi au milieu d'eux tout nus, tenant un vit dans chaque main ; ils étaient en bonne humeur, et j'attendais qui me baiserait le premier. Ce fut le petit Génois, il me monta dessus et m'enconna comme il savait le faire ; en même temps le chanoine se mit dessus lui et l'encula, de sorte que je les portais tous deux ; le fardeau ne m'incommodait pas, et j'en goûtai d'autant plus de plaisir. Quand ils eurent tous deux achevé, je fis de grands éclats de rire du jeu que nous venions de faire et de la posture où s'était mis le chanoine, que je trouvai tout à fait disposé à un nouvel assaut, et je croyais qu'il m'allait monter dessus, mais son ami fut encore plus habile que lui, il m'enconna une seconde fois, et le chanoine nous prit en embrassade et nous tourna de côté pour enculer encore une fois son ami sans me causer de l'incommodité. A la troisième fois son ami me saisit encore, et le chanoine nous tourna de nouveau et me mit au milieu d'eux, où il m'enfila par-derrière. Imagine-toi un peu ce que je pouvais faire. Jamais je ne fus tant secouée et par-devant et par-derrière. Peu après le chanoine m'encula de nouveau et son ami passa de l'autre côté et encula le chanoine. Le matin, après nous être levés, le jeune homme me donna son vit roide à la main, que je portai à mon con ; comme il commençait de l'enfoncer, le chanoine lui leva ses habits sur ses fesses et l'encula. Ce badinage continua pendant quelques jours sans que jamais ce chanoine voulût goûter de mon con. [*La Putain errante*, 1760 b, préliminaires.]

PATTE DEBOUT (LA). Quand tous deux debout, face à face, on le met dans le con. [*La Putain errante*, 1760 a, position 1.]

PAUVRES (LE NAYK DES –). Elle se couche, les jambes levées, tourne la tête vers l'arrière ; l'homme se couche sur elle et lui enveloppe les cuisses. C'est le *nayk* des pauvres. [*Bréviaire arabe de l'amour*, positions face contre terre, 10.]

PAYSANNE (LA). L'homme debout, à cheval sur un banc ou un divan, fourre son vit dans le con de la femme placée à quatre pattes devant lui, et la plonge dans l'extase en jouissant lui-même comme un âne débâté. [*Paradis charnels*, en levrette, 5.]

PAYSANNES (LE NAYK DES –). Elle se met sur une banquette, étend les jambes ; lui se jette sur elle. Ils s'activent et jouissent. C'est le *nayk* des paysannes. [*Bréviaire arabe de l'amour*, positions inclinées, 6.]

PENDAISON (LA). L'homme réunit les pieds et les mains de la femme vers son cou, de manière que sa vulve ressorte comme un dôme, et l'élève ensuite au moyen d'une poulie fixée au plafond. Il s'étend alors sous elle, tenant dans sa main l'autre bout de la corde, au moyen de laquelle il la fait descendre sur lui, de façon à pénétrer dans son vagin. Dans cette position, il la fait alternativement monter et descendre sur son membre, jusqu'à ce qu'il éjacule. [*Jardin parfumé*, positions indiennes, 8.]

PÉNÉTRANTE (LA). La fouteuse ayant le corps en avant, un bras posé sur le dossier d'une chaise et la tête sur ce bras, place un pied sur le siège, ce qui fait bâiller le con, où l'amant trempe son vit raide qui demande un rapide dégorgement. [*Paradis charnels*, en levrette, 7.]

PÉNÉTRATION ET RETRAIT. La femme se couche sur le dos exposant son corps odorant, bras et jambes étendus, sans bouger. Seules ses narines s'agitent convulsivement. C'est l'étape du désir de pénétration et retrait. [*Sublime Discours de la Fille Candide*, 2e étape des dix mouvements.]

PERÇANT (L'EMBRASSEMENT –). Lorsqu'une femme, dans un endroit solitaire, se penche comme pour ramasser quelque chose, et perce, pour ainsi dire, un homme assis ou debout, avec ses seins, dont l'homme s'empare aussitôt, c'est l'*embrassement perçant*. [*Kâma Sûtra*, II, II.]

PERCEMENT (LE MOUVEMENT ALTERNATIF DE –). L'homme étant assis sur son derrière réunit les plantes de ses deux pieds et les rapproche de son membre, en abattant les cuisses ; la femme s'assied alors sur les pieds de l'homme que celui-ci a soin de tenir fermes. Dans cette position, les deux cuisses de la femme doivent être fixées aux flancs de l'homme, et elle enlace ses bras autour de son cou. L'homme saisit ensuite les jambes de la femme près des chevilles et, rapprochant ses propres pieds de son corps, il amène ainsi la femme, qui s'y trouve assise, à portée de son membre qu'il introduit dans son vagin. Par le mouvement de ses pieds, il renvoie la femme à sa première place, sans faire sortir complètement le membre ; puis il la ramène à lui, ct ainsi de suite. La femme a soin de se rendre légère pour ce mouvement et de se prêter, autant que possible, à ces allées et venues, car sa coopération est le meilleur moyen pour rendre facile le mouvement de va-et-vient. Si l'homme craint que son membre ne sorte entièrement, il embrasse avec ses bras la femme par la taille, et celle-ci ne reçoit alors d'autre mouvement que celui qui lui est imprimé par les pieds de l'homme, sur lesquels elle est assise. [*Jardin parfumé*, positions indiennes, 14.]

PERCER. Lorsque le yoni est abaissé et que le lingam en frappe la partie supérieure, cela s'appelle *percer*. [*Kâma Sûtra*, II, VIII.]

PERSES (LE NAYK DES –). Une jambe en l'air et l'autre droite, ainsi doit se tenir la femme. L'homme sur ses genoux, le sexe en érection, la pénètre. C'est le *nayk* des Perses. [*Bréviaire arabe de l'amour*, positions couchées, 8.]

PETIT COUVERT OU LES RESTAURANTS À LA MODE (LE). On trouve maintenant dans Paris des maisons qui remplacent agréablement les bordels et les *maisons* dites de *passe*, ce sont ces *restaurants*, ces marchands de vins, qui ont fait inscrire sur les murailles de leurs domiciles, *Cabinet de Société*, cela veut dire en langage *de cul* : ici *l'on fout*. Il n'y a pas de rues dans la Capitale, où l'on ne rencontre de ces secourables établissements, tels sont le Petit Fauteuil, les Vendanges de..., la Petite Chaise et mille autres, il y a cabinets avec lit, ou sans lit, canapé, ou chaises. Tout cela dépend du prix qu'on veut y mettre, et c'est celui du vin qui fixe le tarif. C'est là que les demoiselles vont trouver leurs amants, que les femmes mariées trouvent leurs bons amis. Tandis que le mari garde la boutique et les enfants, pour que son épouse aille faire son marché, et se rince le con avec le foutre et le vit de son bien-aimé ; on y déjeune quand on a le temps. L'ouvrier fout pour une chopine de vin sur la table. La demoiselle pour 5 francs, sur un lit en déjeunant. La mercière, sur un fauteuil, pour une bouteille de vin de 30 sous, c'est un concours à n'en plus finir. Souvent les cabinets sont construits avec de simples planches de bateau ; si vous êtes sous le plafond, vous pouvez compter les coups de cul des fouteurs qui sont sur votre tête ; si le hasard vous a placé à côté, un trou délateur vous laisse apercevoir les acteurs qui se ripostent à coups de cul, et vous bandez peut-être même. Vous, secouez-vous la cartouche. [*Science pratique*, 39.]

PETIT ET LA GRANDE (LE). Pour ce qui est du coït de l'homme excessivement petit avec une femme d'une taille élevée, les deux opérants ne peuvent s'embrasser dans l'action qu'en prenant une des trois manières suivantes, et encore en éprouveront-ils de la fatigue. 1re manière : La femme se couche sur le dos, ayant un coussin épais sous son derrière et un autre pareil sous la tête, puis elle relève autant qu'elle le peut les cuisses vers la poitrine. L'homme ne se place point alors en s'asseyant entre ses jambes, mais, s'étendant sur elle, il introduit son membre et allonge les bras pour saisir ses épaules qu'il attire à lui jusqu'à ce qu'elles touchent les siennes ; elle l'enlace avec ses mains et avec ses pieds par-derrière le dos, pendant qu'il la tient par les épaules et même, s'il peut y arriver, par le cou. 2e manière : L'homme et la femme se couchent tous les deux sur le côté, se faisant face ; la femme étend sa cuisse de dessous et la glisse sous le flanc de l'homme, en la relevant le plus qu'il lui sera possible vers la partie supérieure du corps de celui-ci ; elle agit de même avec son autre cuisse en la passant par-dessus ; puis elle se cambre de manière que sa poitrine ne touche plus celle de l'homme. Mais elle ne prend cette dernière posture qu'après l'introduction du membre. Les deux opérants doivent se tenir par le cou, et la femme, croisant ses talons derrière le dos de l'homme, l'attire ainsi vers elle. 3e manière : L'homme se couche sur le dos, les jambes allongées ; la femme s'assied sur son membre et, s'étendant sur lui, lui fait arriver ses genoux à hauteur de son ventre. Puis, allongeant les bras par-dessous ses épaules, elle les accole contre les siennes et appuie sa bouche contre ses lèvres. Voici une variante de l'explication de cette posture : l'homme se couche sur le dos, les jambes allongées ; la femme s'assied sur son membre et, s'étendant sur lui, lui fait arriver ses genoux jusque sous les aisselles. Puis, allongeant les bras par-dessous ses épaules, elle lui saisit la tête avec les mains autant que cela lui est possible, et enfin elle appuie la bouche contre ses lèvres. [*Jardin parfumé*.]

PHÉNIX (LE BATTEMENT D'AILES DU –). On invite la femme à se coucher en travers sur le dos. Elle retient ses jambes de la main. L'homme lui serre la taille des deux mains tout contre lui. Il enfonce son marteau d'or dans la porte de jade et cogne vivement à droite et à gauche, jusqu'à ce que, son sexe s'échauffant, elle s'agite mollement. Si l'on pratique la méthode des neuf pénétrations superficielles et huit profondes, la femme, sous l'empire du plaisir, se mettra à haleter doucement tandis que s'écouleront des fluides lubrifiants. C'est un moyen de combler toutes les déficiences, de régénérer le sperme et la moelle, d'alléger le corps, d'allonger le nombre de ses années et de retarder le vieillissement. Cette manière rappelle celle du phénix de bon augure du mont du Cinabre qui tournoie au-dessus du monde en battant des ailes. [*Sublime Discours de la Fille Candide*, 6e position.] Variante procurée par *Le Classique de la Fille Mystérieuse* : On invite la femme à s'allonger sur le dos et à lever les jambes entre lesquelles l'homme s'agenouille, les deux mains appuyées à la natte. Il enfonce profondément sa tige de jade et lui pique la pierre de touche (*kunshi*, le clitoris ?). Dur et chaud, il ramone l'intérieur, la femme l'accompagnant de ses mouvements. Il pratique le nombre de trois huit. Le cul pressé contre lui, la femme ouvre son sexe qui crache spontanément ses fluides. On s'arrête à l'orgasme de la femme.

PHILOSOPHE (FOUTRE EN –). Dans ces siècles fortunés où les femmes n'étaient pas aussi bégueules que les catins de notre époque, on foutait dans le premier endroit venu. Laïs, Phryné, Aspasie remuaient le cul à Athènes, sans fermer les rideaux ni les persiennes, il n'y en avait pas. Diogène foutait dans son tonneau ou sur le coin d'une borne ; si on lui demandait en passant ce qu'il faisait, il répondait en grec, et sans déconner, ce que je vous traduis en français : *Je plante un homme*, et chacun passait son chemin. De nos jours, on a ce qu'on nomme des mœurs, et l'on est plus libertin, plus dépravé : on fait semblant d'avoir honte. Il faut des boudoirs, des maisons de passe, pour foutre à huis clos ; les garces de femmes font les étroites, et foutraient du matin au soir si on voulait les croire. Il est cependant encore des fouteurs philosophes et sans scrupule qui bandent et tirent un coup à brûle-pourpoint dans le premier endroit venu ; on rencontre encore des bougresses à poil, qui remuent le cul sans façon et qui se mettent en batterie sur un coin de table, sur un banc, sur une chaise comme sur un sofa, parce qu'elles ont le bon esprit de se dire, il ne faut pas se laisser manger le derrière aux mouches, faute d'un coup de queue. Je les approuve, et si j'étais assez heureux pour les entendre, je crierais, bravo, mesdames, voilà de la bonne morale, et j'ajouterais, foutez sans cérémonie. [*Science pratique*, 35.]

PHILOSOPHIE (EN). La femme étant debout, les mains posées sur le bord du lit, sur une chaise ou sur tout autre meuble, son galant la baise par-derrière en lui pelotant soit les nichons, soit un nichon et le bouton du clitoris. [*Paradis charnels*, en levrette, 2.]

PIGEONS (AUSSI CHAUDS QUE –). *Nous sommes l'un et l'autre aussi chauds que pigeons. / Ta langue ! que je la mordille. / Branlons, foutons, limons et déchargeons ; / Qu'en mouvement ton corps le dispute à l'anguille. / Bien ! très bien, mon cher cœur ! c'est de cette façon. / – Toi, ne me quitte point... Ah !... la liqueur divine / Circule, à grands flots, s'achemine... / Es-tu prêt ?... Je décharge... Ah ! mon Dieu ! que c'est bon !* [*Arétin français*, figure 11.]

PILEMENT SUR PLACE (LE). L'homme s'assied sur son derrière et les jambes étendues ; la femme vient alors se placer sur ses cuisses et, croisant ses jambes derrière le dos de l'homme, elle place sa vulve vis-à-vis du membre viril, qu'elle introduit dans son vagin ; elle entoure ensuite le cou de l'homme avec ses bras, et lui, l'embrassant par les côtés et par la taille, la fait monter et descendre sur sa verge. Elle doit se prêter à ce mouvement. [*Jardin parfumé*, positions indiennes, 15.]

PILEUR DE CYTHÈRE (LE). La femme étant étendue sur le dos et recevant le vit de son ami dans la craquette, lève, afin de mieux le faire glisser à fond, ses deux jambes en l'air. La galant la saisit par-dessous les cuisses et elle laisse retomber une jambe en raidissant l'autre. Ils goûtent, après quelques bons coups de reins, l'émoi fondant de la félicité majeure. [*Paradis charnels*, l'idole sur le dos, 19.]

PILEUR DE CYTHÈRE OU DE LA RUE DES LOMBARDS (LE). C'est ainsi que les épiciers en gros et en détail, les pharmaciens, les commis, les pileurs des rues des Lombards, de la Verrerie, des Cinq-Diamants et autres, foutent leurs épouses, leurs maîtresses, les bonnes d'enfants, les nymphes potagères ou cuisinières, qui aiment à se faire bourrer le con avec un vit, ou une pine pour nous servir d'un terme plus décent. La femme s'assied sur le plancher, ayant soin de se placer un coussin sous les fesses, pour éviter la fraîcheur du carreau ; la précaution est la mère de sûreté :

elle se couche ensuite sur le dos, lève les cuisses et ploie les jambes dessus, comme un pigeon à la crapaudine. Elle montre son con, qui est un peu entrouvert et dont la couleur purpurine annonce l'appétit dévorant. Aussitôt le fouteur enjambe la femme, se baisse, lui passe les mains sous le croupion ; son vit se trouve précisément à l'embouchure du con, il enfile la dame, et faisant aller et venir son vit, il la fout *amoroso* : il peut encore lui faire langue fourrée. Ce qui ajoute au plaisir des deux conjoints, c'est que les couilles du fouteur battent la générale sur le trou du cul de la donzelle. [*Science pratique*, 10.]

PIMONT-VIT-COUILLES OU ÇA IRA (LA). Douze hommes et douze femmes (le nombre n'en est pas fixé, pourvu toutefois qu'il soit pair) entremêlés forment une chaîne de lubricité. Un des fouteurs encule une des femmes, et lui passant une de ses mains entre les cuisses, il lui branle le vagin avec l'index, pendant que la femme à son tour insinue dans le cul de l'homme, qui est devant elle, un doigt vigoureux et mobile, et lui chatouille aussi l'anus, pendant que l'autre main est occupée à frapper sur le fessier de l'homme qui lui met son engin par-derrière. Tous les autres répètent la même attitude, et pendant ce temps un ménétrier joue la contredanse nationale de « Ah ! ça ira, ça a été, ça ira », etc. Les nymphes libertines battent la mesure sur le cul de leurs partenaires, et pour que le disciple d'Amphion ne soit point oisif, un enfant de chœur lui branle le vit avec une boîte à colle-à-fanne, ce qui forme, par le mouvement qui se communique à tous les convives, la danse de caractère la plus variée. Cette invention, quoique d'une provinciale, joint au mérite de faire éprouver des sensations d'un nouveau genre, celui d'une originalité sans exemple. Je doute fort, malgré la prévention de nos Parisiennes *actives et éligibles*, qu'il existe dans le répertoire de leurs galants forfaits une posture qui puisse être mise en parallèle avec celle de la Pimont-vit-couilles. Il faut rendre justice à qui l'a méritée. [*Travaux d'Hercule*, 5.]

PINCETTES (LA PAIRE DE –). Lorsque la femme jouant le rôle de l'homme tient le lingam dans son yoni, l'y attire, le serre et le garde ainsi longtemps, cela s'appelle la *paire de pincettes*. [*Kâma Sûtra*, II, VIII.]

PIOT (À LA). Le fouteur étant debout les jambes en compas, face à son amie, lui frotte la bite sur le crac, dans la vallée inter-cuissale, sans entrer dans celui-ci se contentant de jouer du bout du gland sur le clitoris roide. [*Paradis charnels*, simulacres, en cuisses, 1.]

PIQUANT PLAISIR OU LES VARIANTES DE LA FOUTERIE (LE). Foutre est le premier des biens, et le bonheur suprême ; et cependant si l'on était réduit à toujours baiser de la même manière, on finirait par s'en lasser. L'inconstance est dans la nature, tâchons donc de lui échapper, varions nos délassements, nos plaisirs. L'homme et la femme doivent donc se prêter un mutuel secours pour atteindre ce but. Voilà pourquoi les putains sont fréquentées par les hommes blasés, qui ne trouvent pas chez eux le remède à la satiété qui les assiège, les tourmente, les accable et les fait débander net devant une femme qui ne sait que se mettre sur le dos, ouvrir les jambes et sembler vous dire : « Voilà le baquet, crève-toi. » [*Science pratique*, 32].

PIQUER DES DEUX. Lorsque la femme est couchée à la renverse, et qu'elle donne de ses talons sur les fesses et le derrière de l'homme, pendant que celui-ci l'enconne, c'est *piquer des deux*. [*La Putain errante*, 1760 b, manière 10.]

PIQUET (AU). Quand l'homme se met sur une chaise, et que la femme s'assoit sur lui, les jupes troussées. [*La Putain errante*, 1760 a, position 31.]

PISTIL (POMPER LE –). Dame Tian avait croqué plusieurs gâteaux. En y ajoutant le thé chaud, elle eut l'impression d'avoir trop bu, au point d'avoir le vertige et le pas mal assuré. « Maître, je me demande pourquoi j'ai la vue trouble et la tête qui tourne. – Je pense que vous vous êtes levée trop tôt, Madame. Personne ne viendra ici : allongez-vous donc pour un petit somme. » Dame Tian pensait qu'elle était tombée dans le piège que lui avait tendu le brigand de tondu, mais elle ne tenait plus debout. Force lui était de s'appuyer à la table. Le moine la porta jusqu'au lit. Elle aurait voulu se débattre mais elle en était incapable tant les vapeurs éthyliques l'avaient rendue somnolente. Elle dut le laisser faire, à demi consentante. Il lui avait dénoué les vêtements et retiré la petite culotte, mettant en évidence une affriolante peau douce et blanche. Le moine put alors agir à son bon plaisir. *Au début le repoussant à demi et s'offrant à demi, plus il s'enfonçait, plus elle s'excitait. D'abord c'était l'abeille qui pompe le pistil, ensuite toute la fleur qui s'agite en réponse. Les seins se balancent à droite et à gauche, ses blanches cuisses encadrent les épaules du moine, telles deux racines de lotus de chaque côté du melon de son sexe gonflé. « Ça te plaît comme cela, lui murmure-t-il. – Mon brave, quel savoir faire ! » réplique-t-elle. Elle ne peut prolonger beaucoup plus longtemps. Les nuages se résorbent, la pluie s'arrête. Le jeune brigand est vraiment merveilleux. Il ne faut répandre les désordres de ma toilette : rassure-toi, personne ne viendra balayer. J'ai peur que la lune ne vienne frapper à la porte tant la nuit est avancée*. Son ivresse dissipée, dame Tian avoua : « Il y a bien des années que je n'ai pas connu pareils délices. C'était vraiment merveilleux de t'avoir rencontré. Je ne m'étonne plus que les femmes rêvent de moines vigoureux. » [*Spectacles curieux du plaisir*.]

PIVOT (TOURNER SUR LE –). Quand l'homme étant nu, se couche en terre, à la renverse, soutenu ou non de trois carreaux de plumes (cela dépendant s'il est sybarite ou non) et la femme assise dans un panier percé, par où passent le cul et le con ; le panier étant attaché au plafond avec une corde à poulie que l'homme tient à la main jusqu'à ce qu'il ait enconné et pris la juste mesure ; après quoi il lâche la corde, qui se trouve arrêtée à un nœud fait pour la circonstance, et la femme se trouve ainsi suspendue, tête, jambes et bras hors du panier. Ensuite l'homme fait tourner avec sa main la femme et le panier autour de son vit. On appelle cette posture *tourner sur le pivot*. [*La Putain errante*, 1760 b, manière 20.]

PLAIGNANT (LE). La femme se releva, s'assit, ouvrit ses fesses, y mit de la salive et me demanda de n'introduire que la moitié de ma queue, de la ressortir, et ainsi de suite. Je pus voir mon gland au seuil de son orifice, j'entendis des râles puissants et je compris que, pour cette position, le surnom de « plaignant » était des plus adéquats. [*Bréviaire arabe de l'amour*, figures de la sodomie, 5.]

PLAINE (À LA). Quand la femme est couchée, les deux cuisses bien étendues, et que l'homme se couche sur elle et l'enconne. [*La Putain errante*, 1760 a, position 16.]

PLAISIR (RUGISSEMENT DE –). Hubbâ était une Médinoise lubrique. Des femmes de Médine vinrent chez elle et lui dirent : « O tante, nous sommes venues t'interroger sur le rugissement de plaisir que poussent les femmes pendant l'amour : est-ce une pratique ancienne ou récente ? » Elle répondit : « O mes filles, j'étais partie accomplir le petit pèlerinage avec le Commandeur des Croyants, 'Uthmân – Dieu soit satisfait de lui. Sur le chemin du retour, alors que nous nous trouvions près de la colline d'al-'Arj, mon mari me regarda ; je lui rendis son regard. Ce qui me séduisit chez lui, réciproquement, le séduisit chez moi, et il se jeta impétueusement sur moi. Alors que la caravane de 'Uthmân passait à côté de nous, je rugis de plaisir en atteignant ce que connaissent toutes les filles d'Adam. La caravane, composée de cinq cents chameaux, se dispersa alors dans tous les sens. Jusqu'à présent, pas même deux chameaux de cette caravane ne se sont retrouvés ! » [*Livre des jouvencelles et des jouvenceaux*.]

PLAISIR ÉTERNEL. *Tous les plaisirs s'épuisent à la fin, / Mais celui de Vénus par toi se renouvelle. / J'admire et dévore ce sein : / Nulle femme à mes yeux autant que toi n'est belle… / Jambes, cuisses, genoux, ventre, motte, cul, con, / Chacun de tes trésors tour à tour m'intéresse. / Quand je vous tiens, quoique sans bien, sans nom, / J'ai l'opulence et la Noblesse.* [*Arétin français*, figure 17.]

PLAISIR SANS PEINE (LE). *Objet de mes désirs, objet de mes tendresses, / Qui te baise doit être envié par les Dieux. / L'albâtre de ce dos, de ces reins, de ces fesses, / M'offre l'Olympe entier, charme et ravit mes yeux. / Mets-toi bien à ton aise, et laisse-moi la gêne ; / Ote ta main, je sens que seul il peut aller. / Mon corps attend le tien, qu'ils vienne s'y coller ! / Glisse, tombe sur moi : prends du plaisir sans peine.* [*Arétin français*, figure 4.]

PLAISIRS DU CARNAVAL (LES). Je sortais de Venise où les plaisirs du carnaval m'avaient harassé. Une Laïs de Vérone me donne à coucher ; je trouve sous des formes ravissantes un levain de cet infernal poison qui nous parvint avec l'or du Mexique ; je bandais comme l'incestueux Œdipe, lorsqu'il rentra dans le sein dont il était sorti. Foutre, savez-vous bien que toutes les véroles du monde chrétien sont peu de chose, lorsque le nerf érecteur est excité par de jolis tétons ? C'est donc sur les tétons que je jette mon dévolu ; je vous renverse ma guenuche, et comprimant ses deux globes sur mon scrotum, je lui fous ma décharge dans sa gueule. Avis aux zélateurs du cul…te de Vénus. On ne gagne pas la chaude-pisse, en frottant sa couille sur les clavicules. [*Travaux d'Hercule*, 13.]

POISSONS (GOBER À LA FAÇON DES –). On invite deux femmes à se coucher, l'une sur le dos, l'autre sur le ventre et à s'enlacer comme si elles faisaient l'amour. Leurs vulves sont en contact. Comme elles se frottent, leurs bouches de poisson s'ouvrent spontanément, forme qui évoque des poissons qui nagent en gobant des lentilles d'eau. L'homme s'assoit en tailleur à leur côté. Il attend que monte la marée rougissante et qu'elles commencent à haleter. Il explore d'abord de la main l'endroit où les deux bouches de poisson sont accolées, puis il installe entre les deux sa tige, monte et descend selon que s'y prêtent leurs mouvements, les pénètre, entrant de chaque côté et échangeant avec elles une commune jouissance. Cela durcit grandement les os et les muscles, double la force du souffle, réchauffe les organes internes, remédie aux cinq épuisements et aux sept malaises. Cette manière rappelle celle des poissons qui nagent et frétillent entre les lentilles d'eau. Il est toutefois important de gober le pur et de recracher le turbide. [*Sublime Discours de la Fille Candide*, 8e position.] Variante procurée par *Le Classique de la Fille Mystérieuse* : L'homme s'allonge sur le dos, la femme le monte à califourchon, les cuisses en avant. Il la pénètre lentement, paisiblement. Il faut s'arrêter à peine entré, ne pas aller plus avant, rester comme l'enfant qui tète le sein. Il faut laisser à la femme le soin de bouger, il lui appartient de régler le rythme. Quand elle obtient l'orgasme, on se retire. Cela guérit de tous les malaises.

POLISSAGE (LE). Lorsque, après l'avoir baisé, il le caresse partout avec sa langue, et particulièrement sur l'extrémité, cela s'appelle *polissage*. [*Kâma Sûtra*, II, IX.]

POLISSOIRE (LA). Sa maîtresse étant couchée sur le côté, la face sur l'oreiller, les jambes étendues, le galant se place derrière elle, s'appuie sur son dos, étend une jambe, passe l'autre entre les cuisses de la gentille friponne, qu'il carambole de tout son cœur. [*Paradis charnels*, sur le côté, 7.]

POMMADE SECOURABLE (LA). *Tullie* : Médor prit la cuisse gauche de Marianne, et la mit justement sur la jointure du bras droit ; il posa ensuite des oreillers sous les fesses de cette belle, et éleva sa cuisse droite sur son épaule gauche. Après qu'ils furent ainsi préparés, Térence prit en main le membre de Médor et le plongea dans un pot d'huile de senteurs ; ce qu'elle fit avec prudence, car le vit de Médor est fort gros et fort dur quand il bande. Le con de Marianne était extrêmement petit et étroit. Cela fait, Médor pria Marianne de conduire elle-même son instrument dans le lieu du combat ; ce qu'elle fit ; mais il fallut plus de six rudes secousses pour le faire entrer à moitié : il fit tant néanmoins qu'à la fin il le cacha tout entier. « Ah ! Médor, que me faites-vous ? lui disait-elle transportée de joie. Que le plaisir que vous me causez est grand ! Ah, je n'en puis plus ! Je me meurs, mon cher, et je sens, ah, ah, cou… couler… je sens... de toutes mes veines, ah, je me pâme !... — Et moi aussi, dit Médor, ah, mon amour, je fonds, ah, divine Marianne ! Ah ! ah ! — Quoi ? disait Térence, tous deux à la fois ? Que Vénus vous aime ! » Ils perdirent la parole pour quelque temps, et ne revinrent de leur extase que pour se donner mille baisers. Médor, qui croyait être au Ciel, ne voulut point déconner ; Marianne en fut ravie ; et se considérant ainsi l'un l'autre, leur imagination s'échauffa tellement qu'ils furent aises une seconde fois. C'est ma posture favorite : elle cause un plaisir incroyable, particulièrement quand celui qui est de la partie a un gros membre bien fourni et succulent, et que la fille sait bien le seconder. [*Académie des dames*.]

POMMES D'ADAM (MANGER LES –). Et afin que je ne demeurasse point à jeun, il me prenait sur ses genoux, il mettait le plus gros de ses doigts dans ma petite affaire, et la frottant en haut, en bas, et de tous les côtés, il me donnait un plaisir inexprimable, tandis qu'il me suçait alternativement les deux tétons. C'était, selon sa façon de penser : *Manger les pommes d'Adam*. [*Rhétorique des putains*, 1794, 21.]

POMPAGE DE DARD OU LA TAILLE DE PLUME (LE). Cet aimable exercice, dont raffolent les femmes passionnées, se pratique ainsi : attraper le vit bandant à pleine main, le branler en gravonnant les couilles, puis : 1. Le presser entre les lèvres en imprimant à la bouche un mouvement de droite et de gauche et de haut en bas. 2. Faisant patte d'araignée, c'est-à-dire caressant du bout des doigts le système pinal, du trou de l'anus à la base du gland, dont ils remontent le filet, en gravonnant les couilles, c'est-à-dire les caressant et les pressant, serrer les côté du blanc avec les lèvres et mordiller légèrement le bourrelet. 3. Presser le gland avec les lèvres très serrées et le rejeter en dehors de la bouche plusieurs fois tout en caressant la colonne priapique et en gravonnant les couillettes gonflées de foutre. 4. En prendre le plus possible dans la cavité buccale, ramener la peau sur le gland avec les lèvres et faire avec la bouche comme si l'on branlait, de bas en haut et vice-versa, tout en postillonnant d'un doigt allègre. 5. Presser fortement les couilles en embrassant avec dévotion le trou par où doit jaillir le bon foutre. 6. Le gland en bouche, lécher autour de la couronne en circulant lentement, sucer et titiller le tour du trou qui laisse s'épancher les premières gouttes de sauce d'amour. 7. Sucer le vit avec force, en jouant follement de la langue sur le gland, toujours en gravonnant les testicules durcis au suprême degré. 8. Aspirer vigoureusement en continuant le jeu ci-dessus, en pressant éperdument les couilles et en faisant le postillon très profond. Le suc de l'amant s'élance avec force et inonde la bouche de la divine suceuse qui l'avale goulûment en se réjouissant de son goût agréable de lait tiède légèrement sucré. Et voilà, filles gracieuses de Vénus l'immortelle, comment on s'attache à jamais un fouteur aussi volage qu'il puisse être. Quand le vit est dégorgé jusqu'à son ultime gouttelette et qu'il a débandé sa tige, la pompeuse peut, si bon lui semble, se mettre en bouche tout le système qu'elle vient de dégonfler si expertement. C'est un remplissage très doux et à la portée de toutes. Vit et couillons en joli bec est chose délicieuse. Cela s'appelle en langage galant « faire boule de gomme » ou « enfouir ses trésors » ou encore « manger sa fortune ». C'est le cas de dire ou jamais, en parlant d'une fouteuse qui adore ainsi son baiseur, qu'elle le *gobe follement* et qu'*elle en a plein la bouche*. [*Paradis charnels*, les folles caresses, 14.]

POMPAGE SANS RIVAL OU LE SUÇAGE SOLITAIRE (LE). Le galant se ploie en deux en avant, met sa tête entre ses jambes et se suce la colonne vitale pendant que sa maîtresse le postillonne avec une bougie, ou lui fait feuille de rose d'une main habile, tout en lui gravonnant les roupettes. [*Paradis charnels*, clowneries, 13 bis.]

PORTE DE DEVANT (LA). Quand la femme étant assise, elle pose ses deux jambes sur les deux côtés de l'homme. [*La Putain errante*, 1760 a, position 3.]

PORTEURS DE CHAISE (LES). Deux hommes également vigoureux et bien conformés, prennent une femme, l'un par les cuisses du côté du postérieur en lui insinuant, dans le lieu secret des plaisirs, l'instrument propagateur. L'autre lui prend les bras, et la dulcinée élevant la tête, il lui met sa verge dans la bouche ; alors la femme suspendue facilite par un balancement cadencé et intermittent, que lui font prendre les deux hommes, l'explosion de la liqueur virile. Cette attitude, sans avoir les inconvénients de tant d'autres postures embarrassantes, procure, par le mouvement d'oscillation que l'on fait prendre à la femme, des titillations et des frottements si pressants que l'éjaculation des parties conjointes se fait avec une surabondance extraordinaire de fluide vivifiant. [*Travaux d'Hercule*, 2.]

POSTURE LA PLUS AGRÉABLE (LA). Le fils de Hubbâ demanda à sa mère : « O ma mère, quelle est la posture la plus agréable pour une femme lorsqu'un homme la possède ? » Elle répondit : « O mon fils, si elle est âgée comme moi, fais-la accroupir et plaque sa joue au sol, puis enfonce-le tout entier en elle. Si elle est jeune, applique ses cuisses contre sa poitrine ; tu atteindras ainsi ce qu'elle attend de toi, tout en assouvissant ton désir. » [*Livre des jouvencelles et des jouvenceaux*.]

POSTURE ORIGINALE (UNE). Nous nous trouvions dans le cénacle d'un jurisconsulte ; un homme me demanda : « Ta compagne est-elle une femme de condition libre ou une esclave ? » Je lui répondis : « C'est une concubine-mère. Mais pourquoi me poses-tu une telle question ? » Il me dit : « C'est que la femme libre appelle le respect ; or je voulais t'initier à une posture originale pour baiser. » Je lui demandai : « Dis-moi donc laquelle. » Il expliqua alors : « Lorsque tu rentreras chez toi, couche-toi sur le dos, et place un coussin entre tes pieds et tes genoux pour plus de commodité, puis appelle la jeune esclave, mets ton pénis en érection et fais-la asseoir dessus, son dos tourné vers toi ; replie ensuite tes jambes, et ordonne-lui de saisir ton gros orteil à la manière du prédicateur sur sa chaire ; fais-la alors monter et descendre sur ton pénis. C'est quelque chose de merveilleux. » Lorsque notre homme fut rentré chez lui, il se conforma aux instructions de l'autre, et la jeune esclave se mit à se soulever et s'abaisser. Elle demanda : « O mon maître, qui t'a appris cette façon de baiser ? » Il répondit : « Un tel, l'aveugle. » Elle dit alors : « O mon maître, que Dieu lui rende la vue ! » [*Livre des jouvencelles et des jouvenceaux*.]

POUSSE-POUSSE OU LE MOUVEMENT PERPÉTUEL (LE). Deux nerveux athlètes prennent, l'un par-devant, l'autre par-derrière, une femme de la plus grande souplesse dans les reins. Celui de devant l'enconne fortement pendant que l'autre lui met la verge dans l'orifice du cul ; ensuite par un mouvement alternatif, l'un pousse quand l'autre cède, et toujours de même. La femme doit se prêter à ces différentes impulsions, par une flexion moelleuse et mesurée. Le fouteur de devant peut, pour couronner l'œuvre, enclaver par la méthode usitée la langue dans la bouche de la lubrique nymphe. Les concurrents la tiennent par les mains, et forment une circonférence brachiale dans laquelle la femme est contenue. Je ne conseille pas à ceux qui sont faibles du jarret d'essayer cette méthode qui demande la plus grande force dans les muscles. On doit la laisser pratiquer à ces hommes que la nature a doués d'un tempérament de fer, et ne pas se hasarder dans une entreprise au-delà des facultés communes. Cette manière de foutre est de l'invention de deux portefaix, et d'une poissarde ; on doit juger par là combien elle est susceptible d'énergie. [*Travaux d'Hercule*, 10.]

POUVOIR DE LA BOUTEILLE OU LA FEMME COMPLAISANTE (LE). Une maîtresse qui entend bien ses intérêts, une épouse qui veut enchaîner son mari et le rendre fidèle, doivent être complaisantes et ne pas faire les prudes et les bégueules. Il en est qui foutraient du matin au soir et qui ne voudraient pas toucher un vit, ni le regarder ; d'autres qui ne veulent baiser qu'en bonnes chrétiennes, en regardant le ciel du lit, et qui ne répondent pas à l'appel par un seul coup de cul, il faut se fatiguer, s'éreinter à les limer, il semblerait que vous foutez votre vit dans une *planche à bouteilles*, il y aurait de quoi faire débander le Père Eternel, ou Satan avec son vit d'airain. Parlez-moi d'une femme qui aime à paillassonner ; elle sait se prêter à tous les goûts de son mari, elle fout en cul, en con, en bouche, en tétons, en aisselle, et lorsque son ami est fatigué, elle l'enfourche, fait entrer le vit dans le con, remue le cul, en haut, en bas, de côté, en avant, en arrière, comme si elle avait une *grosse de camions* dans les fesses. Elle le suce, le baise, lui fait langue fourrée, l'inonde d'amour, enflamme ses sens, et le fait décharger, fût-il de marbre ; elle noie sa pine dans le foutre. Une femme de cette espèce est un trésor, elle mérite d'être adorée ; que celles qui ne le sont pas et qui nous liront le deviennent, et on leur élèvera des autels. [*Science pratique*, 14.]

PRATIQUE (LA). La belle se penche en avant, écarte les jambes, se prend par les mollets et tend son cul à son amant qui bienheureux introduit Priape en sa gaine naturelle et baise artistement. [*Paradis charnels*, en levrette, 1.]

PRÉCAUTION NON INUTILE (LA). Lorsque, comme cela arrive souvent, vous avez affaire à une déité qui a quelque maladie anti-sociale, et que vous n'avez point envie d'acquérir en propre une partie du virus qu'elle vous communiquerait avec toute la bonhomie possible, vous ne lui mettez donc pas dans la forme prescrite par les *us* ordinaires, vous vous contentez seulement de vous faire branler debout en lui passant un bras sur le con, pendant que vous promenez la main de l'autre bras sur sa gorge en la faisant passer successivement d'un sein à l'autre. La femme dans la position où elle est, semble inviter votre bouche à se coller sur la sienne, en vous fournissant les moyens de la becqueter à votre aise. Cette attitude est une des plus gracieuses qu'il y ait, quand l'homme excède la femme de huit ou dix pouces. Les têtes pour se rapprocher font alors un mouvement différent ; la contexture des parties du corps, le moelleux enlacement de ce groupe le plus propre à développer les grâces forment un tableau digne du pinceau libertin des Boucher et Fragonard, etc. [*Travaux d'Hercule*, 9.]

PRÉCAUTION UTILE (LA). *Octavie* : Vous saurez que Pamphile est venu fort souvent à ma maison ; il m'a rendu plusieurs visites, et j'ai toujours remarqué dans ses actions les véritables mouvements d'un homme dont l'amour s'est rendu le maître : mais surtout depuis quelque temps, il commence à être plus hardi avec moi ; et l'assurance qu'il a reçue de m'épouser lui a ôté toute la crainte qu'il avait auparavant. Un jour, entre autres, il se jeta à mon col avec tant d'impétuosité que j'en fus surprise ; il me baisa avec tant de chaleur que j'en fus tout enflammée, et je ne puis concevoir la cause de ces mouvements si extraordinaires. *Tullie* : Et quel sentiment avais-tu pour lors ? *Octavie* : Je vous avouerai que je fus saisie d'une certaine chaleur imprévue, qui me mit toute en feu ; toutes les parties de mon corps en furent animées ; et la couleur qui m'en monta au visage servit à me débarrasser de cet importun : il s'imagina que c'était un effet de ma pudeur. C'est pourquoi il me laissa un moment de repos, et retira sa main. *Tullie* : Continue, continue. Que faisait-il avec sa main ? *Octavie* : Ah ! que je suis ennemie de ces mains larronnesses qui sont toujours en action ! Elles me donnèrent presque la fièvre, tant elle me causèrent de chaleur. Il les glissa d'abord dans mon sein, où il me serra tendrement les tétons ; et en disant en riant qu'il en trouvait un plus dur et plus ferme que l'autre, il me renversa tout de mon long sur le petit lit de damas où nous étions assis. *Tullie* : Ah ! tu rougis, petite cousine ; c'est-à-dire que tout y fut fait. *Octavie* : Me retenant donc avec la main gauche, il rendait tous mes efforts inutiles (je dis les choses comme elles se passèrent) ; il glissa après sa main droite sous mes jupes, et tout aussitôt il me leva ma chemise sur les genoux, et me mania les cuisses en me chatouillant. Ah ! ma cousine, si vous l'aviez vu pour lors, vous l'eussiez admiré ; il était rouge comme du feu, et toutes ses actions étaient accompagnées de tant de chaleur que vous en auriez été surprise. Après plusieurs maux qu'il me fit en me chatouillant partout, il me dit : « Ah, mon cœur ! ah, ma chère Octavie ! c'est cette partie qui fera mon bonheur ; souffre, mon amour, que je… » Je pensai m'évanouir à ces paroles : cet endroit, Tullie, a une petite fente rouge et éclatante ; il y mit son doigt ; mais le lieu étant trop étroit, j'y ressentis une vive douleur. *Tullie* : Eh bien, que disait-il ? *Octavie* : Au moment que la douleur qu'il me causait avec son doigt me fit pousser quelques soupirs, il s'écria : « Ah, c'est une pucelle, c'est une vierge que j'aurai en partage ! » Et aussitôt il m'ouvrit les cuisses, que je resserrais le plus étroitement que je pouvais, et se jeta sur moi, qui étais tout étendue sur le lit. Je sentis pour lors entre mes cuisses je ne sais quoi de dur et de pesant qui était rempli de chaleur : il me le poussa dans cette fente avec beaucoup de violence ; mais ramassant toutes mes forces, je me jetai sur le côté et me débarrassai de lui par ce moyen, en mettant ma main au-devant de cet endroit où il voulait entrer. *Tullie* : Comment ! tu pus avec la main parer un si grand coup et mettre bas un si brave cavalier ? Tu ne seras peut-être pas toujours si forte. *Octavie* : Oui, je le pus, ma cousine. « Ah ! méchant, lui disais-je, qui t'oblige à me faire tant de mal ? Par quel fait ai-je attiré ce mauvais traitement ? Ah ! si tu m'aimes, Pamphile !... » En disant cela je pleurais, et j'étais tellement troublée que je ne me reconnaissais plus, et à peine avais-je le jugement libre. *Tullie* : Pamphile ne put donc te percer de sa pique, ni se rendre maître de la place ? *Octavie* : Non, parce que j'en détournai le coup ; mais hélas ! si vous saviez, Tullie, je me sentis tout aussitôt arrosée (nue comme j'étais jusques au nombril) comme d'une pluie que le soleil aurait échauffée ; j'y portai imprudemment la main ; mais je n'eus pas plus tôt touché cette liqueur, dont la fureur de Pamphile m'avait mouillée, que, l'ayant trouvée épaisse et visqueuse, j'en conçus je ne sais quelle horreur. [*Académie des dames*.]

PRÉCAUTIONS À PRENDRE POUR LE COÏT. Garde-toi bien, dans le coït, de faire monter la femme sur toi : dans cette position, il est à craindre que quelques gouttes du liquide vaginal, venant à s'introduire dans le canal de ta verge, il ne te survienne une urétrite suraiguë. Evite, après la copulation, un travail violent, qui pourrait, dans cette situation, avoir sur ta santé une influence fâcheuse, mais abandonne-toi au repos pendant un moment. Lorsque tu auras retiré ta verge du vagin de la femme, ne la lave pas avant que son irritation ne se soit un peu calmée ; alors lave-la, ainsi que son œil (méat urinaire), avec la plus grande précaution. Du reste, sois avare d'ablutions pour ton membre. Ne le retire pas non plus de la vulve immédiatement après avoir éjaculé, parce que cela fait venir des chancres. [*Jardin parfumé*, généralités 3.]

PRÉCAUTIONS INUTILES (LES). On raconte qu'un homme avait une femme douée de toutes les beautés et de toutes les perfections : elle était comme la lune dans la nuit de sa plénitude. Lui était très jaloux, car il connaissait toutes les ruses des femmes et leurs manières d'agir. Aussi ne sortait-il jamais sans fermer soigneusement la porte de la maison et celle de la terrasse. Un jour sa femme lui dit : « Pourquoi agis-tu ainsi ? — C'est parce que je connais vos ruses et vos coutumes ! répliqua-t-il. — Ce n'est pas en agissant de cette façon, dit-elle, que tu réussiras. Car certes ! lorsqu'une femme veut une chose toutes les précautions sont inutiles. — Peu importe ! répliqua le mari ; il est toujours plus prudent de fermer les portes. — Non, reprit la femme, car la clôture des portes ne sert à rien, si la femme s'est mis une fois dans la tête de faire ce à quoi tu penses. — Eh bien ! si tu peux faire quelque chose, s'écria le mari, fais-le ! » Dès que son mari fut sorti, la femme monta tout en haut de la maison et fit, dans le mur, une petite ouverture par laquelle elle se prit à regarder ce qui se produisait au-dehors. A ce moment, un jeune homme vint à passer dans la rue. Il leva les yeux, vit la femme et désira la posséder. Il lui dit : « Comment puis-je arriver à toi ? » Elle lui apprit qu'il n'y avait aucun moyen, et que les portes étaient fermées. « Comment donc pourrions-nous nous réunir ? » reprit-il. Elle lui répondit : « Je ferai un trou dans la porte de la maison ; toi, guette mon mari, lorsqu'il reviendra de la prière du soir, et quand, ayant ouvert et refermé la porte, il aura pénétré dans l'intérieur, fais passer par ce trou ton membre, auquel je ferai rencontrer ma vulve. Tu me coïteras ainsi : de toute autre manière ce serait impossible. » Le jeune homme guetta en effet le mari jusqu'à sa rentrée de la prière du soir et, dès qu'il l'eut vu pénétrer dans sa maison et refermer la porte sur lui, il alla au trou qui y avait été pratiqué afin d'y faire passer son membre. La femme était également sur ses gardes. Dès qu'elle vit son mari dans la maison, et même pendant qu'il était encore dans la cour, elle alla à la porte sous prétexte de s'assurer si elle était bien fermée ; puis, s'empressant de placer sa vulve en face du membre qui sortait du trou, elle l'introduisit tout entier dans son vagin. Cela fait, elle éteignit la lampe et appela son mari, en le priant d'apporter la lumière. Il lui demanda : « Pourquoi ? — Le bijou que je porte sur ma poitrine est tombé, et je ne puis le retrouver », répondit-elle. Il arriva alors avec une lampe. Le membre du jeune homme était encore dans la vulve à ce moment et venait d'éjaculer. « Où est donc tombé ton bijou ? demanda le mari. — Le voilà ! » s'écria-t-elle, et, se retirant précipitamment, elle laissa à découvert la verge de son amant, qui apparut sortant de la vulve et encore toute dégoûtante de sperme. A cette vue le mari tomba par terre de rage. Dès qu'il fut relevé, sa femme lui dit : « Eh bien ! et ces précautions ? — Que Dieu me fasse repentir ! » fut sa réponse. Apprécie, d'après cela, les ruses des femmes et ce dont elles sont capables ! [*Jardin parfumé*.]

PREMIÈRE FOIS (LA) [1]. *Fanchon* : La première fois qu'il me fit cela, j'étais sur le lit assise. Quand il entra dans la chambre, il me salua d'abord et me demanda comment je me portais. Lui voyant que je demeurais muette et quasi comme interdite, il prit un peu plus de hardiesse et s'efforça de me baiser. Je le laissai faire sans beaucoup lui résister. S'étant retiré après pour me considérer, il vit que j'étais devenue toute rouge de honte et que je n'osais le regarder, ce qui fut cause qu'en s'approchant aussitôt il me dit : « Tu rougis, m'amour ; baise-moi encore un coup. » Et ce disant il me baisa, mais il demeura un peu plus longtemps à ce baiser qu'à l'autre, parce qu'il avait mis sa langue dans ma bouche, et, je ne vous mentirai point, cette façon de baiser me plaît extrêmement. Si bien que voyant que c'était une affaire qu'il faut, et qu'à toutes choses il y a commencement, je pris une ferme résolution de complaire à tout ce qu'il me ferait. Je reçus donc sa langue sous la mienne, où il la fit frétiller longtemps, et demeurai ainsi collée avec lui, goûtant, sans penser à autre chose, le premier plaisir, tandis qu'il glissa sa main sous mon mouchoir de col, où il me prit les tétons, qu'il mania l'un après l'autre, et puis la coula dans le sein le plus avant qu'il put. Voyant qu'il ne me pouvait atteindre plus avant, il la tira dehors et la posa sur mes genoux, et toujours en me baisant il leva petit à petit ma jupe avec les doigts, et me venait à toucher enfin le dessus de la cuisse. Il tressaillit d'aise et s'étant serré plus fort contre moi en pressant mes cuisses, pour me dire qu'il n'avait jamais senti de chair si douce, son chapeau, qu'il avait mis sur son genou, tomba à terre, et ayant aussitôt porté les yeux en cet endroit, par curiosité, je vis, le long de sa braguette, une longue enflure qui poussait et tâchait à sortir dehors. Je songeai aussitôt à cet engin raide que portent les hommes pour pisser, comme vous m'aviez dit, et avec lequel il devait me donner du plaisir. Je me doutai bien alors que nous passerions plus outre et que nous ferions quelque chose, ce qui fut cause que je me levai pour aller fermer la porte, de peur que par hasard nous ne fussions surpris par la servante, qui était en bas. M'ayant demandé où j'allais, et ayant eu peine à me laisser aller, je vis qu'il rajustait cela par-dedans, et quand je fus retournée (même je descendis pour donner de l'occupation à la servante, afin que pour quelque bruit elle ne vînt à interrompre notre plaisir), ainsi assurée que je fus, je m'en allai droit à lui, qui me sauta au col dès aussitôt qu'il me vit et ne me voulut point laisser asseoir sur le lit comme auparavant, mais me tira debout entre ses jambes et m'étreignit de toute sa force, et croyais d'abord qu'il me voulait étouffer, et je lui dis ma pensée, mais il me dit : « C'est que je t'aime, mon cœur. » Et ainsi disant, il fourra la main derrière par la fente de ma jupe, et tirant peu à peu la chemise, il fit tant qu'il me vint à toucher les fesses, lesquelles il trouva fermes et rebondies, et de l'autre main qu'il avait libre, il me prit la mienne et s'aventura, en me regardant, de la mettre, comme sans y penser, sur sa braguette. Je sentis donc cela qui était dur et qui se poussait en avant contre ma main, et voyant que je n'en témoignais aucun semblant, il se déboutonna par là. Fourrant ma main dedans, il me dit : « Touche, m'amour ; touche, mon cœur. » Je vis qu'il était bien aise que je lui touchasse ; je fis donc ce qu'il voulut et me laissai doucement forcer à lui complaire, et il semblait qu'il dût mourir d'aise à chaque atteinte que je lui donnais, car tantôt il me disait, en conduisant ma main : « Touche ici, touche là, et plus bas, aux couillons, m'amie ; sens-tu les poils ? Reviens ici, empoigne et frotte haut et bas. » Après quoi, il dit : « Je veux que tu le voies. » Et tout disant cela, il me le fit tirer hors de la braguette, dont je fus étonnée de la forme et grosseur qu'il avait, car il est fait tout autrement quand il est dur que quand il est mol. Il s'aperçut de mon étonnement, et me dit : « Tu ne sais pas, m'amour, où il faut que cela entre, et cependant tu as un endroit sur toi propre à le recevoir. » Lors, s'émancipant tout d'un coup, il me troussa la chemise tout autour et me découvrit le ventre et les fesses, se plaisant à les patiner, et puis tantôt il me touchait du vit les cuisses, tantôt les hanches, tantôt revenait aux fesses et au ventre, après entre les poils de ma rouge motte, et puis incontinent après il vint au trou mignon. Il me prit, dis-je, par le con, où il s'arrêta quelque temps, me pressant les deux babines l'une contre l'autre et quelquefois passant les doigts entre les poils qui sont dessus la motte, laquelle il empoigna aussi, faisant par ce moyen entrouvrir la fente de ma nature. Après il me fit rebuter un peu en arrière, et passa les genoux entre les miens, et soulevant un peu le cul, dévala son haut-de-chausses, et ayant rangé sa chemise, il prit son affaire dans sa main et me fit approcher. Je sentis cela raide contre la motte, et je connus qu'il le voulait mettre dedans. Il m'ouvrit premièrement les deux babines avec les deux mains, et poussa deux ou trois coups assez fort et m'élargit beaucoup, mais il ne put entrer davantage, parce qu'il me fit mal, et fut obligé de s'arrêter un peu, à la prière que je lui en fis. Et s'étant un peu mieux rajusté que devant, il me fit plus ouvrir les cuisses et poussa son affaire un peu plus avant, mais je le forçai encore de s'arrêter. Il me disait bien que je prisse patience, que ce n'était qu'un petit mal, et que quand cela aurait une fois trouvé passage, il n'aurait plus de peine à entrer par après ; que cela lui faisait bien mal aussi comme à moi, mais qu'il se contraignait pour l'amour de moi. Je me contraignis donc aussi pour l'amour de lui, et il en fit entrer deux ou trois doigts à bonne mesure, sans lui résister, et me tenant ainsi enconnée, il me conjurait assez de souffrir le reste. Voyant que je ne voulais pas, il voulut essayer une autre posture. Il se lève donc et me renverse sur le lit et se couche sur moi, mais je le sentis trop pesant. Il soulève mes deux cuisses sur ses deux bras, et ainsi me soulageait un peu, se tenant debout contre les bords du lit, car il n'appuyait pas tant, mais je trouvai toujours une telle rudesse à me sentir ouvrir par son gros engin, que je ne le pus souffrir. Dans cette inquiétude, il se retira tout de dédit, et moi je me vis tout entrouverte au bas du ventre. Il revient et me baise, il manie mon con, il met le doigt dedans pour voir ce qu'il a opéré, et ne sachant plus que faire, se met à se promener par la chambre jurant, maugréant, tandis que je m'étais recouverte. A la fin, il manie piteusement son affaire devant moi, et il avise un pot de pommade qui était sur la cheminée ; il le prend aussitôt et dit : « Bon, voilà qui nous servira bien. » En même temps, il en mit dans sa main et en frotta le manche haut et bas, pour le rendre plus coulant. Il me fit aussitôt mettre en posture dans une chaise et se mit à genoux devant moi, et la pommade le fit entrer plus avant ; après quoi, voyant qu'il ne pouvait encore rien faire, il me fit lever et mettre à quatre pattes sur le lit, et s'étant derechef frotté de pommade, il m'attaqua par-derrière. *Susanne* : Que de façons pour un dépucelage ! Vraiment mon ami n'en employa pas tant pour moi, il eut fait en moins de rien et si je ne me plaignis pas tant. *Fanchon* : Quoi que c'en soit, l'affaire se passa comme je vous le dis. Ma robe était donc troussée sur le dos, et me faisant raidir l'échine, je lui présentai assez beau. Ce nouveau visage l'émut si fort qu'il ne m'écouta plus ; il poussa et m'entrouvrit avec plus de facilité que devant, et fit tant à la fin, se remuant de cul et de tête, qu'il força la barricade. Je fus ravie en pâmoison. Il n'y a point de sucre ni de confitures qui soient si doux à la bouche que cela est au con ; le chatouillement se rendit universel par tous mes membres et fus comme évanouie. [*L'Ecole des filles*.]

PREMIÈRE FOIS (LA) [2]. « Sachant que je suis frigide, qu'as-tu à m'importuner de la sorte ? » et, ce disant, Bambine repoussa de toutes ses forces Egal, refusant par trois fois de le laisser approcher d'elle. Confronté à cette rebuffade inattendue et surtout à l'appétissant spectacle que lui présentait la nudité de sa chair parfumée, les nerfs d'Egal étaient mis à rude épreuve.

Lorsqu'il vit que Bambine croisait les jambes en faisant mine de ne plus vouloir les entrouvrir, il crut défaillir. L'envie de glisser coûte que coûte son sexe roide dans l'alléchante fente lui permit de reprendre le dessus. Le voyant à ce point décidé à parvenir à ses fins, la jeune fille commença à se détendre quelque peu. La verge d'Egal ne fut pas longue à remplir le vide qu'elle daigna lui offrir, interstice bien modeste, certes, mais qui permit néanmoins au vit de pouvoir frapper à la porte dont on lui refusait, un instant auparavant, l'ouverture. De fait, il y tambourina sans compter, mais sans non plus obtenir le moindre résultat. Bambine était vierge et il n'était pas si simple de la percer. Egal commençait à perdre son sang-froid. Rien ne le prédisposait, en effet, à affronter une telle résistance, d'autant plus pénible à assumer que celle qui la lui opposait était d'une beauté à se damner. Aussi, sans presque s'en rendre compte, il déversa sa liqueur blanchâtre sur les cuisses de son épouse. « Ah, amour de ma vie, confia-t-il, si tu ne consens à m'accueillir, je n'aurai plus qu'à aller retrouver cette fichue démone et, cette fois, tu n'auras plus qu'à t'en prendre à toi-même ! » La jeune fille resta coite. Un moment plus tard, Egal revenait à la charge, mais sans plus de succès. L'ayant prié à trois reprises de l'épargner, la jeune fille prit finalement la parole : « Pucelle je suis, alors rien ne sert de me sauter dessus et de me tarabuster de la sorte ! Comment le supporterais-je ? » Reconnaissant sa maladresse, Egal s'arma d'un peu de salive qu'il déposa sur l'objet de son attention. A le gamahucher sans avancer, il déchargea, utilisant aussitôt sa semence pour en enduire l'endroit. « Ma chérie, on dirait que cela glisse un petit peu mieux, fit-il remarquer un moment plus tard. Mais ne pourrais-tu pas écarter un petit peu plus les cuisses, que je tente une avancée en douceur ? » Les choses étaient engagées de telle façon que la pauvre Bambine ne pouvait rien faire d'autre que le laisser investir les lieux. D'un coup, il y fit pénétrer son engin d'un bon pouce, succès qui arracha un « ouille ! » de douleur à la jeune fille. Egal fit une courte pause pour reprendre illico sa progression, avançant d'un autre pouce. Bambine crut qu'un couteau la transperçait, mais cette fois elle ne lâcha pas le moindre cri, se contentant de mordre un coin de la couverture et d'endurer son mal en silence. Témoin de son supplice, et ce malgré son amour pour elle, Egal ne put se retenir d'avancer sa besogne par petits coups mesurés. De fait, il sentait que le chemin s'élargissait progressivement. « Ah ! Que valent les… nuits passées, face… à la jouissance de posséder un trésor encore inviolé ! Jamais, au grand jamais, je n'avais… de ma vie… atteint un tel plaisir, s'extasia le jeune homme tout à son affaire. — Cesse donc de parler et empresse-toi de la sortir, veux-tu ? implora sa compagne. — O épouse chérie, je t'en supplie… tiens bon… encore un instant, rien qu'un instant… que je… t'arrose… Nous dormirons enlacés… l'un dans l'autre, je te le promets. » Que pouvait faire Bambine, quand Egal lui barbouillait justement la motte de la semence que son vit venait de cracher en abondance ? Pas démuni pour autant, il la réenconna aussi sec. Cette fois, il lui sembla bien qu'il s'était enfoncé jusqu'à la racine. Il poussa donc en douceur, retirant lentement son organe, se creusant avec dextérité un chemin de plus en plus spacieux. Quand il répandit à nouveau sa sève, son corps tout entier fut traversé d'un frisson : « Ah ! chérie… tu me tues ! » Son exaltation perdit, tout à coup, de son intensité. S'armant d'une serviette en mousseline, il se mit en devoir d'essuyer les traces de sang. Ceci fait, il cacha l'objet sous la natte. « Alors, toujours indéflorable ? demanda la jeune fille. — Euh ! En tout cas, moi, je suis un sacré dépuceleur ! » répondit Egal en éclatant de rire, communiquant sa gaieté à la jeune fille qui s'esclaffa à son tour. Se pelotonnant l'un dans l'autre, les deux amants s'endormirent. [*Moine Mèche-de-Lampe*.]

PRESSANT (L'EMBRASSEMENT –). Lorsque, en se promenant, dans l'obscurité, l'un des deux amants presse le corps de l'autre avec force contre un mur ou un pilier, c'est l'*embrassement pressant*. [*Kâma Sûtra*, II, II.]

PRESSE-CUL (LE). Lorsque l'homme étant couché sur la femme, elle lui embrasse le derrière avec les jambes, cela s'appelle le *presse-cul*. [*La Putain errante*, 1760 b, manière 9.]

PRESSÉE (LA POSITION –). Lorsque les jambes sont contractées et maintenues ainsi par l'amant devant sa poitrine, cela s'appelle la *position pressée*. [*Kâma Sûtra*, II, VI.]

PRESSER. Lorsque le yoni est longtemps pressé par le lingam, cela s'appelle *presser*. [*Kâma Sûtra*, II, VIII.]

PRESSION EXTÉRIEURE (LA). Lorsque, sollicité de continuer, l'eunuque presse le bout du lingam avec ses lèvres serrées et le baise comme s'il voulait le tirer, cela s'appelle *pression extérieure*. [*Kâma Sûtra*, II, IX.]

PRESSION INTÉRIEURE (LA). Lorsque, sur une nouvelle invitation de poursuivre, il introduit le lingam plus avant dans sa bouche, le presse avec ses lèvres et ensuite le fait sortir, cela s'appelle *pression intérieure*. [*Kâma Sûtra*, II, IX.]

PRIÈRE (POSITION DE LA –). Fais placer la femme sur ses genoux et sur ses coudes, comme lorsqu'elle s'agenouille pour prendre la position de la prière. Dans cette posture, la vulve ressort en arrière ; c'est par là que tu l'attaques et que tu lui introduis ton membre. [*Jardin parfumé*, positions diverses, 6.]

PRIÈRE MUETTE (LA). Sa belle étant couchée sur le dos, l'amant, lui faisant face, s'étend entre ses jambes qu'il relève et écarte, puis, la langue travaillant l'anus, les lèvres conales et le boutonneau roidi, il astique sa chérie tout en lui branlant les nichons de la paume et de l'index. Cette prière muette, délicieux appel au plaisir exécuté par la langue et les doigts du donneur de joies, est la première posture que prennent les amants alors qu'il est question de pratiquer le bouffage du chat, la minette, ou descente au lac d'amour. Durant que le galant, postillonnant sa belle d'un doigt de la dextre, lui maniant et titillant un sein avec la gauche, ou bien lui branlant les deux nichons, la conduit vers l'Eden d'extase en la gamahuchant de la langue, il ne doit pas oublier que la gamahuche linguoconale doit se perpétrer en quatre temps et une infinité de mouvements... Les quatre temps du bouffage de chat sont les suivants : 1. *Le Picotement*. Allonger, appointir et durcir la langue travailleuse, en donner de petits coups secs et précipités autour du bouton pour l'allumer, le faire raidir et sortir de sa retraite, qu'on appelle en langage scientifico-amoroso « le capucin ». 2. *La Sangsue*. Prendre le bouton entre ses lèvres, le happer en aspirant longuement, tout en titillant la pointe du bout de la langue avec une extrême vivacité. Les flancs de la belle palpitent, ses yeux se convulsent, ses lèvres laissent échapper de mourants râles. Le spasme est proche. 3. *La Sonde*. Enfoncer alors la langue le plus profondément possible dans le con entrebâillé, bien doucement, comme on ferait avec le nœud ou le doigt, puis remonter au bouton, qu'on titille du bout de la langue, en allant de plus en plus vite… La mignonne jouit. 4. *Le Coup de balai*. On ramone alors avec la langue largement épanouie, le con tout gluant de mouille de l'aimée, après quoi on la bécote tendrement sur les lèvres. La jolie gamahuchée est morte de plaisir, tellement c'était perversement délicieux en tant que volupté majeure. [*Paradis charnels*, les folles caresses, 10.]

PROFIL (AU). Quand ils sont tous deux couchés sur le côté et face à face. [*La Putain errante*, 1760 a, position 20.]

PROFONDE (LA). La femme étant couchée sur le dos, le bassin bien relevé, les cuisses très écartées, son amant lui met son vit en bonne place, lui passe les bras sous les cuisses et lui attrape les hanches qu'il serre vigoureusement en l'attirant vers sa chair. Il va à fond et tous deux jouissent comme des dieux en rut. [*Paradis charnels*, l'idole sur le dos, 15.]

PYRAMIDE (LA). On fait asseoir une femme, on lui passe les jambes sur les deux épaules et, dans cette position, on lui insinue la verge dans la bouche, le plus avant qu'il est possible, elle vous chatouille incontinent l'anus avec le doigt, pour vous provoquer à des secousses violentes. Une autre femme est debout derrière la première, et s'approche assez près du fouteur pour qu'il puisse la gamahucher à son aise. C'est ce qu'on appelle la pyramide ; on peut l'exhausser à volonté, en répétant toujours les mêmes attitudes, jusqu'à la concurrence des forces de la femme qui sert de base. [*Travaux d'Hercule*, 11.]

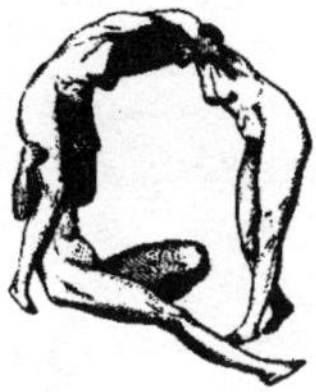

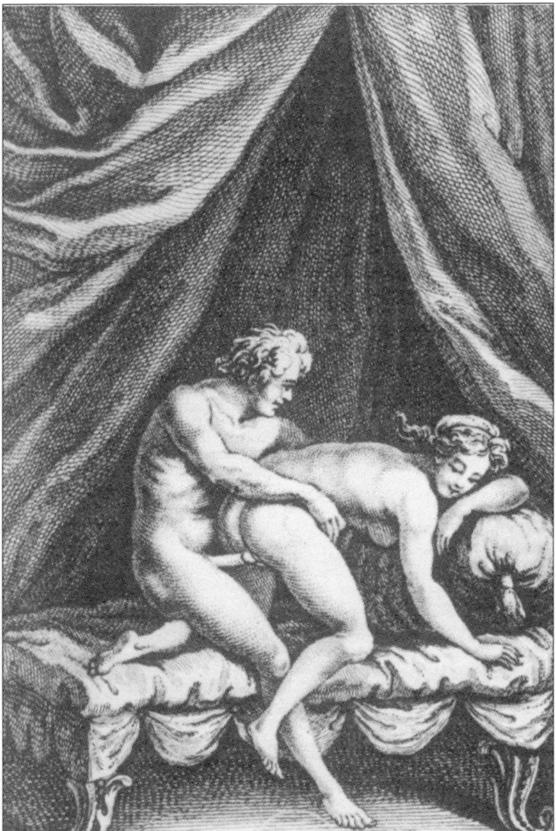

QUARTUMVIRAT. *Tullie* : La matrone me mena dans une chambre richement parée et me dit : « Il faut, ma fille, que je vous apprenne à quoi vous devez vous préparer. Vous n'êtes plus maîtresse de vous-même, et vous êtes destinée pour quatre vigoureux athlètes qui doivent entrer en combat avec vous. Il y a un Français, un Allemand et deux Florentins. » Je vis aussitôt entrer les quatre personnages dont il était question. Leur présence me troubla extrêmement et la couleur m'en monta au visage. « Faites choix, me dit-elle, de celui que vous voulez favoriser le premier, et prescrivez aux autres l'ordre et le rang que vous souhaitez qu'ils tiennent. » Je fus donc obligée d'obéir, et je donnai au Français appelé Acaste mon mouchoir pour signe de préférence, puis j'ordonnai qu'au Français succéderait Marius, à Marius Conrad, et à Conrad Fabrice. Acaste commença le premier. Me prenant par la main, il me mena dans un coin de la chambre couvert d'un grand rideau de soie. Il n'y avait point d'autre commodité qu'un petit lit de damas bleu. Acaste me renversa et de l'autre il me leva ma jupe. Il quitta en même temps ses caleçons et me fit voir un gros vit, dont la tête extrêmement rouge et animée me menaçait d'un furieux combat. S'étant donc jeté sur moi, il m'enfila, et poussa ensuite le plus vigoureusement qu'il put. Il se remuait avec une agilité et une adresse merveilleuses ; pour moi, j'étais immobile. « Ah ! charmante Tullie, me dit-il, vous êtes plus savante que vous ne voulez paraître ; favorisez-moi tout au moins, à présent que je suis prêt de finir cette attaque. » Je lui obéis ; mais je n'eus pas sitôt remué le derrière, que je me sentis en même temps arrosée d'une douce liqueur qui me ravit jusqu'au ciel. Ce fut alors que je me dépouillai de toute ma pudeur ; je n'eus égard ni à l'honneur, ni à l'honnêteté ; je perdis même le souvenir de ce que j'étais ; et parmi cette confusion de plaisirs, je déchargeai avec des transports extraordinaires. Acaste n'eut pas plus tôt fait son affaire qu'un autre prit sa place ; ce fut Conrad : c'était un bon Allemand, mais fort grossier. « Avec votre permission, Madame, dit-il en m'abordant, je m'abstiendrai de paroles, et ne vous parlerai que par les effets. » Il m'enconna là-dessus sans grande cérémonie ; et à la quatrième ou cinquième secousse, le chatouillement de la décharge de sa semence causa une seconde éjaculation de la mienne. « Pourquoi, Conrad, lui dis-je, n'avez-vous pas suivi l'ordre que j'avais donné ? Vous savez bien que Marius devait venir le second. – Cela est vrai, reprit-il, mais nous sommes ainsi convenus ; les Florentins viendront ensemble. Je crois même, poursuivit-il, qu'ils chercheront la volupté dans un chemin différent du nôtre ; car cette nation traite les Français et les Allemands d'insensibles, de ce qu'ils ont horreur de prendre ailleurs leur plaisir que dans la voie ordinaire. » Conrad ne se fut pas plus tôt retiré, que voilà les deux Florentins qui viennent. Après quelques petites badineries de part et d'autre : « Levez vos jambes, aimable déesse », me dit Fabrice. Je les levai ; alors il se coucha sur moi et m'enfonça son membre jusqu'aux gardes. Marius cependant me tenait toujours les cuisses élevées ; et mettant ses mains sur mes hanches, il me remua les reins avec une vitesse incroyable. Je t'avoue, Octavie, que cette sorte de mouvement est bien luxurieuse, qu'elle cause un plaisir extrême. « Ah ! doucement, je brûle ! » leur criais-je, et je sentis en même temps la décharge de Fabrice, qui ne me causa pas peu de volupté. Il n'eut pas plus tôt levé l'ancre, que Marius prit sa place. [*Académie des dames*.]

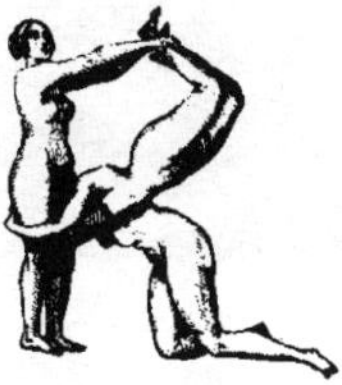

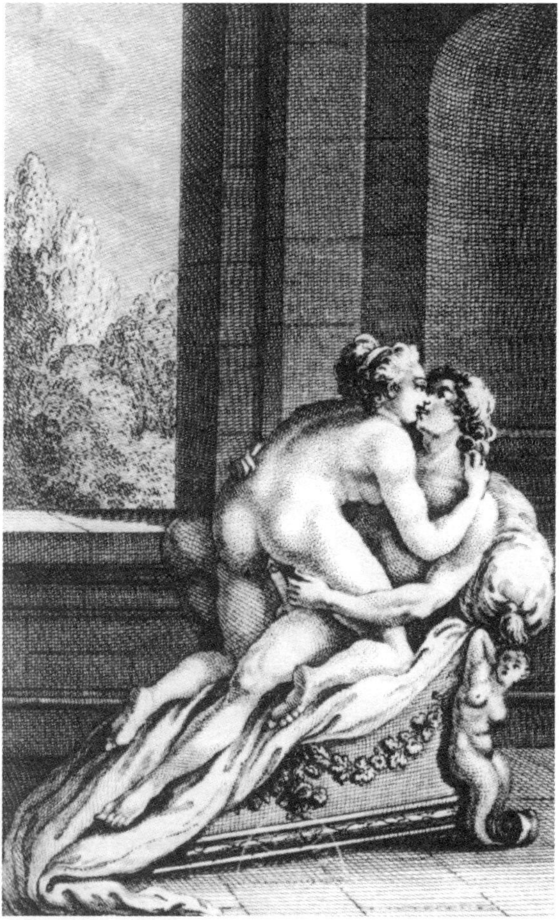

RAFRAÎCHISSANT (LE NAYK –). La femme se met sur le dos, l'homme rampe sur les genoux tout doucement vers elle, lui prend les jambes et les met sur ses épaules. Il lui frotte les deux lèvres et la pénètre avec vigueur. Chaque fois qu'il sent qu'il est juste au milieu, il se retire, attendant que son excitation décroisse. Ensuite, il l'ajuste derechef jusqu'à l'orgasme. C'est le *nayk* rafraîchissant. [*Bréviaire arabe de l'amour*, positions couchées, 7.]

RAPPROCHEMENT (LE MOUVEMENT DU –). L'homme remue comme d'habitude et suivant sa volonté, puis il s'arrête ; la femme, maintenant le membre en place, remue à son tour comme l'homme, puis elle s'arrête ; et l'homme reprend le mouvement. Ils continuent ainsi jusqu'à ce qu'ils éjaculent simultanément. [*Jardin parfumé*, mouvement 3.]

RATE TRITURÉE (LA). La femme se met sur le côté gauche, les jambes tendues, la tête tournée à l'arrière ; l'homme la prend par-derrière, enroule sa cuisse avec sa jambe, lui met une main sous le ventre et l'autre sur la poitrine. C'est la rate triturée. [*Bréviaire arabe de l'amour*, positions sur le côté, 1.]

REBOURS DE LA BÊTE À DEUX TÊTES (LE). Le cavalier se couche sur le dos, le vit en l'air et bien roide ; la fille se place sur lui à contresens, la tête tournée du côté de ses pieds, en observant que son con soit placé bien vis-à-vis le piquet de son fouteur ; elle l'empoigne et le niche elle-même. Il ne reste plus qu'à entraider par des secousses mutuelles pour le faire entrer plus avant : le plaisir acquiert de la vivacité à mesure qu'il pénètre davantage. [*Quarante manières*, 38.]

REBOURS DE LA CAVALCADE (LE). La fille se couche sur le ventre et met sous elle le traversin de son lit, simple ou double, en observant qu'il soit placé au niveau de sa motte ; les fesses ainsi relevées, elle le présente beaucoup plus beau. Son fouteur se couche sur elle, presse ses cuisses entre ses genoux, et l'enconne ferme. Mais il faut être nerveux et riche en pièces, pour tirer bien parti de cette façon-là. Par malheur, c'est un avantage que tout le monde n'a pas. [*Quarante manières*, 15.]

REBOURS DE LA CHINE (LE). La fille doit être à genoux, le cul sur les talons, la tête appuyée sur ses deux bras, et comme prosternée sur le lit, en sorte qu'elle offre au vit du fouteur son con bien à découvert. Celui-ci, à genoux derrière elle, le lui pose et l'enfonce avec vigueur. Il est sûr que de cette manière, si Priape est puissant de taille et de sucs, elle sera foutue d'importance. Car ici tout est profit ; et, en fait de plaisir, rien n'est à négliger. [*Quarante manières*, 16.]

RECETTE POUR GUÉRIR LES BANDE-À-L'AISE. Lorsqu'un fouteur en est venu au point de faire long feu, de rater, enfin de ne plus bander, il consulte un médecin, un charlatan, qui lui conseille d'avoir recours aux aphrodisiaques, de se frotter le vit et les couilles avec de la teinture de cantharides, du musc, du borax, et autres drogues ; tout cela n'est que de la fouterie de pauvre, on bandoche un moment, on baise en vit mollet, et le remède est pire que le mal. Fouteurs ! ayez recours à la nature, c'est une bonne mère, elle n'abandonne jamais ses enfants. C'est l'imagination qu'il faut ranimer, raviver, remonter, régénérer : pour y parvenir, voici le moyen qu'il faut employer. Réunissez chez vous cinq ou six femmes, bien garces, bien putains, bien dévergondées, qui ne rougissent de rien, et qui foutraient en plein midi, dans la rue, sur une borne ; après les avoir bien mises en train avec des liqueurs, du vin de Champagne, etc., placez au milieu de votre salon un canapé sur une table, de manière à ce que vous soyez à la hauteur des glaces. Lorsque toute la bande joyeuse sera sans chemise, mettez-vous sur le canapé : que les femmes vous entourent, qu'elles vous branlent, vous donnent le postillon, qu'elles se gamahuchent, qu'elles se montrent à vous de toutes les manières, dans toutes les postures. Les glaces vous les offriront sous tous les points de vue, alors vous banderez, car il y a de quoi ressusciter un mort. Deux ou trois séances vous rendront votre vigueur primitive, nous vous en répondons sur parole. [*Science pratique*, 23.]

RÉCONCILIATION (LA). Le cavalier et sa fille, couchés sur le côté en face, s'embrassent et s'unissent de manière que le vit entre de lui-même ; s'il s'égare, qu'une main féminine le ramène au centre. Cela fait, ils se serrent réciproquement entre leurs bras, s'allongent, se replient jusqu'à ce qu'ils se trouvent bouche à bouche, sein contre sein, ventre contre ventre ; ensuite par de légers mouvements, on attire le plaisir. [*Quarante manières*, 22.]

RELATIONS DU COURS D'EAU SINUEUX. Au troisième jour de la troisième lunaison, au Japon comme en Chine, a lieu la réunion du cours d'eau sinueux. On se rend au bord d'une eau courante, hommes et femmes de chaque côté du ruisseau, se faisant face. Du haut du ruisseau coulent à la surface des coupes de saké, et les hommes s'unissent aux femmes vers lesquelles l'une de ces coupes s'est dirigée. On considère comme un honneur, pour l'homme, d'avoir accompli un acte avant que n'arrive une autre coupe invitant à une autre rencontre. A la fête des Poupées aussi, comme exercice de devoir conjugal pour une épouse, mari et femme s'unissent fréquemment. Pour les poupées placées debout, celle qui représente une femme est prise par le derrière, exhibition qui, dit-on, excite les spectateurs. [*Manuel de l'oreiller pour posséder les femmes*.]

RELIGIEUSE (LA). La belle au lit, à dada sur son amant, pose ses mains sur les épaules de l'aimable fouteur et, à genoux, va du bouton *furioso* sur le gland du priape écumant. [*Paradis charnels*, à dada, 13.]

RENVERSE (À LA). *Donne-moi la langue, appuie les pieds au mur, / Serre les cuisses et tiens-moi ferme, ferme. / Laisse-toi aller à la renverse sur le lit, / Car de rien autre que de foutre je n'ai cure. // — Holà ! traître, comme tu as le vit dur ! /— Oh ! comment ? au bord du con je me morfonds ! / De te le prendre un jour en cul je te promets, / Et t'affirme le faire sortir propre. // — Je vous remercie, chère Lorenzina, / Je m'efforcerai de vous servir ; allons, poussez, / Poussez, comme le fait la Ciabattina. // J'achèverai à l'instant ; et vous, quand le ferez-vous ? / — Tout de suite ! donne-moi toute la langue ; / Je meurs ! — Moi aussi, et vous en êtes cause ; // Enfin, achèverez-vous ? / — Oui ! oui ! j'achève ; mon Seigneur ! / A l'instant j'achève. — Et moi aussi, oh ! Dieu !* [*Sonnets luxurieux*, 13.]

RENVERSE-MOI ET AJUSTE-LE (LE NAYK –). La femme est couchée sur le dos, l'homme lui soulève les jambes en la maintenant par la taille. Tous les deux se trémoussent. C'est le *nayk* « renverse-moi et ajuste-le ». [*Bréviaire arabe de l'amour*, positions couchées, 6.]

RÉPÉTITION (LA). *Tullie* : Je contemple, mon amour, avec un sensible plaisir le champ de Vénus, j'admire sa beauté ; il est serré, il est étroit, il est semé de roses, et ses charmes seraient assez puissants pour faire descendre les dieux sur la terre. *Octavie* : Je crois que tu es folle, Tullie, de me baiser, de me regarder ainsi dessus et dessous : je ne vois rien dans toutes les parties de mon corps qui surpasse la beauté du tien ; et tu n'as qu'à arrêter ta vue sur toi-même pour satisfaire ta curiosité. Je t'accorde tout ce que tu souhaites : mais je sais que d'une fille comme je suis, tu ne peux recevoir aucun contentement ; et je ne puis concevoir aucun plaisir dont tu puisses pareillement me divertir, étant du même sexe que moi. Ce n'est pas que je ne puisse jeter les yeux sur ton visage, que je ne m'imagine voir un jardin planté de lis et de roses ; souffre que je me serve de ces termes. *Tullie* : C'est toi, friponne, qui as un jardin où Pamphile cueillera des fleurs, et goûtera des fruits plus délicieux que la viande des dieux. *Octavie* : Je n'ai point de jardin que tu n'aies pareillement, aussi fécond en fruits que le mien. Car qu'est-ce que tu entends par ce jardin ? Où est-il planté ; quels en sont les fruits ? *Tullie* : Le jardin dont je te parlais, c'est cette partie qui est placée au-dessous du bas-ventre, au milieu d'une petite montagne, revêtue d'un poil follet : ce coton est une marque assurée qu'une fille est dans sa maturité et que la fleur de sa virginité est bonne à cueillir. On donne plusieurs noms à cet endroit du corps ; la folie des amants le leur fait appeler quelquefois *un navire*, *un champ*, *une bague*, etc., mais le terme le plus commun, c'est *un con*. Admire, Octavie, la situation de cette partie (retire donc ces draps de dessus toi, tu crains bien d'amasser du froid). Ne crois pas qu'elle soit placée entre les cuisses pour aucune marque d'ignominie qu'elle porte avec soi, comme pensent nos dévots ; mais seulement pour en rendre l'usage plus facile et plus voluptueux. Cette petite élévation que tu vois revêtue de cette mousse cotonnée s'appelle *LE MONT DE VÉNUS* ; c'est une montagne, Octavie, que ceux qui sont assez heureux de la monter préfèrent au Parnasse, à l'Olympe et à toutes les plus fameuses de l'Antiquité. *Octavie* : Ah ! que ton entretien est charmant, et que je t'abandonnerais de bon cœur la jouissance de toutes les parties de mon corps, que tu sembles tant désirer, pour goûter en échange les douceurs de ta conversation ! *Tullie* : Embrasse-moi donc, ma très chère, et soulage par tes baisers la violence de l'amour que je ressens pour toi, ne refuse pas à mes yeux et à mes mains les plaisirs que tu peux leur accorder ; cela ne fera point de tort, ni à Pamphile ni à toi. Mais hélas, que tous mes efforts sont inutiles ! qu'ils sont vains ! et que je suis misérable de ne pouvoir éteindre le feu qui me consume ! *Octavie* : Je te fais la maîtresse de mon corps, et je t'accorde la jouissance de cette partie que tu chatouilles, si elle peut contribuer à ton contentement ; ta volonté peut te servir de règle dans toutes tes recherches. *Tullie* : Tu me fais donc la maîtresse de ce chemin qui conduit au souverain bien. Ah ! j'en vois la porte ; mais hélas ! je ne puis me servir du pouvoir que tu me donnes : je n'ai point de clef pour l'ouvrir, point de marteau pour frapper, ni aucun autre instrument qui puisse m'en faciliter l'entrée. Ah, Octavie ! permets-moi de faire une tentative. *Octavie* : Ah, Dieu ! à quel jeu veux-tu jouer en t'étendant de la sorte sur moi ? Quoi, bouche contre bouche, sein sur sein, ventre sur ventre ! Dis-moi donc ton dessein dans ce badinage ? Faut-il que je t'embrasse comme tu me serres ? *Tullie* : Oui, mon petit cœur, accorde-moi cette grâce et ne refuse point mes caresses, puisqu'elles ne te peuvent donner que du plaisir. Ouvre les cuisses, et les élève sur les miennes : voilà qui est bien ; tu as été aussi ponctuelle à m'obéir, que j'ai été prompte à te commander. *Octavie* : Ah, ah ! Tullie, comme tu me presses ; ah, dieux ! quelles secousses ! Tu me mets toute en feu, tu me tues par ces agitations : éteins au moins ces flambeaux, car j'ai honte que la lumière soit témoin de ma patience. Crois-tu, Tullie, que je souffrisse cela d'une autre que de toi ? *Tullie* : Ma chère Octavie, mon amour, embrasse-moi entièrement et reçois… ah, ah, ah ! je n'en puis plus, je décharge ; ah, ah, ah ! je meurs de plaisir ! *Octavie* : Retire-toi, Tullie, tu m'accables par le poids de ton corps. Quoi ! tu ne dis rien ? As-tu perdu la parole ? *Tullie* : Ah ! c'en est fait, ma déesse, j'ai été ton mari, et tu as fait l'office de femme : jamais (je te jure), je n'ai ressenti de plus douce volupté que celle que j'ai goûtée dans tes embrassements. [*Académie des dames*.]

REPOS DE LA PINE (LE). La femme s'incline légèrement ; l'homme lui maintient les hanches fermement et la pénètre. C'est le repos de la pine. [*Bréviaire arabe de l'amour*, positions inclinées, 1.]

RÉPRIMANDE (LE NAYK DE LA –). A demi assise, la femme saisit ses pieds ; l'homme la prend en essayant de ne pas lui faire perdre l'équilibre. C'est le *nayk* de la réprimande. [*Bréviaire arabe de l'amour*, positions inclinées, 8.]

REPRISE DES ACTIVITÉS. Le premier jour de l'an est dit celui de la reprise des activités et, de l'Empereur jusqu'aux sujets de son peuple, tout le monde se livre à la reprise des rencontres sexuelles. Jadis on décorait les poils du devant des femmes, en les séparant de droite et de gauche comme des brins de paille, en accrochant des algues laminaires au clitoris. Sur le gland de la verge des hommes, on posait un objet en forme de casque, appelé « chapeau rond », et lors avait lieu la première prise. C'est pourquoi il est aussi l'appellation de « joyau nouveau ». Le sens en est le suivant : « purifier la porte des joyaux et baiser pour la première fois de l'année ». [*Manuel de l'oreiller pour posséder les femmes*.]

REPTILE (L'ENLACEMENT DU –). Lorsqu'une femme, se cramponnant à un homme comme un reptile s'enlace à un arbre, attire sa tête vers la sienne dans l'intention de le baiser et, faisant entendre un léger son de *soûtt soûtt*, l'embrasse et le regarde avec amour, cet embrassement s'appelle l'*enlacement du reptile*. [*Kâma Sûtra*, II, II.]

RESSOURCÉ (LE NAYK –). La femme se met face contre terre, et elle arque comme il se doit ses fesses. L'homme vient sur elle, la pénètre par le fondement. Il lui fait tourner la tête pour l'embrasser sur les lèvres et l'enlace vigoureusement jusqu'à la fin de l'acte. C'est le *nayk* ressourcé. [*Bréviaire arabe de l'amour*, positions couchées, 5.]

RÉTIVE ASSOUVIE (LA). Biying s'approcha pour lui murmurer : « Je ne saurais te reprocher la peine que tu éprouves. Mais cette nuit est pour nous deux le moment du bonheur. Abandonne tous tes soucis et tourments ! » A ces mots, elle ne put que retenir ses larmes. De peur qu'elle ne levât les yeux et le reconnût, Biying souffla toutes les lumières et l'entraîna.

Elle s'assit sans lui prêter attention. Il la prit dans ses bras et la posa sur le lit, lui-même ôtant son bonnet et ses vêtements. Il revint la prier de se coucher. Elle s'y refusait mais ne pouvait l'empêcher de lui dénouer les ceintures. « Il me serait difficile d'y échapper », pensait-elle. Mais comment s'y résigner quand on a le cœur en peine ? « Ce serait pire si je ne me soumettais pas », se disait-elle. Force lui fut d'ôter sa petite culotte et de se coucher, tournée vers l'extérieur du lit. Enflammé de désirs, Biying avait peine à se contenir. Il cherchait à la retourner en avançant le bras, mais elle s'agrippait des deux mains à la barre du lit : impossible de la renverser. N'y tenant plus, il introduisit, faute de mieux, son membre par-derrière. Bien qu'il ne pût le lui enfoncer commodément, il tirait le meilleur parti de ce champ d'action limité. On commençait à entendre un bruit de clapotis. Le nouveau marié y mettait toutefois un tel entrain qu'elle ne pouvait s'empêcher d'en être toute remuée. « Faudrait lâcher prise, lui souffla-t-il, c'est le moment de décrocher… » Elle poussa un soupir et ouvrit les mains. Il la renversa et fit pénétrer le tenon dans la mortaise, jambes en l'air. Le nouveau marié lui parut à peu de chose près aussi bien armé que son amant d'autrefois. Elle en était fort aise, au point d'oublier l'amertume de ces derniers temps. Elle savourait maintenant les joies de cette première nuit. Lui n'avait pas fini de brûler. Il la besognait avec une telle vigueur qu'elle se sentait à moitié morte. A la cinquième et dernière veille, il s'activait encore. Elle n'en pouvait plus : « Il te faut savoir quand ménager ta partenaire. » Ce qui le fit rire. Il s'arrêta. Il faisait jour depuis longtemps quand ils se réveillèrent. Il se glissa hors du lit et s'habilla. Il ouvrit la porte, referma les vantaux et s'en fut faire ses ablutions chez les filles, fort content de lui. Il s'arrêta chez un parfumeur pour acheter un aphrodisiaque en grains. Introduits dans le vagin, ils provoquaient d'insupportables et brûlantes démangeaisons que soulageaient les mouvements du membre viril, apportant alors une merveilleuse détente par tout le corps. Il acheta quelques grains qu'il cacha sur lui et partit à la recherche du geôlier Li. Ils entrèrent dans une taverne et burent gaiement jusqu'à ce que, la nuit tombée, Biying, tout à sa joie, s'excusât et prît congé. Il trouva sa maison sans lumière, ouvrit les vantaux et entra. De l'étage une voix demanda : « Qui est-ce ? — C'est moi. Je suis de retour. » Yuexian se déshabilla en poussant un soupir, mit la tête sur l'oreiller et fut rejointe par son compagnon. Il la serra dans ses bras, la baisa sur la bouche et, en feignant de lui caresser le sexe, ne tarda pas à lui glisser à l'intérieur le grain d'aphrodisiaque. Puis il se mit à lui pétrir les deux seins. A la voir tendre et rétracter les jambes, il comprit que le produit agissait. Il feignait de ne pas s'en apercevoir. Elle glissa la main vers son vagin pour se gratter ; elle aurait voulu la retirer, embarrassée, mais la démangeaison devenait insupportable. Il se dit que le moment était venu de la faire jouir d'une telle façon qu'elle lui serait définitivement attachée. « Voilà plusieurs nuits de suite que j'ai passées au mont-de-piété sans dormir. Je me sens fatigué. J'aimerais que tu me montes dessus ; tu veux bien ? — C'est égal. Pourquoi pas ? » Elle se mit donc à califourchon sur lui, enveloppant son membre viril qui gonflait. Accroupie, elle agitait le cul qui la démangeait terriblement, se pâma une fois, mais sans pour autant mettre un terme à des mouvements désordonnés qui faisaient le délice de Biying. Il s'écria : « Ma chérie, c'est une position que tu ne pratiques pas pour la première fois, ce me semble. » Elle sourit sans répondre. « Tu n'es pas fatiguée ? » Elle ne lui prêtait plus attention. Remarquant qu'elle avait joui, il la renversa après quelques coups de côté, lui souleva ses lotus d'or et lui enfonça sa pousse de jade, envoyant l'âme de sa partenaire voler au septième ciel. Les reins agités de spasmes frénétiques, la langue tirée et le visage extasié, elle se mit à crier : « Je me meurs ! » Jamais elle n'avait connu jouissance égale à celle de cette nuit. [*Spectacles curieux du plaisir*.]

RIGOUREUSE (LA –). L'homme se couche sur le dos et allonge rigoureusement ses jambes. La femme vient alors s'asseoir sur ses jambes. L'homme la pénètre. C'est alors que la femme entoure avec ses jambes les fesses de l'homme afin de s'approcher au plus près de lui. [*Foutre en miroir.*]

RIVIÈRE À PIED SEC (PASSER LA –). Lorsque l'homme trouve que la femme est de la même taille que lui, pour faire voir son habileté en ce jeu-là, il la fait tenir debout ; il lui lève la jupe et la chemise, l'embrasse étroitement, la prie d'écarter un peu les cuisses, et, se tenant lui aussi sur ses pieds, il fait l'ouvrage. On appelle cela : *Passer la rivière à pied sec*. [*Rhétorique des putains*, 1794, 1.]

ROCAMBOLE (LA). Quand la femme se tient appuyée sur ses coudes, les fesses élevées, et que l'homme lui pousse son vit dans le cul, et le retire à l'approche du plaisir, pour le fourrer et décharger dans le con. [*La Putain errante*, 1760 a, position 36.]

ROCAMBOLE DE MILAN (LA). Il faut que la fille se mette à genoux sur un lit, la tête prosternée sur le matelas et le cul très élevé ; après lui avoir découvert ses fesses, en avoir un moment contemplé la rondeur, la fermeté, la blancheur, on fait quelques légers suçons. Le fouteur, avec de la salive, mouille son vit, le place et l'enfonce dans le cul avec bien moins de résistance que l'on ne croit peut-être ; il fait deux ou trois allées et venues, ce qui met la fille en feu, et le dispose lui-même à décharger abondamment. Cependant il branle la fille avec un doigt, ou elle-même fait cet office si elle l'aime mieux. Aussitôt qu'ils sentent les approches des plaisirs, le fouteur quitte la prison où il s'est pour un moment renfermé, plonge plus bas, et va mêler son foutre à celui de la fille, qui frémit de volupté. *Nota*. Comme la rareté met le prix aux choses et la nouveauté leur prête des agréments, une fille adroite, pour retenir dans ses chaînes un amant, ou libéral, ou vigoureux, doit lui reproduire le plaisir au fond toujours le même, sous mille formes différentes. Le plaisir, entre ses bras, doit être plus changeant que Protée. Telle fille dut sa fortune à une posture inventée à propos ; telle autre eut la vogue pour avoir su, nouvelle Aurore, rajeunir un Tithon dans ses bras. Vénus n'est pas plus belle que Diane, Pallas, ni même les Grâces qui marchent à sa suite ; mais Vénus est coquette, et fait découvrir à propos sa brillante ceinture ; Vénus a l'empire de la beauté, et son temple est célèbre en tout pays. Ses prêtresses partout suivent son exemple ; mais après avoir épuisé la nature, elles ont recouru à l'art. Les Françaises, plus timides ou moins ardentes aux plaisirs, se contentent des chemins battus, et bornent toute leur science à quelques mignardises qui tiennent à leur caractère plus lent. Les Géorgiennes, les Italiennes, les Créoles, nées sous des climats plus chauds, ont aussi des ardeurs plus vives : chez elles un désir satisfait fait naître mille désirs qui survivent toujours au plaisir, qui ne saurait les éteindre. Aussi sont-elles plus ingénieuses pour créer de nouvelles jouissances : rien ne les arrête, rien ne les rebute ; la douleur même, le dégoût ne suspendent point la fureur lascive. La dernière manière, et celles qui suivent, ont été inventées dans ces climats brûlants, où l'art de la volupté est une étude. La signora Marjolana écrivait à son amant, qu'elle croyait refroidi à son égard : « Tu me quittes ingrat, parce que pour toi j'ai épuisé l'art des Laïs, des Messalines, des Poppées !… Reviens… je t'adore… je brûle… je suis toute à toi : depuis le sommet de la tête jusqu'aux talons, viens me foutre où tu voudras ; à telle partie du corps que je foute, ton vit bandant, ma joie est extrême… Viens… l'amour nous sera propice ! Viens… je le sens… déjà mon imagination… je conçois… oui… une nouvelle posture ! oui ! si tu ne crains point mes dents, que ma bouche soit pour toi un nouveau con. Avec quelles délices tu vas répandre cette liqueur divine !… Tu t'étonnes ?… Eh quoi, je ne vis que pour foutre. Que le foutre m'abreuve ! Je veux manger, je veux boire… foutre ! Oh ! mon con, pardonne, et ne sois pas jaloux ! Tant de fois tu as nagé dans les flots de foutre ! Mais toi, mon doux ami, si tant d'ardeur te plaît, viens te pâmer vingt fois sur mon sein, d'amour et de volupté ; tu me verras vingt fois mourir et renaître dans tes bras, ranimée par tes baisers. » [*Quarante manières*, 40.]

ROSE (L'EAU DE –). La femme penche son corps en avant, croise ses mains sur sa ceinture, une jambe étendue et un genou plié. Son amuseur la fout ainsi par-derrière en lui chatouillant les hanches et les seins. [*Paradis charnels*, en levrette, 14.]

ROSE (LA DOUBLE FEUILLE DE –). Dans la position du minon-minette, les deux amants sans pudeur – ô combien – se branlent mutuellement en se donnant à l'anus une feuille de rose soignée. C'est un plaisir céleste : on se sent remué par-devant et par-derrière.

Oh ! jeu magique de la langue et des doigts ! Tu seras éternellement béni par les libertins sans fausse honte… Tu demeureras éternellement cher aux braves fouteurs dépourvus d'insolente pudeur : cette reine-mère des pires sottises ! [*Paradis charnels*, les folles caresses, 19.]

ROSETTE (LE GROS DOIGT ET LA –). L'homme étant agenouillé, sa maîtresse se place à genoux derrière lui et lui fait gentiment feuille de rose, c'est-à-dire langue au cul, en lui branlant la bite d'une main et en lui gravonnant les balloches de l'autre jusqu'à ce que la décharge jaillisse, ce qui ne saurait tarder vu l'intensité du plaisir que procure ce travail mignon. [*Paradis charnels*, les folles caresses, 18.]

ROSETTE ET LE BOUTONNEAU (LA). Sa belle étant à genoux, le galant se place à genoux derrière elle et lui lèche l'anus à grands coups de sa langue appointie et très pénétrante tandis que, d'un doigt agile, il lui branle le clitoris ou boutonneau cochon. Bientôt, la friponne mouille abondamment et se pâme en délirant sous l'effet de la double jouissance qu'elle éprouve. [*Paradis charnels*, les folles caresses, 17.]

ROUMIS (LE NAYK DES –). Ils sont accroupis tous les deux, l'homme la prend par-derrière et ils font le tour de la pièce ainsi accouplés. Quand l'homme approche de l'orgasme, il s'adonne à des séries de mordillements sur la nuque. C'est le *nayk* des roumis. [*Bréviaire arabe de l'amour*, positions assises, 8.]

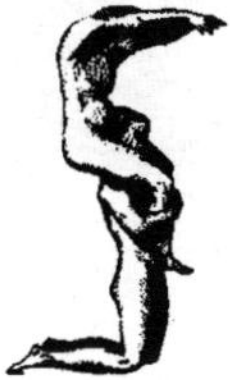

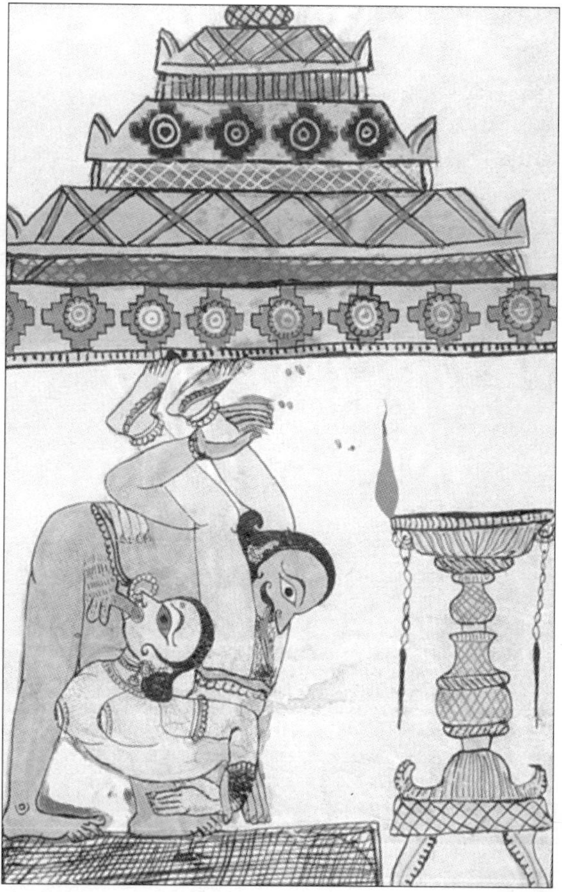

SAGE (LE BONHEUR DU –). La mignonne étant couchée sur le côté, les jambes allongées, son amant se place en face d'elle, corps à corps, les jambes étendues. Il soulève un peu la cuisse supérieure de sa partageuse de bonheur, introduit maître vit en sa douce retraite et fout la belle qui bientôt se meurt de plaisir. [*Paradis charnels*, sur le côté, 4.]

SAGES (LE NAYK DES –). La position est la même que la précédente [Voir RATE TRITURÉE (LA)]. Ils se mettent cuisses contre cuisses, l'homme avant de pénétrer doit bien frotter les lèvres de la femme. C'est le *nayk* des sages. [*Bréviaire arabe de l'amour*, positions sur le côté, 2.]

SAILLIE (LE DERRIÈRE EN –). Tu fais placer la femme de façon qu'elle ait la figure, ou, si tu préfères, le dos appuyé à une estrade peu élevée, ses pieds reposant à terre et son derrière se trouvant en saillie de l'estrade. Elle présentera ainsi sa vulve à ton membre que tu y introduiras. [*Jardin parfumé*, positions diverses, 9.]

SALOMON (LE JUGEMENT DE –). Honneur aux dames ! dit la Sainte Ecriture galante. Me conformant à ce sage énoncé, je vous dirai mignonnement, avec mon plus doux sourire : A vous, charmantes baiseuses, le soin d'étudier cette quinzième amusette érotique, qui clôt, dignement et de façon originale, la série rose et palpitante des cent trente-six plaisirs charnels qui vient, par votre joie, d'immortaliser votre serviteur foutatif et frère en volupté. Voici en quoi elle consiste : dites à votre amant, Lui ou Moi, à votre choix : « Veux-tu que je te coupe un enfant en deux, selon une méthode moins sanguinaire que celle imaginée par le grand Salomon, de Thémisienne mémoire ? » L'ami ainsi interpellé – à moins que ce ne soit le toujours bandant poète humanitaire à vos ordres qui vous sourit derechef – clamera à la folie ! En quoi il aura tort et bien tort... La preuve est faite... Suivez-moi bien : vous taillez une plume à votre amant, savamment, tout en le postillonnant profondément. Il jouit, vous embrasse... et décharge ; vous avalez le foutre jusqu'à son ultime gouttelette et... surgit alors la difficulté... qui consiste à le faire ressortir tout chaud par les deux narines. L'enfant, dont l'eau-de-vit épanchée en spasme aurait pu vous gratifier, est ainsi divisé en deux parties, dont une sort par chaque trou de votre mutin petit nez rose aux ailes papillonnantes. Hein ? Le jeu en vaut-il la chandelle ?... et la dernière clownerie que je viens de prendre plaisir à vous faire connaître est-elle aussi chic que les précédentes ! Essayez ! exercez-vous à cette fantaisie dernière et vos galants empaumés vous sauront gré de votre esprit délié et de votre gai savoir. Un enfant coupé en deux, c'est un malheureux mort avant de naître, une béatifié par avance, un cadavre bienheureux avant la lettre. [*Paradis charnels*, clowneries, 15.]

SANGLIER (LE COUP DU –). Lorsque le lingam ne frotte qu'un côté seulement du yoni, cela s'appelle le *coup du sanglier*. [*Kâma Sûtra*, II, VIII.]

SANS-GÊNE (LA). Sa maîtresse, debout écartant les cuisses, l'amant, dans la même position, se serre contre elle, la tient sous les fesses, et lui fourre maître vit dans la brèche en lui regardant les yeux passionnément. [*Paradis charnels*, debout, 3.]

SATIÉTÉ (LA BAISE À –). Elle est debout, une jambe relevée, l'homme tient cette jambe contre sa hanche, maintient la femme par le dos et se trémousse. C'est la baise à satiété. [*Bréviaire arabe de l'amour*, positions debout, 5.]

SATISFAITE (LA NATURE –). La femme est allongée sur le dos. L'homme se place sur elle qui, impérativement, doit lever les jambes de telle façon qu'elles atteignent les aisselles de l'homme. La soutenant par les pieds, il le lui fait du mieux qu'il peut afin que sa nature soit satisfaite. [*Foutre en miroir.*]

SAUT DU BÉLIER (LE). Lorsqu'il n'y a rien sur quoi, ou contre quoi s'appuyer, l'homme supplie la femme de se plier de manière à soutenir son corps sur ses mains et sur ses pieds. C'est : *Le Saut du bélier*. [*Rhétorique des putains*, 1794, 8.]

SEAU DANS LE PUITS (LE MOUVEMENT DU –). L'homme et la femme s'étreignent tous les deux après l'introduction, puis l'homme remue une fois et se retire un peu en arrière ; la femme va le trouver en donnant aussi une secousse, puis elle se retire également en arrière ; l'homme reprend aussitôt le mouvement, et ils continuent ainsi, en observant de bien aller en mesure l'un avec l'autre. Ils ont soin de se placer pieds contre pieds, mains contre mains, et ils s'agitent d'un mouvement pareil à celui du seau dans un puits. [*Jardin parfumé*, mouvement 1.]

SECOUSSES FURIEUSES. *Octavie* : Tu sais, Tullie, que Pamphile est fort jeune, puisqu'à peine a-t-il vingt-deux ans ; mais il n'en est pas moins robuste. M'ayant donc fait mettre dans la posture ordinaire, il m'écarta les cuisses, et retira ma main dont je couvrais l'endroit où il voulait entrer ; il est vrai que je ne faisais pas beaucoup de résistance. Cela fait, il se jeta sur moi ; cette charge m'épouvanta un peu ; il s'en aperçut. « Ne crains pas, dit-il, ma chère enfant, sois seulement ferme. » Ces paroles furent suivies d'une furieuse secousse, qui fit entrer toute la tête de son vit au-dedans. Ce mouvement fut si violent que je crus qu'il m'avait mise en pièces ; je portai la main dans l'endroit pour empêcher qu'il n'entrât plus avant, mais Pamphile s'y opposait : « Retirez, me dit-il, cette main qui trouble notre plaisir ; prenez courage, il n'y a plus guère de chemin à faire pour arriver au comble de la félicité. » Je tenais ferme entre mes mains le reste de son membre qui n'était pas entré, et l'empoignais fortement, pendant qu'il renouvelait ses secousses. « Ah ! mon cœur, me dit-il aussitôt, presse, empoigne, serre le plus étroitement que tu pourras ce que tu tiens entre les mains. » Je me sentis incontinent arroser le dedans d'une pluie céleste. Pamphile ne se remuait plus ; et ce qui me surprit davantage, c'est qu'il ne perdit pas une goutte de toute cette liqueur, qui ne fut pas plus tôt répandue que je sentis le canal dont elle sortait devenir flasque, et diminuer entre mes mains près de la moitié de ce qu'il avait été auparavant. « Ah ! que tu m'as donné de plaisir ! me dit Pamphile. Mais veux-tu bien, continua-t-il, que nous nous reposions un peu ? » Il déconna donc ; mais, chose étonnante ! il n'eut pas plus tôt tiré son vit, que je ressentis au-dedans une démangeaison terrible : elle fut si grande que, ne me possédant plus, je me jetai à son col, je le baisais, je l'embrassais et tâchais à l'exciter de nouveau par mes soupirs. Il ne fut point insensible à tout cela ; et me rendant caresse pour caresse, il me chatouillait ma partie qui était toute en feu, il en ouvrait les lèvres, les refermait, et fit tant que je déchargeai tout d'un coup. « Ça, ma chère Octavie, me dit Pamphile, je vous demande que vous fassiez à cette heure pour mon plaisir tout ce que je désirerai de vous, et je souhaite que toutes les choses pour lesquelles je serai sensible vous touchent également. — Je vous entends bien, lui dis-je, et je consens à tout ce que vous voulez ; mais, de grâce, épargnez un peu ma pudeur et n'exigez pas de moi ces mouvements déshonnêtes qui me fatiguent le corps et l'esprit. — Non, non, reprit-il, ce n'est pas ce que je désire ; je souhaite seulement que vous soyez immobile et que, sans faire aucun mouvement du derrière, vous teniez votre devant à découvert. » Je lui obéis sans beaucoup de cérémonie ; il me pria de lui manier son instrument qui commençait à bander, je le mis en état. Il monta sur moi, et fit si bien, que du premier coup il entra la moitié au-dedans. Il en restait encore cinq pouces au-dehors ; cela le fâchait, car il semblait qu'il eût voulu y cacher tout son corps. « C'est à présent, me dit-il, mon cœur, qu'il s'agit de faire quelque chose de bien ; compte toutes mes secousses, et surtout prends garde de te tromper au nombre. » Aussitôt il poussa de plus haut ; et pendant que je m'amusais à compter, il redoubla ses efforts avec tant de violence qu'il rompit la barricade ; il se rendit maître de la place, et entra tout entier dans la citadelle. La douleur que je ressentis pour lors m'empêcha d'achever le compte. « Ah ! vous me tuez, lui dis-je, retirez, je vous prie, cet instrument de la plaie qu'il m'a faite. — Point du tout. Bien loin de cela, reprit-il, je vais l'avancer encore si je puis. » Et en disant cela, il secoua si rudement qu'il se cacha entièrement au-dedans ; son poil touchait le mien, et jamais nous n'avons été mieux unis l'un à l'autre que dans ce moment. « Ah ! arrêtez, m'écriai-je aussitôt, je n'en puis plus, vous me percez d'outre en outre ; vous touchez le fond de mes entrailles ; ah ! je n'y puis résister ! » Il eut compassion de moi et retira la moitié de son vit. Il s'en fallait encore quatre pouces qu'il ne fût tout logé au-dedans. « Je connais à présent, me dit-il, quelle mesure de vit il te faut pour ne te point blesser, et je crois que, pourvu qu'il en reste au-dehors trois doigts du mien, tu n'en seras pas incommodée. Afin néanmoins que tout serve, empoigne bien avec la main tout ce qui paraît au-dehors ; serre le plus étroitement que tu pourras, et que ta main supplée au défaut de ta partie. N'en sois point honteuse, poursuivit-il ; car tout le corps d'une belle enfant comme toi n'est qu'un con délicieux. » Je lui obéis, et il se remua si bien, qu'à la dixième secousse il déchargea. [*Académie des dames*.]

SÉDUISANT (LE). La femme étant couchée sur le dos, l'homme vient s'asseoir entre ses jambes, accroupi sur les pieds ; puis il soulève et écarte l'une de l'autre les cuisses de la femme, dont les jambes se trouvent ainsi sous ses bras ou bien même ont été, s'il le préfère, placées par lui sur ses épaules ; enfin il l'embrasse par la taille, ou la saisit par les bras. [*Jardin parfumé*, positions indiennes, 29.]

SEIGNEURS (LE NAYK DES –). La femme est étendue sur le dos. L'homme se met sur elle, lui écarte les jambes permettant ainsi une pénétration complète. Il grogne, s'excite et s'échauffe, remue la femme à tel point qu'il doit la sentir sous lui geignant, émettant des plaintes dignes des amantes délaissées, soupirant comme une femme éconduite, ensorcelée ou frémissant de froid, semblable en cela à l'errant dévoré par le démon de l'angoisse ; cet émoi, qui fait naître la passion, est un feu qui se répand et dévore. L'homme doit agir tout à la fois avec calme et effervescence. Quand il est sur le point d'exploser, il doit se retenir momentanément. S'ils procèdent ainsi, une jouissance sans pareille sera leur juste récompense. C'est le *nayk* des seigneurs. [*Bréviaire arabe de l'amour*, positions couchées, 2.]

SEINS (L'EMBRASSEMENT DES –). Lorsqu'un homme applique sa poitrine contre les seins d'une femme et l'en presse, cela s'appelle l'*embrassement des seins*. [*Kâma Sûtra*, II, II.]

SEMOULE GONFLÉE (LA). La femme se dirigea vers le bassin d'eau, s'agenouilla, s'ouvrit à l'extrême et je la pris. Elle me souffla qu'il s'agissait bel et bien de la semoule gonflée. [*Bréviaire arabe de l'amour*, figures de la sodomie, 3.]

SENTINELLE (LA). Lorsque l'on a peur d'être pris en flagrant délit, on ouvre la porte à moitié, et la fille s'appuie sur le chambranle, la tête du côté de l'escalier et le corps dans la chambre, à demi courbé ; dans cette position, le galant la trousse et la fout avec vivacité : la crainte lui donne des forces. Il faudrait être bien malheureux pour être pris après tant de précautions ; d'ailleurs, une porte ouverte met en défaut l'importune curiosité. [*Quarante manières*, 35.]

SEPT-SEPT (LE). Ne prenant pas même la peine de savoir si sa soubrette Jade les épiait ou non, dame Wang conduisit le moine Follet jusqu'au lit. Mais, trop impatiente pour en user autrement, elle ne prit pas le temps de s'y installer. Elle s'assit sur le bord, se contentant de dresser bien haut deux jambes accueillantes. D'une main, elle attira son partenaire qui était tout disposé à satisfaire son attente. Il commença de fourrager avec un engin encore flasque une motte suintante, faisant mine de ne pas y pénétrer tout de suite. Wang, qui s'agitait de droite et de gauche, n'en était que plus excitée. Follet prenait tout son temps. Il glissa lentement sa bite dans l'orifice de Wang. De fait, l'outil était aussi chaud que le feu, aussi rigide qu'un gourdin de fer. Dès qu'il fut en elle, Wang le sentit grandir et dépasser en taille celui dont elle avait goûté par le passé. Son con en était rempli. Tant et si bien plein, qu'elle ne pouvait plus que prononcer des soupirs de satisfaction. A peine dix coups plus tard, s'écoulait du plus profond d'elle un flot de sécrétions brûlantes, jus qui venait imbiber le vit qui la transperçait, lequel en retirait à son tour force et vigueur. Sans éjaculer, Follet tambourinait hardiment sur le cœur de sa fleur. Bientôt Wang demanda grâce : « N'y va donc pas si fort !... Ménage-moi un peu, sinon je vais y passer !... » Soudain, Follet agrippa les jambes de Wang. Il les posa sur ses épaules. Déconnant pour moitié, il s'absorbait dans la vision de son organe qui entrait et sortait, entraînant dans son mouvement régulier des surplus d'eaux lascives. S'aidant de ses mains pour disposer l'angle d'attaque et ajuster son tir, Follet s'en prenait maintenant au bulbe que l'extrémité de sa broche mordillait avec insistance. Wang cria bien fort alors son plaisir, incapable de retenir ses exclamations de tendresse vis-à-vis de celui qui l'amenait à se répandre aussi abondamment. Complètement ahurie, transie de jouissance, elle demanda bientôt grâce : « Je... je... je... n'en peux... plus... si... si... si tu recommences ça, je vais y laisser la vie ! » Mais loin de se calmer, Follet continuait de plus belle à la fourbir. Il la brouetta ainsi encore une bonne quatre-vingtaine de fois. « Ça suffit, chéri, implora la femme qui n'en pouvait littéralement plus. Pourquoi... oui, pourquoi n'essaies-tu pas avec Jade ? — Ah ! si Madame avoue ne plus en pouvoir, ironisa la soubrette qui pouffait de rire depuis l'arrière du lit, comment pourrais-je même supporter un seul assaut ? » Mais Follet s'en prenait déjà à elle. Oh, il n'eut pas besoin de forcer, tant la jeune fille était humide. Il l'enfourcha donc à même la natte. Jade, les jambes dressées vers le ciel, l'accueillait tout con ouvert. Mais, à peine l'eut-il pénétrée qu'elle se mit à pousser des hurlements : « Un instant… Stop !... Ayez la bonté d'arrêter ! Je vous en prie !... — Et pourquoi ça, s'il vous plaît ? demanda Wang depuis le lit. — Rien d'étonnant, s'immisça Follet. C'est que je lui fais le sept-sept, sept coups violents suivis de sept coups cajoleurs ; et encore, je la ménage ! » Ceci dit, il s'y remit mais plus en douceur, n'arrêtant qu'au moment où Jade, qui avait joui, avoua ne plus pouvoir en supporter davantage. « Moi, je n'ai pas peur ! Pas le moins du monde ! piaffa alors Wang. Cela faisait si longtemps que je n'y étais pas passée que j'ai été quelque peu débordée, mais là je suis d'attaque. On va voir cette nuit qui, de toi ou de moi, emportera la victoire ! » Follet rejoignit donc le lit de celle qui venait de le provoquer. Il se reposa un moment en l'enlaçant. Une fois requinqué, il se remit à travailler Wang que Jade relayait lorsque celle-ci en éprouvait le besoin. Il en fut ainsi pendant plusieurs jours. [*Moine Mèche-de-Lampe*.]

SERINGUE (LA). L'homme s'étend sur les reins : la femme monte. On dit, et il est certain, que nous avons beaucoup de plaisir à cette manière, par l'idée flatteuse de voir l'homme *se soumettre au lieu de lui être soumises*. On appelle cela : *La Seringue*. [*Rhétorique des putains*, 1794, 28.]

SERRANTE (LA POSITION –). Lorsque les jambes de l'homme et de la femme sont étendues droites l'une contre l'autre, cela s'appelle la *position serrante*. Elle est de deux sortes : la position de côté et la position de dos, suivant la manière dont ils sont couchés. Dans la position de côté, l'homme doit invariablement se coucher sur le côté gauche et faire coucher la femme sur le côté droit ; cette règle est à observer avec toutes sortes de femmes. [*Kâma Sûtra*, II, VI.]

SINGE (COÏT AVEC UN –). Sainte était fille d'un capitaine de vaisseau. Sa mère, femme d'esprit et de raison, l'avait élevée dans tous les principes de la saine religion, ce qui n'empêcha point que le tempérament de la jeune Sainte ne se développât de très bonne heure. Dès l'âge de douze ans elle ressentait des désirs insupportables, qu'elle cherchait à satisfaire par tout ce qu'une imagination ignorante peut inventer de plus bizarre. La malheureuse se travaillait chaque nuit. Les doigts insuffisants gaspillaient en pure perte sa jeunesse et sa santé. Un jour elle aperçut deux chiens qui s'accouplaient. Sa curiosité lubrique observa si bien le mécanisme et l'action de chaque sexe, qu'elle comprit mieux désormais ce qui lui manquait. Sa science acheva son supplice. Vivant dans une maison solitaire, entourée de vieilles servantes sans jamais voir un homme, pouvait-elle espérer de rencontrer jamais cette flèche animée, si rouge, si rapide qui l'avait si fort émerveillée et qu'elle supposait devoir exister pareillement pour la femme ? A force de se tourmenter l'esprit, ma nymphomane se remémora que le singe est de tous les animaux celui qui ressemble le plus à l'homme. Son père avait précisément un superbe orang-outang. Elle fut le voir, l'étudier, et comme elle restait longtemps à l'examiner, l'animal, échauffé sans doute par la présence d'une jeune fille, se développa tout à coup de la façon la plus brillante. Sainte se mit à bondir de joie. Elle trouvait enfin ce qu'elle cherchait tous les jours, ce qu'elle rêvait chaque nuit. Son idéal lui apparaissait réel et bien palpable. Pour comble d'enchantement l'indicible joyau s'élançait plus ferme, plus ardent, plus menaçant qu'elle ne l'eût jamais ambitionné. Ses yeux le dévoraient. Le singe s'approcha, se pendit aux barreaux et s'agita si bien que la pauvre Sainte en perdit la tête. Poussée par sa folie, elle force un des barreaux de la cage et pratique un espace facile que la lubrique bête met de suite à profit. Huit pouces francs bien prononcés saillaient à ravir. Tant de richesse épouvanta d'abord notre pucelle. Toutefois le Diable la pressant, elle ose voir de plus près, sa main toucha, caressa. Le singe tressaillit à tout rompre. Sa grimace était horrible. Sainte effrayée crut voir Satan devant elle. La peur la retint. Elle allait se retirer, lorsqu'un dernier regard jeté sur la flamboyante amorce réveille tous ses désirs. Elle s'enhardit aussitôt, relève ses jupes d'un air décidé et marche bravement à reculons, le dos penché contre la pointe redoutable. La lutte s'engage, les coups se portent. La bête devient l'égal de l'homme. Sainte est embestialisée, dévirginée, ensinginée. Sa joie, ses transports éclatent en un gamme de oh ! et de ah ! mais sur un ton si élevé que la mère entend, accourt et vous surprend sa fille bien nettement enchevillée, se tortillant, se débattant et déjectant son âme. [*Gamiani, ou Deux nuits d'excès*.]

SINGE (L'ATTAQUE DU –). On lui fait écarter les cuisses et s'asseoir sur les jambes de l'homme. A l'entrée de son sexe largement ouvert et lubrifié, il enfonce son marteau de jade en cognant plusieurs fois à la porte du vagin. Ensuite il pratique la méthode de neuf pénétrations superficielles pour cinq profondes. La femme gémit sans discontinuer ; ses fluides se répandent avec d'autant plus d'abondance. L'homme affermit son réservoir à sperme sans éjaculer. Tous les maux sont immédiatement éliminés. Abondance de souffle prolonge la vie. La faim est coupée. Cette manière rappelle celle du singe qui saute dans les branches pour cueillir des fruits. Son excellence tient surtout à l'agilité et la rapidité. [*Sublime Discours de la Fille Candide*, 3e position.] Variante procurée par *Le Classique de la Fille Mystérieuse* : On fait allonger la femme sur le dos tandis que l'homme porte ses cuisses à l'épaule et replie ses genoux au-delà de sa poitrine. Cul et dos de la femme soulevés, il plonge sa tige de jade et pique la souris puante (*choushu*, le terme laisse perplexes tous les exégètes ; ce pourrait être une image de l'anus). La femme réagit en s'agitant et se balançant ; elle répand une pluie de fluides. L'homme s'installe à fond et presse avec la plus extrême vigueur, comme furieux. Il s'arrête à l'orgasme de la femme.

SODOMIE (APPROCHES DES FIGURES DE LA –). Un jour que je passais devant les palais de Hâroûn ar-Rachîd, je décidai d'entrer dans l'un d'eux. J'entendis des bruits assez particuliers et des chuchotements qui me parurent des minauderies. Je me rapprochai et tendis l'oreille. Quelqu'un disait : « Engage-la dans le feu, c'est en lui le feu ! » Je m'avançai un peu ; mon regard tomba alors sur une jeune femme d'une beauté sidérante. Elle portait une tunique légère et sentait le musc et l'ambre. Elle avait une taille sans pareille et un sexe comme une crêpe arrondie. J'y mis la main et lui en pinçai les lèvres. Elle me dit : « Sers-toi de cet endroit, l'occasion est bonne. » Je la pris au mot, la culbutai.

Jamais je ne connus une créature si avide de faire l'amour. J'arrêtai au bout de quatre fois. Elle alla se laver et je pus admirer ses fesses. En aucun moment, je n'en vis d'aussi belles ni de si bien faites, ondulantes et frétillantes. Quand elle revint, je les lui mordis et les embrassai. [*Bréviaire arabe de l'amour*, figures de la sodomie, 1.]

SODOMISATION D'UNE DÉMONE. La démone s'empara du vit d'Egal pour l'engouffrer dans sa bouche. Elle le suça tant et si bien qu'Egal tomba en pâmoison. « Ma mie ! Comme cela est plaisant. Aaah… Quelle courtisane… fût-elle la plus belle, te vaudrait-elle encore !... » débita-t-il les yeux fermés. Sur ce, la femme se redressa et, profitant qu'Egal était allongé, elle s'enconna proprement. Elle s'activa dans cette position un moment. « Faisons une trêve, veux-tu ? finit-elle par dire. Explique-moi un peu pourquoi tous les garçons se livrent un jour ou l'autre à la pédérastie. — Oh ! J'y ai également goûté dans ma jeunesse : c'était dans mon cabinet de lecture, avec un de nos petits serviteurs. J'ai trouvé cela bien fade. Ce conduit-là est loin de valoir un bon conin ! Bien trop large pour être agréable ! — Balivernes, répliqua l'autre. Crois-moi, un bon troufignon vaut parfois mieux qu'un bon con… — Et comment pourrais-tu savoir cela, s'il te plaît ? — Peu importe comment je le sais. Viens donc tâter du mien, tu me diras après ce que tu en penses !... » Egal s'exécuta dans l'instant. L'orifice était dénué de poils, la fente des plus exiguës. Sans plus de discours, il y enfonça son dard. « Attends un peu que j'humidifie l'entrée ! » fit la fille en y déposant la salive que sa main venait de recueillir. Aussitôt Egal reprit son assaut, enfonçant et tirant dans un conduit qui lui sembla étroit mais pas trop. Il s'y affaira ainsi une bonne heure, en faisant sortir un abondant jus. De fait, il en usait comme d'un vagin. Sortant son pilon de moitié pour l'y refourrer aussitôt en entier. L'endroit s'avéra aussi généreux en écoulements qu'une chatte. La démone ne cessait de marmonner toutes sortes de compliments affectueux, et redoubla de vigueur dans ses manifestations de plaisir : « Chéri, ohhh… ahhh ! Mon cœur… moins vite… Ahhh… je n'en peux plus… Ohhhhh… chéri… mets-y ton doigt… Tu verras, c'est comme un con !... — Serait-ce possible que, comme devant, le conduit de derrière soit également pourvu d'un bulbe de volupté ? » Egal restait dubitatif. Il dégagea son engin et enfonça son index dans le conin de sa partenaire. Le bulbe lui sembla aussi gros qu'un œuf de poule, bien enchâssé qui plus est, en un mot adorable. Se retirant, il farfouilla dans le conduit de derrière. A sa grande surprise, il y trouva un oignon aussi rond qu'un noyau, fontaine de volupté de laquelle s'échappaient moult effluves lascifs. « Mon doux cœur adoré, quel délice ! » s'exclama Egal. Et il y enfonça son vit, cherchant à atteindre ce réservoir de jouissance. « Comme c'est bon !... » haleta la jeune femme. De fait, elle glapit de contentement jusqu'à la quatrième veille. « Bizarre, bizarre, comment diable une créature de cette espèce-là peut-elle exister ? M'est avis que c'est une démone ! » Elle lui dit alors : « Voilà un bon moment que tu me travailles par le fondement. Si tu continues de la sorte, tu risques de trop m'élargir. Reviens donc taquiner mon devant, tu y déchargeras tout à ton aise. » S'étant libéré, il l'enconna pour de bon et la brouetta un moment. Puis, fourbu, il l'enlaça. Tous deux s'enfoncèrent dans un profond sommeil réparateur. [*Moine Mèche-de-Lampe*.]

SODOMITE INVÉTÉRÉ. Des gens discutaient ensemble du coït ; ils évoquèrent longuement les femmes, tandis qu'à leur côté se trouvait un efféminé. Il s'exclama : « Au nom de Dieu, cessez de parler de la vulve, Dieu la maudisse ! » L'un d'entre eux lui demanda : « Quand y as-tu eu affaire pour la dernière fois ? » Il répondit : « Lorsque j'en suis sorti ! » [*Livre des jouvencelles et des jouvenceaux*.]

SONDE (LA). L'homme et la femme se tiennent sur l'un de leur côté, visage contre visage, et les jambes entrelacées. Ils s'unissent fraternellement. C'est : *La Sonde*. [*Rhétorique des putains*, 1794, 25.]

SOPHA (LES HONNEURS DU –). L'homme se tient assis sur le lit, les jambes étendues ; la femme s'assied sur les cuisses de l'homme, ses jambes croisées derrière lui. Ce sont : *Les Honneurs du sopha*. [*Rhétorique des putains*, 1794, 29.]

SOURNOISE (LA). La femme étant debout, soit sur le sol, soit montée sur un petit banc, un coussin ou tout autre haussoir, les jambes serrées, l'homme se place derrière elle, lui met son vit en crac et, appuyant une main sur le ventre de la friponne, qu'il attire vers lui, branle le clitoris avec adresse et vivacité. Tous deux vont ainsi au paradis foutatif sans crainte ni remords. [*Paradis charnels*, debout, 2.]

SPÉCIALISTES (LE NAYK DES –). La femme est face contre terre, ses genoux contre son buste, les fesses bien en évidence ; l'homme, en érection, la pénètre sans ambages et sans peine. C'est le *nayk* des spécialistes. [*Bréviaire arabe de l'amour*, positions face contre terre, 6.]

SPIRALÉE (LA CONCLUSION –). Je pris la femme une seconde fois. Quand je me retirai, je sentis une odeur d'ambre et mon sexe était vert comme la blette. Je m'informai, elle m'apprit que le nom de cette figure était le lotus : « Une préparation assez simple : du lotus mélangé d'ambre. » A la fin elle me jeta par terre sur le dos, s'assit de face sur mon sexe, me tourna le dos, resta un moment, s'agenouilla et je m'agenouillai jusqu'à l'orgasme. Ainsi donc notre conclusion fut spiralée. [*Bréviaire arabe de l'amour*, figures de la sodomie, 16.]

SPONTANÉ (LE CONGRÈS D'AMOUR –). Le congrès entre deux personnes attachées l'une à l'autre, et qui s'effectue au gré de leur fantaisie, s'appelle *congrès d'amour spontané*. [*Kâma Sûtra*, II, X.]

STATUE (COÏT AVEC UNE –) [1]. *Fanchon* : Mais après tout, ces filles qui sont si timides et qui ont si peur d'engrosser, comment peuvent-elles donc faire pour se passer d'hommes, quand l'envie leur en prend et les surmonte si fort que le con étant tout en chaleur il n'y a aucune allégeance de quelle façon vous le frottiez ? *Susanne* : Je te dirai, cousine, il y en a qui n'ont jamais été touchées d'aucun et qui ne laissent pas pourtant de se bien donner de bon temps à s'exciter à la volupté, sans crainte de cela. *Fanchon* : Comment peuvent-elles donc faire ? *Susanne* : J'ai lu dans un livre d'histoire d'une fille de roi, qui se servait d'une plaisante invention, au défaut de véritable mâle. Elle avait une statue d'homme de bronze, peinte en couleur de chair et fournie d'un puissant engin d'une matière moins dure que le reste. Cet engin était droit et creux, il avait la tête rouge et un petit trou par le bout, avec deux pendants en forme de couillons, le tout imité au naturel. Et quand la fille avait l'imagination échauffée de la présence de ce corps, elle s'approchait de cet engin qu'elle se fourrait dedans le con, elle empoignait les fesses de cette statue et les trémoussait vers elle ; et quand ce venait à décharger, elle tournait un certain ressort qui lui sortait derrière les fesses, et la statue jetait incontinent par l'engin une certaine liqueur chaude et épaisse, blanche comme bouillie, dans le con de la fille, dont elle était arrosée et satisfaite pour le coup. *Fanchon* : De quelle invention l'amour n'est-il point capable, et qui se serait jamais allé imaginer cela de la sorte ? *Susanne* : Il est pourtant vrai cela, et il n'en faut non plus douter que de ces hommes qui ont des statues de belles femmes dans leurs cabinets, qui leur servent à même dessein, et les foutent quand ils ont le vit raide par la fente qu'elles ont au bas du ventre, et qui est profonde à proportion. [*L'Ecole des filles*.]

STATUE (COÏT AVEC UNE –) [2]. Lorsque nous eûmes suffisamment goûté le plaisir de cet ombrage, nous entrâmes dans le temple. La déesse en occupe le milieu ; c'est une statue de marbre de Paros, de la plus parfaite beauté. Sa bouche entrouverte exprime un sourire gracieux ; aucun voile ne dérobe ses charmes ; elle est entièrement nue, excepté que de l'une de ses mains elle cache furtivement sa pudeur. Le talent de l'artiste se montre ici avec tant d'avantage, que le marbre naturellement dur et roide, semble s'amollir pour former ses membres délicats. A cette vue, Chariclès transporté d'une espèce de fureur, ne put s'empêcher de s'écrier : « O Arès, le plus heureux de tous les dieux, d'avoir été enchaîné pour cette déesse ! » En disant cela, il accourut à la statue, et serrant les lèvres, allongeant le col, autant qu'il pouvait, il lui donna un baiser. Callicratidas gardait un profond silence ; son admiration était concentrée. Le temple a une seconde porte : on l'ouvre à ceux qui veulent examiner avec attention la déesse, la voir par le dos, et ne passer aucun de ses charmes sans les admirer. On peut aisément contempler sa beauté postérieure, en entrant par cette porte. Comme notre dessein était de considérer la déesse en entier, nous fîmes le tour de l'enceinte. Une femme à qui la garde des clefs est confiée, nous eut à peine ouvert la porte, qu'un subit étonnement s'empara de nous à la vue de tant de beautés. L'Athénien, qui jusque-là avait regardé assez froidement, considérant ces parties de la déesse conformes à son goût, s'écria avec un enthousiasme encore plus véhément que celui de Chariclès : « O Héraclès ! que ce dos est bien proportionné ! que ces flancs charnus offrent une agréable prise ! Et comme les chairs de ces fesses s'arrondissent avec grâce ! elles ne sont point trop maigres ni sèchement étendues sur les os, elles ne se répandent pas non plus en un embonpoint excessif. Mais qui pourrait exprimer combien ces deux fossettes sur ses reins sourient agréablement ? Que cette cuisse est bien filée ! que cette jambe, qui se prolonge presque en ligne droite jusqu'au talon, est heureusement tournée ! » Quand notre admiration satisfaite se fut un peu refroidie, nous aperçûmes une tache sur l'une des cuisses de cette belle statue. La blancheur éclatante du marbre décelait encore plus ce défaut. D'abord j'imaginai, avec quelque vraisemblance, que ce que nous apercevions était naturel à la pierre. Les plus belles ne sont pas absolument exemptes de défaut, et souvent un accident les empêche d'être d'une beauté parfaite. Mais la Néocore qui nous accompagnait nous détrompa, en nous racontant une histoire incroyable et tout à fait surprenante. Un jeune homme d'une famille distinguée, nous dit-elle, mais dont le crime a fait taire le nom, venait fréquemment dans ce temple. Possédé de quelque mauvais génie, il devint éperdument amoureux de la déesse. Il passait ici des journées entières. Durant tout le jour, il se tenait assis vis-à-vis de la statue, ses regards était continuellement fixés sur elle, il murmurait tout bas je ne sais quoi de tendre et lui adressait furtivement des plaintes amoureuses. Tout ce qu'il possédait de précieux, il le donnait en offrande à la déesse. Enfin la violence de sa passion dégénéra en frénésie, et son audace lui procura le moyen de la satisfaire. Un jour, vers le coucher du soleil, sans que les assistants s'en aperçussent, il se glissa derrière la porte, et se cachant dans l'endroit le plus enfoncé, il y resta sans faire le moindre mouvement et respirant à peine. Les prêtresses, suivant l'usage, fermèrent la porte en la tirant sur elles de dehors et le nouvel Anchise fut enfermé dans le temple. Qu'est-il besoin que je vous fasse le détail du crime que cette nuit vit éclore ? Le lendemain on découvrit les vestiges de ses embrassements amoureux, et la déesse portait cette tache, comme un témoin de l'outrage qu'elle avait reçu. La prêtresse parlait encore que Chariclès l'interrompant s'écria : « Une femme se fait donc aimer, même lorsqu'elle est de pierre ! Eh, que serait-ce si l'on voyait vivante une beauté si parfaite ? » Callicratidas lui répondit en souriant : « Nous ne savons pas encore, Chariclès, si en arrivant à Thespies nous n'apprendrons pas une foule d'histoires semblables ; en attendant, ceci est une preuve manifeste qui dépose contre cette Aphrodite qui t'est si chère. Ce jeune homme amoureux avait le loisir d'une nuit entière, et pleine liberté pour satisfaire sa passion ; cependant, il s'est approché de la statue à la manière des philopèdes, et il eût bien voulu, je crois, qu'elle ne fût pas une femme par-devant. » [Pseudo-Lucien de Samosate, *Les Amours*.]

STATUE SUR SON PIÉDESTAL (ASSEOIR LA –). L'homme s'assied sur une chaise, sur un banc, sur une escabelle, etc., il met la femme à cheval sur ses cuisses, il l'embrasse, la baise et travaille. C'est : *Asseoir la statue sur son piédestal*. [*Rhétorique des putains*, 1794, 10.]

SUBSÉQUENT (LE CONGRÈS D'AMOUR –). Lorsque deux personnes se réunissent, leur amour mutuel étant encore dans l'enfance, leur congrès s'appelle le *congrès d'amour subséquent*. [*Kâma Sûtra*, II, X.]

SUCRE D'ORGE (LE). Sa belle étant couchée sur le lit, l'amant se place à genoux, les cuisses écartées, à la hauteur de sa taille. Il lui met sa pine en bouche, lui prend la tête à deux mains par-derrière et simule dans le chaud réduit la fouterie conale, souvent très dangereuse. [*Paradis charnels*, simulacres, en bouche.]

SUGGÉRÉ (LE NAYK –). Elle est sur son côté droit, les jambes tendues ; l'homme se met derrière, leurs jambes sont entrecroisées. Il la pénètre. Quand il sent qu'il va éjaculer, il se retire, laisse sa pine un moment sur la cuisse de la femme et la réintroduit. C'est le *nayk* suggéré. [*Bréviaire arabe de l'amour*, positions sur le côté, 5.]

SULTANE (LA). Il faut que la nymphe se place de manière que ses cuisses soient très ouvertes, ses genoux repliés et ses pieds sous les fesses : qu'il est facile alors d'enconner ! Pour doubler ses plaisirs et celui de son fouteur, elle peut lever le cul, claquemurer, tortiller et faire le moulinet. Si elle fait bien varier ses mouvements, c'est, de toutes les manières, la plus voluptueuse. Elle fut inventée par une des femmes de Mahomet II, et lui valut le titre de sultane favorite. [*Quarante manières*, 6.]

SUPPLIANTE (LA). Les amants étant tous deux à genoux sur le lit, la femme posant sa tête sur l'oreiller, le fouteur derrière elle qui jouit du spectacle enchanteur d'une mappemonde dodue et frissonnante, bande comme un carme gavé de bonnes choses. Il caresse sa belle et lui plante son polard bien raide dans le trou d'amour, lui prend les deux seins à pleine paume et s'y cramponne éperdument. Bientôt nos deux cochonneaux s'abîment en un océan de délices, dans leur posture d'animaux en rut, chère aux dames gourmandes, qui y gagnent un bon centimètre de gâteau bital. [*Paradis charnels*, en levrette, 12.]

SURPRIS (COÏT DE L'AMANT –). On raconte qu'une femme, mariée à un homme d'un caractère violent et brutal, se trouvant avec son amant au moment de l'arrivée inopinée de son mari rentrant de voyage, n'eut que le temps de le faire cacher sous le lit. Elle se voyait forcée de le laisser dans cette position dangereuse et désagréable, car elle n'imaginait aucun expédient pour le faire sortir de la maison. Dans son inquiétude, elle ne tenait pas en place. Etant allée à la porte de la rue, une de ses voisines remarqua son état de trouble et lui demanda ce qu'elle avait. Elle lui confia ce qui lui était arrivé et en reçut cette réponse : « Rentre chez toi. Je me charge du salut de ton amant et te promets de le faire sortir sain et sauf. » Elle rentra donc. La voisine ne tarda pas à venir la rejoindre, et elles préparèrent ensemble la nourriture et la boisson, puis ils commencèrent tous à manger et à boire. La femme se trouvait placée devant son mari, et la voisine en face du lit. Celle-ci se mit à raconter des histoires et des anecdotes sur les ruses des femmes, et l'amant écoutait tout ce qui se disait, de dessous le lit. La voisine, poursuivant ses histoires, arriva à la suivante :

« Une femme mariée avait un amant qu'elle aimait avec tendresse et dont elle était non moins aimée. Un jour que le mari était absent, l'amant vint la voir. Or, il arriva que le mari rentra à l'improviste, à l'instant même où l'amant se trouvait en compagnie de sa femme. Celle-ci, ne trouvant pas de meilleur endroit pour le cacher, le fit mettre sous le lit, puis vint s'asseoir près de son mari qui prenait quelques rafraîchissements et lui tint compagnie en plaisantant et en jouant avec lui. Au milieu de ses jeux, elle prit une serviette et lui couvrit les yeux. L'amant profita de ce moment pour sortir de dessous le lit et s'échapper sans que le mari le vît. » La femme, devant qui ce récit était fait, comprit le profit qu'elle devait en tirer : elle prit une serviette et en couvrit les yeux de son époux en disant : « C'est au moyen de cette ruse que l'amoureux put sortir sans être vu du mari ! » et son amant, profitant de cet instant, réussit à sortir de dessous le lit et à s'échapper, sans que le mari s'en aperçût. Bien loin de se douter de ce qui se passait, celui-ci, au contraire, riait de toutes ces histoires et sa gaîté s'était encore accrue des dernières paroles de sa femme et des simulacres dont elle les avait accompagnées. Apprécie, d'après cela, les ruses des femmes et ce dont elles sont capables ! [*Jardin parfumé*.]

SUSPENDU (LE CONGRÈS –). Lorsqu'un homme s'appuie contre un mur, et que la femme, assise sur les mains de l'homme réunies sous elle, passe ses bras autour de son cou et, collant ses cuisses le long de sa ceinture, se remue au moyen de ses pieds dont elle touche le mur contre lequel l'homme s'appuie, cela s'appelle le *congrès suspendu*. [*Kâma Sûtra*, II, VI.]

SUSPENDUE (LA). Le galant, appuyé contre une muraille, enlève sa maîtresse qui l'entoure de ses bras, et la tient assise sur ses mains jointes, cependant qu'elle lui encercle le corps de ses cuisses. Avec ses pieds elle touche le mur et fait des mouvements de reins et de jarrets pour faire entrer et sortir dom Priape, jusqu'à ce que la décharge de l'amant et son propre mouille se marient en un excès de divin plaisir. [*Paradis charnels*, debout, 7.]

SYBARITE (EN). Cette manière a son agrément, mais tout le monde ne peut pas en faire usage ; il faut pouvoir se procurer des meubles faits exprès pour foutre, et qui vous épargnent la peine de remuer le cul, on les garnit de ressorts élastiques qui, dès qu'ils sont mis en mouvement, vous laissent savourer à loisir les plus douces jouissances sans vous faire éprouver la moindre fatigue ; car on sue quelquefois sang et eau pour foutre des femmes qui ont la rage dans le con, et qu'il faut limer à outrance, parce qu'il faut les noyer dans le foutre, sans quoi les garces vous traitent de mauvais fouteur, ou de bande-à-l'aise. Et il y a de quoi se le couper, lorsqu'on tient à la réputation de son vit et à l'honneur de ses couilles. Pour remédier à ce cruel inconvénient, les tapissiers de Paris ont inventé des matelas, des canapés, des coussins à ressorts, pour les grands personnages, les princes, les ducs, les comtes, les barons, aussi mauvais fouteurs que leurs moitiés sont garces et putains et gourmandes de foutre, c'est ce qu'on nomme baiser en *Sybarite*, pour faire allusion aux habitants de la ville de Sybaris, ancienne ville près de Naples, qui foutaient sur des roses effeuillées et se faisaient soulever par leurs esclaves pour remuer la charnière et décharger. A Paris, où l'on a des mœurs, les tapissiers ont trouvé remède à cet inconvénient. [*Science pratique*, 38.]

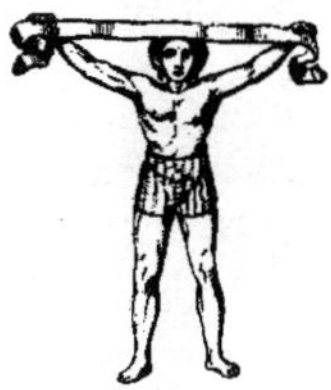

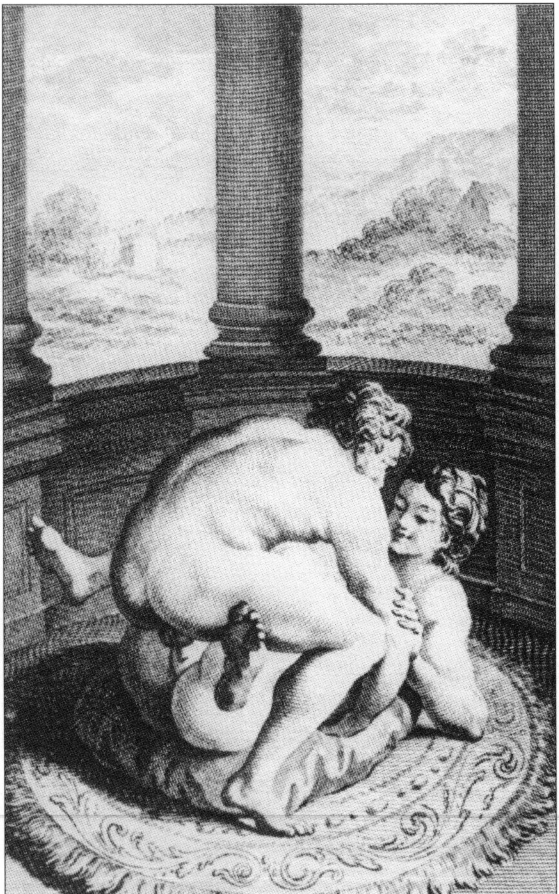

T RENVERSÉ (LE). Assis tout deux soit sur un banc, soit sur le sol, l'un sur l'autre se regardant et les jambes allongées, les amants font le petit jeu foutatif en se pressant étroitement, se passant des languettes en bec, et se faisant des chatouilles voluptueuses sur la ligne sensible de l'épine dorsale et le creux des hanches. [*Paradis charnels*, assis, 2.]

TABOURET (LA FIGURE DU –). Ils sont tous les deux assis, les jambes tendues et entremêlées. C'est la figure du tabouret. [*Bréviaire arabe de l'amour*, positions assises, 4.]

TAILLEUR DE L'AMOUR (LE MOUVEMENT DU –). L'homme, avec une partie seulement de son membre, qu'il n'a pas fait entrer en totalité dans la vulve, remue d'un mouvement précipité comme un frottement ; puis, d'un seul coup, le plonge jusqu'au fond du vagin. Tel est le mouvement de l'aiguille dans la main d'un tailleur habile qui, après l'avoir fait entrer dans l'étoffe, la fait sortir rapidement et d'un seul coup jusqu'au fond du fil. C'est sur ce dernier mouvement que l'homme et la femme doivent prendre exemple. Ce mouvement ne convient qu'aux hommes et aux femmes qui peuvent retarder à volonté leur éjaculation ; car, avec d'autres constitutions, il amènerait trop promptement la fin de l'opération. [*Jardin parfumé*, mouvement 4.]

TAPE-CUL OU LA SAINTE FLAGELLATION (LE BON –). Quand l'homme et la femme étant en ouvrage l'un sur l'autre, la servante frappe le derrière avec un martinent, cela s'appelle *le bon tape-cul, ou la sainte flagellation*. [*La Putain errante*, 1760 b, manière 35.]

TAPIS (LE). Une femme se couche nonchalamment sur le dos, la bouche ouverte et les cuisses écartées. L'homme se met à genoux et l'enfile par l'endroit ordinaire. Une autre femme présente le cul à celle qui est étendue, et s'approche assez près du mâle pour qu'il puisse lui communiquer, par la bouche, des baisers lascifs, sans cependant s'éloigner trop de celle qui sert de tapis, afin qu'elle puisse à son tour gamahucher sa compagne, en lui glissant sa langue, tantôt dans sa matrice, tantôt au cul. [*Travaux d'Hercule*, 4.]

TASSÉE (LA). La femme étant à genoux sur le bord du lit, le corps appuyé sur ses jambes ployées, son fouteur, debout, derrière elle, la baise en vigueur tout en lui branlant un téton et le clitoris, soit en lui pelotant les deux nichons. [*Paradis charnels*, en levrette, 9.]

TAUREAU (LE COUP DU –). Lorsque les deux côtés du yoni sont frottés, cela s'appelle le *coup du taureau*. [*Kâma Sûtra*, II, VIII.]

TENTÉ (LE). La mignonne étant à genoux, les jambes écartées, son galant s'assied dans l'intervalle, dirige maître vit en sa retraite et fout comme un dieu sans scrupules. [*Paradis charnels*, à dada, 9.]

TERPSICHORE OU LA DANSEUSE DE L'OPÉRA (À LA). Mlle Taglioni, Mme Montessu et quelques autres danseuses de l'Académie royale de musique pourraient seules foutre de cette manière. C'est tout au plus si on trouverait un fouteur qui pût être leur partenaire : honneur donc au beau sexe pour l'élasticité des reins et le mouvement de la charnière ! Nous allons donc éclairer les amateurs et les instruire : c'est un devoir pour nous, et nous aimons à le remplir. Les deux fouteurs doivent être dans l'état de pure nature, c'est-à-dire nus, car les vêtements les gêneraient dans leurs évolutions. Ils commenceront par faire quelques pauses voluptueuses, ensuite le fouteur se mettra un genou en terre ; la femme pirouettera autour de lui, en lui passant la jambe sur la tête, et pendant ce temps-là il lui dardera sa langue dans le con. Lorsqu'elle sera bien échauffée et qu'il bandera solidement, il la prendra à bras le corps, elle passera ses deux jambes sur ses hanches, et alors il se livrera à l'un des mouvements qui pourront lui plaire, et la foutra à volonté. Il sera bon qu'il y ait un canapé dans la salle de danse, pour que les deux acteurs puissent s'y reposer, après avoir donné les derniers coups de cul, pour consommer la décharge. [*Science pratique*, 9.]

TERPSYCHORE (À LA). Les deux amants étant à poil, c'est-à-dire nus de la tête aux pieds, la baiseuse – à l'instar des désossées du Moulin-Rouge – lance une jambe par-dessus la tête de son fouteur qui lui passe rapidement la langue au chat. Puis elle croise ses jambes autour du corps de son aimé, le serre. Lui la soutient par la taille… Elle se renverse alors en arrière et le galant surexcité la fout d'une façon peu commune. [*Paradis charnels*, clowneries, 7.]

TERRESTRE (LA). La femme étant couchée sur le côté droit, les jambes étendues, son galant s'appuie sur elle par-derrière, passe une jambe sur sa hanche, la prend à bras le corps et la fout en lui branlant les tétons. [*Paradis charnels*, sur le côté, 5.]

TÉTER [1]. *Le poupon tette, et le con tette aussi ; / En même temps vous donnez du lait et en recevez, / Et vous voyez en un lit trois heureux : / Chacun prend son plaisir du même coup. // Avez-vous jamais eu si friande fouterie / Parmi les milliers que vous avez eues ? / A cette façon de foutre vous prenez plus de goût, / Qu'un rustre quand il manque du fromage. // — Vraiment, elle est fort douce de cette façon, / La révérende fouterie, la fouterie divine, / Et comme si j'étais une Abbesse je jouis. // Il me chatouille si bien au vif la matrice en feu, / Ce tien vaillant, superbe et solide vit, / Que je ressens un plaisir superlatif. // Et toi, bonhomme de vit, / En grande hâte enfonce-toi dans le con, / Restes-y un mois, et grand bien te fasse !* [*Sonnets luxurieux*, 15.]

TÉTER [2]. *Y songez-vous ? quel dessein est le vôtre ? / Arrêtez-vous donc, mon ami. / — Un téton s'offre à moi, ton enfant aura l'autre. / Il tète, eh bien ! que le con tète aussi… / — Dans mon cœur et mes sens, ô plaisir, tu te glisses ! / Lait et foutre coulez, jaillissez tour à tour ! / Ciel !… J'éprouve aujourd'hui de nouvelles délices : / Je contente à la fois la Nature et l'Amour*. [*Arétin français*, figure 15.]

TIGRE (L'APPROCHE DU –). On fait s'agenouiller la femme à la turque, tête baissée. L'homme s'accroupit derrière elle et lui prend la taille pour lui enfoncer la tige de jade dans la porte du sexe. Si l'on pratique la méthode des cinq pénétrations superficielles pour six profondes et que l'on se retire cent fois, les pinces de jade se distendent et le sperme jaillit en abondance. L'eau et le feu s'épaulent. C'est le sublime du chaudron qui a entièrement transformé le cinabre. Tout embarras se trouvé éliminé. L'excellente circulation du sang fortifie le cœur et en fait bénéficier la volonté. Cette manière rappelle celle du tigre ou du léopard sortant des bois et rugissant contre le vent. [*Sublime*

Discours de la Fille Candide, 2e position.] Variante procurée par *Le Classique de la Fille Mystérieuse* : On fait se pencher la femme, cul en l'air et tête basse. L'homme s'agenouille derrière elle et lui prend le ventre pour lui enfoncer la tige de jade à l'extrême du milieu. Il faut s'appliquer à pénétrer au plus profond de son intimité, mais entrer et se retirer sans pesanteur, au nombre de cinq huit. Quand elle aura eu son compte, son sexe s'ouvrira et se gonflera, laissant échapper des fluides débordants au-dehors. On y met fin et on se repose.

TIRE-BOUCHON AMÉRICAIN (LE). L'homme étant assis sur une chaise, la femme se place sur lui, puis se tenant au dossier de son siège, se fourre dans le con le membre tendu, le fait pénétrer à fond, le fait sortir, et joue ainsi *crescendo* des reins jusqu'au moment où elle mouille et jubile spasmodiquement. [*Paradis charnels*, à dada, 16.]

TOISONNETTE (LA). L'amante, les cheveux dénoués, en entoure moelleusement le vit de son galant, puis prend le priape ainsi enveloppé entre ses mains… Il n'a plus qu'à se figurer qu'il est dans un con et faire pan-pan les couillettes jusqu'à la décharge pommadino-foutrale. [*Paradis charnels*, simulacres, en cheveux.]

TONNEAU (METTRE SA BOÎTE AU –). Quand l'homme baise sa femme à la cave, cela s'appelle *mettre sa boîte au tonneau*. [*La Putain errante*, 1760 b, manière 37.]

TORTUE (L'ESSOR DE LA –). On la fait se coucher sur le dos. La femme demeure inerte, comme insensible à tout. L'homme lui empoigne les deux jambes pour les soulever repliées sur les seins. Il sort la tête de son engin extensible, franchit brusquement la porte rouge et se heurte au fruit de la vallée. Il pousse et se rétracte brusquement, tout comme le fait la tortue avec sa tête. Il peut ainsi éliminer ce qui reste d'échauffement, chasser les miasmes nocifs des cinq viscères. Cette manière rappelle celle de la tortue mystérieuse qui sut préserver intacte sa vérité, protégée par sa carapace et traînant sa queue dans la boue. [*Sublime Discours de la Fille Candide*, 5e position.] Variante procurée par *Le Classique de la Fille Mystérieuse* : On fait coucher la femme sur le dos, les deux genoux repliés. Elle demeure inerte, comme insensible à tout. L'homme lui pousse les jambes à hauteur des seins. Il enfonce profondément la tige de jade et lui taquine le bébé fille (le col de l'utérus ?). Alternant pénétrations profondes et superficielles, il touche à chaque fois le grain de la femme qui en éprouvera vive joie. Son corps se soulèvera de lui-même, s'offrant en répandant abondance de fluides. Il faut alors la pénétrer au plus profond. On s'arrête à l'orgasme de la femme. Si on le pratique sans perte de sperme, l'énergie est centuplée.

TOUCHANT (L'EMBRASSEMENT –). Lorsqu'un homme, sous un prétexte ou sous un autre, va au-devant ou à côté d'une femme et touche son corps avec le sien, c'est l'*embrassement touchant*. [*Kâma Sûtra*, II, II.]

TOUPIE (LA). Lorsque, pendant le congrès, la femme jouant le rôle de l'homme tourne en rond comme une roue, cela s'appelle la *toupie*. La pratique seule peut l'apprendre. [*Kâma Sûtra*, II, VIII.]

TOUR DE FORCE (LE). La femme étant couchée sur le dos, l'homme s'assied sur sa poitrine, le dos tourné à sa figure, les genoux en avant et les orteils pinçant la terre ; il lui lève alors les cuisses en lui cambrant le dos, de manière à amener la vulve vis-à-vis de son membre. Il introduit ce dernier, et c'était le but à atteindre. Cette position, comme tu le vois, doit causer une grande fatigue et être d'une exécution difficile. Je pense même qu'elle n'est guère réalisable qu'en paroles ou en dessin. [*Jardin parfumé*, positions indiennes, 30.]

TOURNANTE (LA POSITION –). Lorsqu'un homme, pendant le congrès, tourne en rond et jouit de la femme sans la quitter, la femme lui tenant toujours les reins embrassés, cela s'appelle la *position tournante* ; elle ne s'apprend que par la pratique. [*Kâma Sûtra*, II, VI.]

TOURNANTE (LA). L'homme étant couché à plat ventre sur sa maîtresse étendue sur le dos, tourne autour d'elle, son vit servant de pivot, sans s'arrêter dans le mignon pan-pan foutatif. Cet exercice est passablement difficile, mais il est bon de se rappeler, en l'occurrence, que l'habileté ne s'acquiert qu'après une longue pratique assidue. [*Paradis charnels*, clowneries, 1.]

TOURS DE FORCE (LES). L'art de la fouterie fait chaque jour de nouveaux progrès, surtout en France : on ne peut se lasser de le répéter ; aussi les étrangers viennent dans notre patrie pour se former et faire leur éducation. Les hommes, les femmes des autres nations baisent machinalement et sans goût ; ils ne savent que mettre tout bêtement une pine dans un con, remuer le cul, décharger, s'essuyer ensuite la courte et boutonner leur culotte. Les femmes sont aussi *godiches*. C'est comme si on foutait son vit dans une planche à bouteilles. Mais quand elles ont passé entre les mains d'un Français, alors elles ont une allure onduleuse, elles vont sous l'homme comme un cheval dressé par Franconi. Alors, il leur est permis de se mettre en circulation, sans cela, néant. Nous connaissons à Paris une jeune et séduisante putain : quand on la fout, elle se tortille comme un serpent ; son con est l'image d'un bilboquet ; elle y fait entrer un vit à volonté, pour l'y faire rentrer de même ; on meurt cent fois de plaisir et de bonheur dans les bras de cette charmante coquine. Elle vous ballotte les roupettes, comme un jongleur indien fait sauter et reçoit des oranges dans sa main. Elle sait vous amuser de manière que vous ne déchargez pour ainsi dire qu'à sa volonté, et elle saisit à propos le coup de temps. [*Science pratique*, 29.]

TOUT AU VENT. La fille se couche sur le dos, à demi-lit, relève ses jambes, et les place sur les deux épaules de son fouteur, qui lui plante le vit au con : cette attitude a d'autant plus de charmes pour lui que, pendant tout le temps, il jouit de l'attouchement et la douce friction d'une belle paire de fesses : c'est un bien grand stimulant, surtout quand elle sont rebondies, élastiques, etc. [*Quarante manières*, 26.]

TOUTOU (À LA –). Dans la position de la levrette, l'amant fourre sa bite entre les cuisses très serrées de son amante, mais sans entrer dans le paradis de l'extase. Il lui branle le bouton vivement et avec art. Ainsi ni l'un ni l'autre n'a à redouter la folle frayeur des fruits à deux pattes et à gueule d'empeigne. [*Paradis charnels*, simulacres, en cuisses, 3.]

TRANSFÉRÉ (LE CONGRÈS D'AMOUR –). Lorsqu'un homme, du commencement à la fin du congrès, tout en opérant sur la femme, ne cesse de penser qu'il jouit d'une autre qui a son affection, cela s'appelle le *congrès d'amour transféré*. [*Kâma Sûtra*, II, X.]

TRAVAIL DE L'HOMME (LE). Tout ce que fait un homme pour donner du plaisir à une femme s'appelle le *travail de l'homme*, et voici en quoi il consiste : la femme étant couchée sur le lit, et en quelque sorte absorbée par sa conversation, il dénouera sa jupe de dessous et, si elle commence à l'invectiver, la fera taire en la couvrant de baisers. Alors, son lingam mis en érection, il promènera ses mains sur divers endroits et maniera délicatement certaines parties du corps. Si la femme est honteuse et que ce soit la première fois qu'ils se rencontrent, l'homme glissera ses mains entre les cuisses, qu'elle voudrait probablement tenir serrées ; si c'est une très jeune fille, il devra d'abord s'emparer de ses seins, qu'elle voudrait probablement couvrir de ses propres mains, puis il lui passera les bras sous les aisselles et sur le cou. Si, au contraire, c'est une femme expérimentée, il fera ce qui pourra être agréable à l'un et à l'autre et approprié à la circonstance. Ensuite il saisira sa chevelure, et lui tiendra le menton dans ses doigts pour lui donner des baisers. Là-dessus, si c'est une jeune fille, elle deviendra honteuse et fermera les yeux. Quel que soit le cas, la contenance de la femme lui indiquera ce qu'il devra faire pour lui rendre le congrès agréable. Tout en faisant à la femme ce qu'il juge le plus convenable pendant le congrès, l'homme doit toujours avoir soin de presser les parties de son corps sur lesquelles elle tourne les yeux. [*Kâma Sûtra*, II, VIII.]

TRIANGULAIRE (LA). La femme est sur le ventre, la tête tournée vers l'homme qui est couché sur elle, sa langue dans sa bouche, sa verge dans ses fesses et son doigt dans son huis. [*Bréviaire arabe de l'amour*, positions complémentaires, 2.]

TROMPETTE (LA). Quand la femme est couchée sur le dos, les cuisses écartées, et que l'homme se couche le ventre appuyé doucement sur ses tétons, lui met son vit dans la bouche, et se soutenant sur ses deux mains posées à côté de ses fesses, lui introduit sa langue dans le con, remuant le cul et léchant jusqu'à ce que le foutre coule dans la bouche de l'un et de l'autre. [*La Putain errante*, 1760 a, position 35.]

TROMPEUR (LE COÏT –). On raconte qu'un homme, au bout de quelque temps de séjour dans un pays où il venait d'arriver, éprouva le désir de se marier. Il s'adressa, pour trouver une épouse, à une vieille femme dont les services lui parurent pouvoir être avantageusement utilisés en cette circonstance, et qui lui répondit : « Je puis te procurer une fille douée d'une grande beauté et de toutes les perfections du corps. Elle te conviendra assurément, car, outre ces qualités, elle est vertueuse et pure. Seulement le métier qu'elle exerce l'occupe pendant tout le jour ; mais la nuit elle t'appartiendra complètement. C'est pour ce motif qu'elle se tient sur la réserve, craignant que ce soit une raison pour que tu ne l'agrées pas. » L'homme répondit : « Que cette femme se rassure. Moi également je ne suis pas libre le jour, et je n'aurai besoin d'elle que pendant la nuit. » Il la demanda alors en mariage. La vieille la lui amena et elle lui plut. Ils vécurent dès lors ensemble, en observant toutefois ce qui avait été convenu. Cet homme avait un ami intime, auquel il fit connaître la femme qui avait arrangé le mariage, ainsi que les conventions de cette union, et qui le pria de solliciter d'elle le même service pour lui. Il y consentit et alla trouver la vieille, à laquelle il dit : « J'ai un ami qui désirerait que tu lui trouvasses une femme convenable. — C'est facile, lui répondit-elle. J'en connais une remarquable par une beauté merveilleuse qui dissipe les plus noirs chagrins. Seulement, le métier qu'elle exerce l'occupe pendant toute la nuit et elle ne pourra se trouver avec ton ami que pendant le jour. — Peu importe ! » lui répondit-il. Elle conduisit alors la jeune fille à l'ami. Celui-ci en fut satisfait et l'épousa suivant les conditions qui avaient été convenues. Mais il ne se passa pas longtemps sans que les deux amis reconnussent que les deux femmes que leur avait fait épouser la vieille n'en faisaient qu'une seule et même. Apprécie, d'après cela, les ruses des femmes et ce dont elles sont capables ! [*Jardin parfumé*.]

TROT (ALLER AU PETIT –). La femme est couchée, l'homme se soutient sur ses genoux et sur ses mains ; il n'opprime pas, il ne gêne point sa maîtresse, et la frappe à coups lents pour prolonger leur plaisir mutuel. C'est : *Aller au petit trot*. [*Rhétorique des putains*, 1794, 23.]

TROTTOIR ROULANT (LE). On sème sur le plancher de la chambre d'amour des petits pois secs de taille supérieure, et on place les mains de sa baiseuse, qu'on fout en brouette, sur une assiette placée sur les légumineux. Ça roule, ça roule... ça chavire... et c'est crevant ! [*Paradis charnels*, clowneries, 6.]

TUNIQUE (DÉGRAFER LA –). La femme revint, s'agenouilla, humecta ses fesses et mon sexe, me dit de remettre beaucoup de salive, de la pénétrer degré par degré, de l'avoir toujours à l'œil et d'en faire autant dans le sens contraire. Je suivis ses indications à la lettre, remarquai ses fesses gonfler sous l'action de mes mouvements de l'avant et de l'arrière et j'éjaculai. « Ainsi, dit-elle, tu as par ton action valeureuse dégrafé la tunique. » [*Bréviaire arabe de l'amour*, figures de la sodomie, 14.]

TURC (LE). La femme se lava, revint, adopta une position abracadabrante, la tête contre le sol, les fesses en haut. Elle prit mon sexe, s'en massa les deux quartiers, le fit disparaître en elle, se trémoussa sans désemparer, et je sus que c'était « le turc ». [*Bréviaire arabe de l'amour*, figures de la sodomie, 4.]

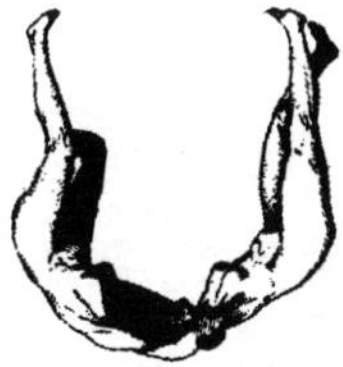

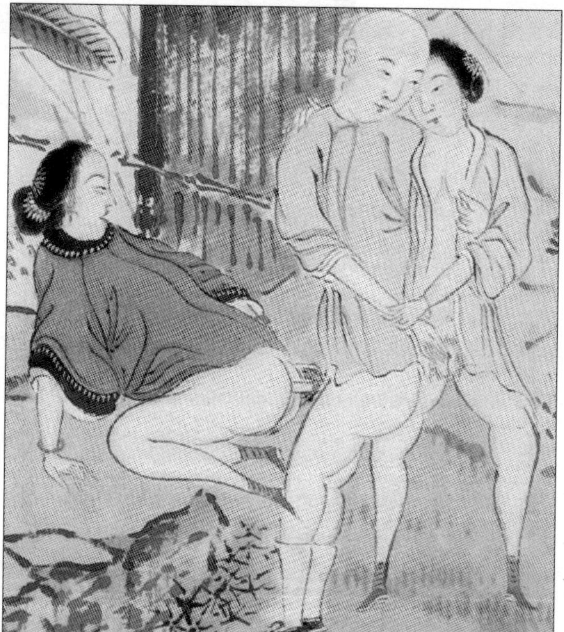

UNI (LE CONGRÈS –). Lorsqu'un homme jouit en même temps de deux femmes, qui l'aiment également toutes deux, cela s'appelle le *congrès uni*. [*Kâma Sûtra*, II, VI.]

UNION FRATERNELLE (L'). La femme, toute nue, se couche sur son lit ; l'homme s'étend de tout son long sur elle : on s'embrasse, on travaille et, en travaillant, chaque bouche a alternativement deux langues. C'est : *L'Union fraternelle*. [*Rhétorique des putains*, 1794, 22.]

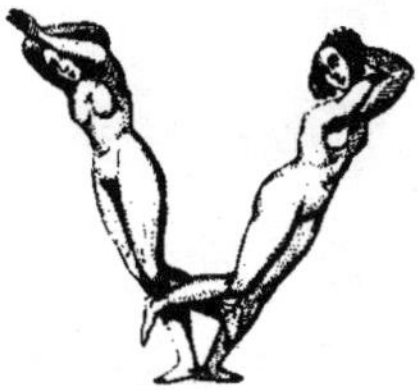

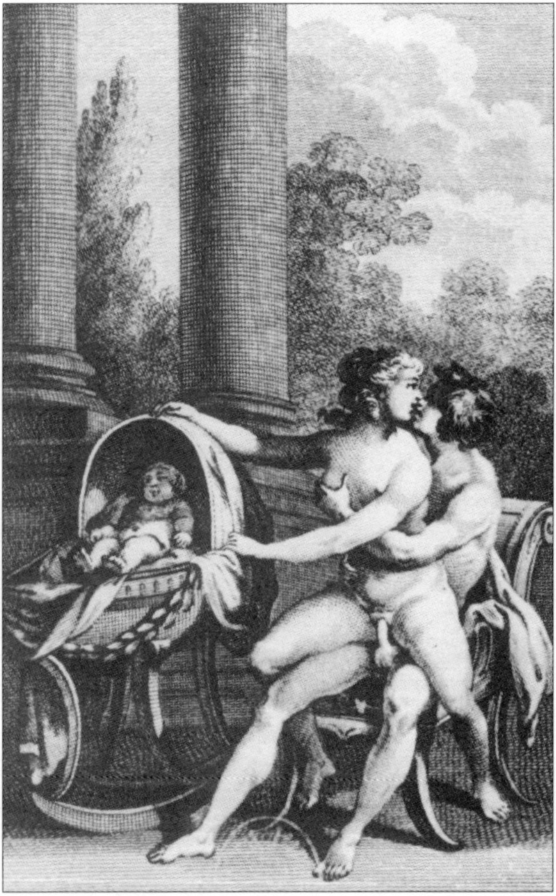

VACHE (LE CONGRÈS DE LA –). Lorsqu'une femme se tient sur ses mains et ses pieds comme un quadrupède, et que son amant monte sur elle comme un taureau, cela s'appelle le *congrès de la vache*. A cette occasion, il y a lieu de faire sur le dos tout ce qui se fait ordinairement sur la poitrine. On peut opérer de même le congrès du chien, le congrès de la chèvre, le congrès de la biche, le violent assaut de l'âne, le congrès du chat, le bond du tigre, la pression de l'éléphant, le frottement du sanglier et l'assaut du cheval. Et, dans tous les cas, on doit imiter les allures de chacun de ces différents animaux. [*Kâma Sûtra*, II, VI.]

VACHES (LE CONGRÈS DU TROUPEAU DE –). Lorsqu'un homme jouit en même temps de plusieurs femmes, cela s'appelle le *congrès du troupeau de vaches*. Les sortes de congrès suivantes, savoir : l'*exercice dans l'eau*, ou congrès d'un éléphant avec plusieurs éléphants femelles qu'on dit n'avoir lieu que dans l'eau, le *congrès du troupeau de chèvres*, le *congrès du troupeau de biches*, s'opèrent à l'imitation de ces animaux. A Gramaneri, plusieurs jeunes gens jouissent d'une femme qui peut être mariée à l'un d'eux, soit l'un après l'autre, soit tous en même temps. Ainsi l'un la tient, l'autre en jouit, un troisième s'empare de sa bouche, un quatrième de son ventre ; et de cette façon ils jouissent alternativement de chacune de ses parties.

Même chose peut se faire quand plusieurs hommes se trouvent en compagnie d'une courtisane. Et les femmes du harem du Roi, de leur côté, peuvent en faire autant quand par hasard elles mettent la main sur un homme. [*Kâma Sûtra*, II, VI.]

VAGIN EN FLEUR. Chen entra dans la chambre et la vit qui s'essuyait, dévoilant un corps d'une rare perfection, aux mille charmes, aux dix mille appâts, d'une vénusté à faire honte aux fleurs. A ses pieds la paire de chaussons rouges était d'une adorable dimension, une irrésistible provocation à l'amour. N'y tenant plus, il ôta ses vêtements en hâte, la renversa sur le lit d'ivoire, et prit son plaisir avec une fougueuse ardeur. Puis, pétrissant ses petits pieds, il les posa sur ses épaules pour mieux contempler son corps d'une blancheur immaculée. Il la dévorait des yeux. Il l'avait tant travaillée qu'elle répandait sans arrêt des flots de fluides sécrétions. Le regard de Chen s'attardait sur la boule de bon pain à laquelle ressemblait le sexe gonflé aux bords herbeux de sa partenaire. Le pressant avec délices sous sa main, il lui demanda : « Ma chérie, mon cœur, comme ton con est plein et plantureux, vraiment adorable. J'aimerais y planter mon lotus à l'envers : je me tiens dessous pour le voir entrer et sortir. Tu veux bien ? — Depuis deux ans que nous sommes mariés, je me demande si tu ne m'as pas imposé toutes les positions imaginables ! Je ne saurais rien te refuser. » Elle lui grimpa donc dessus et lui serra la verge dans son vagin en fleur, tantôt le titillant, tantôt l'enveloppant, tantôt arrêtant ses mouvements, tantôt s'agenouillant en le serrant dans ses mains, tantôt dévissant en frottant. Elle le fit jouir au moment où elle se pâmait. [*Spectacles curieux du plaisir*.]

VAGUE (LA). La femme étire ses lotus d'or pour attraper le marteau de jade, le tirer et le repousser, dans un gazouillis de gémissements. C'est l'étape où surgit la vague de la pulsion *yin*. [*Sublime Discours de la Fille Candide*, 7e étape des dix mouvements.]

VALLÉE (LA DOUCE –). La femme couchée sur le dos, son galant lui fait face et imite le coït entre les nichons qu'elle resserre le plus possible pour qu'il jubile supérieurement. [*Paradis charnels*, simulacres, en tétons, 2.]

VALSE DE CYTHÈRE (LA) [1]. Lorsqu'un jeune homme et une femme s'entendent bien et qu'ils sont de la même taille, et que le vit et le con sont à la même hauteur, rien n'est plus délicieux que de valser en foutant. Il faut que la chambre soit au moins garnie d'un lit et d'un canapé. Les deux acteurs sont nus. Le fouteur passe une de ses jambes entre celles de la femme, le vit à l'embouchure du con, ensuite on entre en danse. Le mouvement fait aller et venir le vit dans le con. Bientôt l'heureux couple sent les approches de la décharge, et ils peuvent tomber sur le lit ou le canapé pour terminer cette valse délicieuse. Il est cruel qu'on nous parle toujours de mœurs et de décence pour économiser ou entraver nos plaisirs. Si on valsait ainsi dans nos bals champêtres et dans ceux qui se donnent à Paris, on ne verrait pas tant de faillites dans ces divers établissements. [*Science pratique*, 17.]

VALSE DE CYTHÈRE (LA) [2]. Le fouteur et sa fouteuse étant tout nus, l'amant passe une de ses jambes entre les cuisses de sa maîtresse, lui met sa bite en la craquette et… la danse commence. Bientôt, la décharge montant et le mouille suintant, nos deux polissons s'affalent sur le bord du lit tout proche, et terminent par quelques bons coups de reins la façon commencée sur un gracieux mouvement de valse. [*Paradis charnels*, clowneries, 8.]

VENTEUX (LE). La femme se coucha sur le dos, leva ses jambes, m'en entoura le cou et me dit de la prendre par-derrière. Quand je le fis, elle resta un instant dans la position de départ, puis se mit sur le côté droit. Mes coups de boutoir devinrent incessants, je jouis, voulus me retirer, mais elle m'intima l'ordre de ne pas bouger, se saisit de mon sexe, le suça et me fit bander encore. Elle se remit dans la position initiale, je m'enfonçai en elle. Elle se releva et se mit à quatre pattes, ma queue toujours en elle, et se trémoussa fortement. Je voulus me retirer, mais elle m'en empêcha et, se relevant progressivement, elle acquit la position debout, toujours appareillée, et me dit : « Recule lentement de façon à ce que je puisse le faire en même temps que toi. » Je reculai, me retrouvai sur le dos, elle me pesant dessus, se trémoussant, tournant son visage vers le mien. Un instant après, elle me demanda de passer ma main sous sa cuisse pour pouvoir la retourner, nous continuâmes ainsi à nous trémousser, jusqu'à l'orgasme. « Le venteux demande beaucoup de travail », dit-elle en guise de conclusion. [*Bréviaire arabe de l'amour*, figures de la sodomie, 13.]

VENTRE (LE VENTRE À –). L'homme et la femme étant debout, en face l'un de l'autre, celle-ci entrouvre ses cuisses : l'homme avance alors ses pieds entre ceux de la femme, qui elle-même avance un peu les siens. Dans cette position, l'homme doit avoir un de ses pieds un peu en avant de l'autre. Chacun enlace ensuite ses bras autour des reins de l'autre, et enfin l'homme introduit sa verge dans le vagin de la femme, et tous deux remuent ainsi entrelacés. [*Jardin parfumé*, positions indiennes, 17.]

VERGE (ASSEOIR LA –). L'homme se met assis sur un lit. La femme le monte et s'assoit sur son pénis en prenant soin de lever ses jambes jusqu'à la face de l'homme. Il la serre contre lui, et l'approche autant qu'il lui est possible. [*Foutre en miroir*.]

VERGE (L'ACCROUPISSEMENT SUR LA –). L'homme s'allonge. La femme vient sur lui en lui tournant le dos et s'accroupit sur sa verge qu'elle place avec ses mains au mitan de son sexe. L'homme la tient fermement aux hanches. La femme peut alors, quand la sonde est mise, chercher le regard de celui qu'elle aime, et lui sourire. [*Foutre en miroir*.]

VIEILLESSE (AIDER À LA –). Quand deux femmes nues se font contempler à un homme, ou usé, ou blasé, ou vieux, cela s'appelle *aider à la vieillesse*. [*La Putain errante*, 1760 b, manière 32.]

VIOL (LE FAUX –). L'amante étant couchée sur le dos, les jambes étendues et serrées, son baiseur la fout en cuisses en lui branlant un sein et le boutonneau bandant. [*Paradis charnels*, simulacres, en cuisses, 5.]

VIOLENCE (LE COÏT PAR –). L'homme s'avance derrière la femme de manière à la surprendre à l'improviste ; il passe les mains sous les aisselles et, lui saisissant les siennes, il les ramène et les maintient près du cou, de manière à paralyser toute résistance. Il peut aussi entrelacer ses doigts avec ceux de la femme et lui ramener les mains par-dessus le cou, en lui faisant baisser la tête. Si elle est sans pantalon, il s'efforce de soulever sa robe avec les genoux vers le haut du corps en maintenant une de ses jambes avec la sienne, de manière qu'elle ne puisse pas détourner sa vulve du membre viril, ni s'opposer à l'introduction de ce dernier. Si elle a un pantalon et qu'elle soit forte, l'homme sera dans la nécessité de lui maintenir les deux mains avec une seule des siennes, et, avec celle qui restera libre, de faire tomber le pantalon, précaution rendue ainsi inutile. Cette manière convient à celui qui, désirant jouir d'une femme, est réduit à la coïter de force et malgré elle. [*Jardin parfumé*, positions indiennes, 22.]

VIOLENTE (L'ÉTREINTE –). L'homme se couche sur le dos et la femme le monte en conjoignant fermement ses jambes aux siennes. L'homme alors l'étreint avec violence afin qu'elle ne puisse pas déraper. Les femmes apprécient cette posture qui leur procure beaucoup de plaisir. [*Foutre en miroir*.]

VIS D'ARCHIMÈDE (LA). L'homme étant étendu sur le dos, la femme s'assied sur son membre, faisant face à son visage ; puis elle pose ses mains sur le lit de manière à pouvoir tenir son ventre éloigné de celui de l'homme ; ses mouvements se font en s'élevant et en s'abaissant et, si l'homme est léger de corps, il y participe par-dessous. Si, dans cette position, la femme veut embrasser l'homme, il lui suffit d'allonger les bras sur le lit. [*Jardin parfumé*, positions indiennes, 6.]

VIT (LE MAÎTRE –). *Qu'il est long ! qu'il est ferme ! il percerait un mur, / Point de vide avec lui, sans cesse il m'aiguillonne ; / Hercule, et Mars l'ont moins gros et moins dur. / Quel maître vit ! au Diable s'il déconne ! / – Donner, je t'en fous ; rien ne peut amortir / Le feu d'un cul qui contre ton cul choque. / – Athlète audacieux, ta fierté me provoque : / Mes coups vaudront les tiens, et tu vas les sentir.* [*Arétin français*, figure 13.]

VIT (SE TRÉMOUSSER LE –). *Mars, ô deux fois maudit fainéant ! / Ne se place pas ainsi sous une femme ; /*

Vénus ne se fout pas à l'aveuglette / Avec tant de rage et si peu de discrétion. // — Je ne suis pas Mars ; je suis Hercule Rangone, / Et je vous baise, vous qui êtes Angela la Greca ; / Et, si j'avais là mon rebec, / Je vous sonnerais, en foutant, une canzone. // Quant à vous, Signora, ma douce épousée, / Vous ferez sur le con se trémousser le vit / En levant haut le cul et en poussant fort. // Oui, Signor, car en baisant avec vous je jouis, / Mais je crains que l'Amour ne me donne la mort / Avec vos armes, étant un enfant et un fou. // — Cupidon est mon petit laquais / Et il est votre fils ; il garde mes armes, / Pour les consacrer à la déesse Fainéantise. [*Sonnets luxurieux*, 12.]

VIT DANS LE CUL (TOUT LE –). *Où le mettrez-vous ? dites-le moi, de grâce ; / par-derrière ou par-devant ? Je voudrais le savoir ; / Parce que peut-être vous ferai-je déplaisir / Si dans le cul, par malheur, je me le fourre. // — Madonna, non ; vrai, le con rassasie / Le vit, si bien qu'il y trouve peu de plaisir ; / Et ce que j'en fais, c'est pour ne point paraître / Un Frère Mariano, verbi gratia. // Mais puisque vous voulez tout le vit dans le cul, / A la mode des gens experts, je suis content / Que vous fassiez du mien ce que vous désirez. // Prenez-le dans la main, fourrez-le-vous dedans : / Vous le trouverez d'autant de profit pour le corps / Que l'est aux malades un bon clystère ; // Et je prends tant de plaisir / A me sentir mon vit dans votre main, / Qu'entre nous, si nous foutons, j'en mourrai.* [*Sonnets luxurieux*, 7.]

VIT DIVINISSIME. *Voilà, certes, un beau vit, long et gros. / Si tu m'aimes, laisse-moi le voir. / — Je voudrais essayer si vous pourrez recevoir / Ce vit dans votre con, et moi par-dessus ? // — Comment, si je veux essayer ? comment, si je puis ? / Plutôt cela que de manger ou de boire ! / — Mais si je vous écrase en m'allongeant sur vous, / Je vous ferais mal. —Tu as là une idée du Rosso. // Jette-toi donc, sur la couchette ou sur le plancher, / Tout de ton long sur moi ; quand tu serais Marforio / Ou un géant, j'en aurai plaisir, // Pourvu que tu me chatouilles les moelles et les os / Avec ce tien divinissime vit, / Qui guérit les cons de la toux. // — Ecartez bien les cuisses... / Certes, on pourrait voir des femmes / Mieux vêtues que vous, mais non mieux foutues.* [*Sonnets luxurieux*, 9.]

VIT ENFLAMMÉ. *Auprès de sa déesse on doit être à genoux ; / M'y voilà : tes faveurs font mon bien et ma gloire. / Le beau corps ! Au toucher le satin est moins doux. / Je te sacrifierais le manger et le boire, / De toi seule j'ai soif et faim. / Que ton con se prépare à la plus ferme attaque, / Mon vit s'enflamme encore, en passant par ta main : / Il t'offre tout Paphos, tout Cythère et Lampsaque.* [*Arétin français*, figure 8.]

VIT PETIT DÉMÉRITE (UN). *Je veux ce vit, et non un trésor ! / C'est celui-là qui peut me rendre heureuse ! / Oui, c'est vraiment un vit d'impératrice ! / Ce joyau vaut plus qu'un puits d'or. // Holà ! mon vit, à l'aide, je me meurs ! / Et réveille bien le désir dans la matrice : en somme, un tout petit vit démérite / S'il veut dans le con garder quelque décorum. // — Ma chère maîtresse, vous dites bien vrai. / Qui n'en a qu'un tout petit et fout en con, / Mériterait d'avoir d'eau fraîche un clystère. // Qui en a peu, qu'il foute en cul jour et nuit : / Mais qui en a, comme moi, un impitoyable, un féroce, / Que toujours il prenne ses ébats dans les cons. // — C'est vrai, mais nous sommes si goulues / Du vit, et cela nous semble si bon, si bon, / Que nous recevrions dans le cul tout l'obélisque.* [*Sonnets luxurieux*, 3.]

VIT PROIE DU CON (LE). *Des feux les plus ardents le con me rend la proie, / Le con, par excellence, est l'ouvrage des Dieux ; / L'homme au con doit sa vie, et plus encore sa joie ; / Voltaire a beaucoup fait : il n'a rien fait de mieux. / Du spectacle jamais je ne fus idolâtre, / Il laisse à froid souvent et l'esprit et le cœur. / De la place où je suis je me forme un théâtre, / Le con, c'est là ma pièce, et mon vit est l'acteur.* [*Arétin français*, figure 1.]

VIT, MON SECOURS. *O vit, à mon secours ! toi seul es mon trésor ; / Viens, ah ! viens rafraîchir ma brûlante matrice ; / Ta perle vaut mieux qu'un puits d'or. / C'est proprement un vit, un vit d'Impératrice, / Sous mes agiles doigts il reprend sa longueur, / Il élève et brandit sa tête rubiconde… / Vit, imbibe mes flancs d'un foutre créateur, / Qui d'un vit, ton égal, enrichisse le monde !* [*Arétin français*, figure 5.]

VITS (DE LA GROSSEUR DES –). *Fanchon* : Ma cousine, de tout ce que nous avons dit des plaisirs, j'ai recueilli que cette partie de l'homme qu'on appelle le vit est celle qui donne le plus de satisfaction à la femme ; je voudrais bien maintenant que vous me disiez quelles sortes de vits sont les meilleurs et les plus divertissants. *Susanne* : Tu dois savoir premièrement qu'il y a des vits de toutes les façons, mais tous généralement se réduisent à trois, qui sont petits, grands et moyens. Les petits sont de quatre à six pouces de longueur et gros à l'avenant, mais ils ne sont pas de mise quand ils sont si petits, car outre qu'ils ne remplissent guère le con, n'étant pas assez gros, c'est que si la dame a le ventre un peu gros ou la motte un peu trop grossette, ce qui est une imperfection en elle, ou le trou placé un peu trop bas, ce qui est un défaut pareillement, ils ne sauraient entrer que deux ou trois doigts en profondeur dans le col de la nature de la femme. Les grands quant à eux écartent et entrouvrent trop la dame, par leur grosseur, et lui font mal, quand même elle ne serait pas pucelle, et pour la longueur ils atteignent trop avant dans la matrice, d'où vient qu'il y a des hommes qui sont contraints de mettre des bourrelets contre le ventre, ou bien la dame y met la main en les recevant, pour les marquer selon la longueur qu'elle en veut et empêcher que le reste ne passe, et ceux-là sont de dix à douze pouces. Les moyens sont de six à neuf pouces et remplissent justement le conduit de la dame et la chatouillent doucement. Néanmoins, il y a des femmes qui sont plus ouvertes ou ont de plus grands cons les unes que les autres, et à celles-là il leur faut un puissant engin, bien dur, long, gros et bandé, et qui soit bien proportionné à leur fente naturelle. Mais après tout, ma cousine, soit grands, soit petits, c'est la vérité qu'il n'y a rien de si savoureux et de si bon que le vit d'ami, et quand un homme que l'on aime bien n'en aurait pas plus gros que le petit doigt, on le trouverait meilleur que le plus grand d'un autre qu'on n'aimerait pas tant. Cependant, pour l'avoir bien fait comme il faut, il doit être gros et renforcé sur la culasse, et venir en diminuant vers la tête. [*L'Ecole des filles*.]

VŒUX COMBLÉS (LES). Son corps brûlant est trempé de sueur, ses jambes sont molles et ses mains inertes. C'est l'étape où sont comblés les vœux de ses plus intenses sentiments. [*Sublime Discours de la Fille Candide*, 10e étape des dix mouvements.]

VOITURE RENVERSÉE (LA). On met la chaise à quelque distance de la muraille ; la femme s'y assied ; l'homme lui prend les jambes et les élève sur ses bras : la chaise branle et le dossier va tomber contre la paroi. C'est : *La Voiture renversée*. [*Rhétorique des putains*, 1794, 15.]

VOYOUS (LE NAYK DES –). Debout tous les deux, enlacés, les jambes emmêlées, l'homme lui frotte le sexe et quand il sent qu'elle est prête, l'enfonce. C'est le *nayk* des voyous. [*Bréviaire arabe de l'amour*, positions debout, 4.]

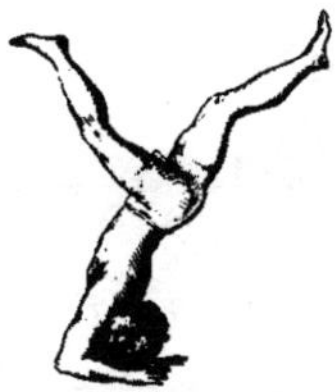

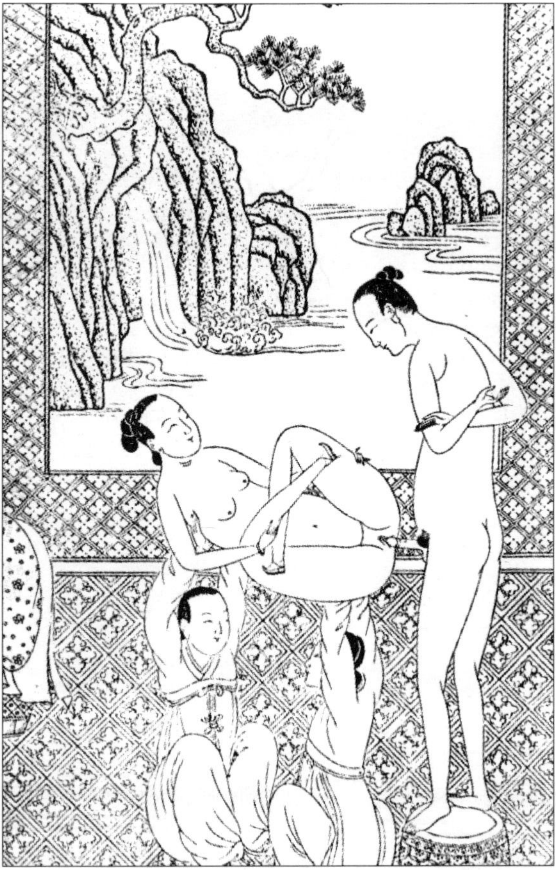

YIN ET YANG. Toute union de l'homme et de la femme relève de la Voie, celle d'un *yin* et d'un *yang*. C'est ainsi que du *yang* se trouve dans le *yin*, et inversement du *yin* dans le *yang*. L'homme et la femme, comme le *yin* et le *yang*, sont la Voie du ciel et de la terre. Mais maux et maladies assaillent ceux qui en méprisent l'importance. Ne dit-on pas : *Il tient le yin dans les bras et porte le yang sur le dos* ? Le *yin* naît quand le *yang* atteint son point culminant, les germes du *yang* apparaissent lorsque le *yin* est au plus haut. Dans le *yin* de toute femme coexistent naturellement du *yin* et du *yang*. Le dur et le souple qu'ils combinent contribuent chacun au plaisir qu'excite la beauté. [*Sublime Discours de la Fille Candide*.]

DICTIONNAIRE SUPPLÉTIF
AU DICTIONNAIRE DES POSTURES

AGENOUILLER À LA TURQUE (S'). *Hu gui* ; le terme *Hu* désigne les populations non Han de l'Asie centrale, en majorité turco-mongoles, déjà islamisés à l'époque nous concernant. Sans doute s'agit-il d'une façon de s'agenouiller en se prosternant cul en l'air ; toutefois le terme, dans son sens ancien, pourrait provenir d'une confusion avec un mot homophone signifiant « échanger » (les genoux en l'occurrence), *Hu* désignant alors des populations bouddhistes, dont l'Inde ; c'était alors une façon respectueuse de saluer un genou en terre, le droit, que l'on échangeait avec le gauche en cas de fatigue.

ALLUMELLE. « Fer délié et plat qui fait le tranchant ou la lame des épées, couteaux, poignards. On dit proverbialement, qu'un homme s'est tué de sa propre allumelle, quand il a trop fait la débauche de vin ou de femmes » (*Furetière*).

AMPHION. Fille de roi, Antiope fut séduite par Zeus qui lui laissa deux jumeaux, Amphion et Zéthos. Ils construiront les murailles de Thèbes. Amphion jouait si merveilleusement de la lyre que les pierres se mettaient en place d'elles-mêmes.

ANCHISE. L'hymne homérique *A Aphrodite* raconte comment « Zeus mit au cœur d'Aphrodite le doux désir d'Anchise ». Elle se pommada donc excessivement et se para d'un « manteau plus brillant que la flamme du feu. De magnifiques colliers, tout en or ciselé, entouraient son cou délicat ; sous l'éclat de la lune, sa tendre gorge luisait pour l'émerveillement des yeux. » Elle se rendit alors à la demeure du prince troyen Anchise, sur le mont Ida, et lui fit l'amour. De leur union naquit Enée. Une épigramme attribuée à Lucien désigne Anchise – avec Pâris et Adonis – comme l'un des trois mortels qui virent la déesse nue.

ANGELA (LA GRECQUE –). Voir RANGONE (HERCULE –).

ARAIGNÉES (PATTES D'–). « Caresse légère du bout des doigts sur les parties sexuelles de l'homme » (Pierre Guiraud, *Dictionnaire érotique*).

ARÉTIN (L'). Pietro Aretino (1492-1556), l'auteur des fameux « Dialogues » (*Ragionamenti*) dont la publication des différentes versions s'échelonne de 1534 à 1584, pourrait être, pour le ton et les stratégies d'écriture employées dans ces fameux dialogues et dans certains autres de ses textes, comparé à Rabelais. Ses dialogues opèrent dans le contexte italien une subversion des traités de civilité, notamment de l'ouvrage important *Il Cortigiano* (« Le Courtisan ») de Castiglione (1528). Nanna, courtisane précisément et non plus femme de cour, enseigne dans un langage d'une truculence étonnante à sa fille Pippa les lois, les pièges et les ruses du dur métier de prostituée. Elle est le modèle moderne de la « putain institutrice », dont Tullie dans *L'Académie des dames* est l'une des répliques. Si les dialogues de l'Arétin sont passés à la postérité et si on peut les considérer comme le palimpseste de bien des textes, dialogués ou non, de la littérature érotique et libertine du XVIIe et surtout du XVIIIe siècle, en revanche le reste de son œuvre, pourtant abondante, et très contrastée puisque l'Arétin est aussi l'auteur d'œuvres religieuses, est peu connu en France, mis à part les *Sonetti lussuriosi* (appelés le plus souvent les « Sonnets de l'Arétin »).

ASPASIE. Célèbre pour son esprit et sa beauté, Aspasie s'établit à Athènes où elle fut la maîtresse, puis la compagne de Périclès après le divorce de celui-ci. Leur maison était le rendez-vous des intellectuels de la cité, et l'on reprocha à son « salon » d'influencer la vie politique. De sorte que nombreuses sont celles à qui leurs qualités physiques et intellectuelles, associées à l'influence exercée, vaudront le surnom de « nouvelle Aspasie ». Rappelons cependant qu'Aspasie est aussi « le nom d'un astringent dont on se sert dans les maladies des parties naturelles des femmes. *Aspasia*. Il ne consiste qu'à prendre de la laine trempée dans une infusion de noix de galle verte, et à l'appliquer sur la partie » (*Dictionnaire de Trévoux*).

BADINAGE, BADINE, BADINER, BADINERIE. Au XVIIe siècle, *badin* signifiait ou bien *niais*, *sot*, ou bien *enjoué*. Le champ sémantique du badinage s'élargit de l'usage courant (badiner, comme plaisanter) aux significations de *coquinerie, polissonnerie,* jusqu'à n'être qu'une pure litote (figure de rhétorique consistant à dire le moins pour le plus). On dit alors tout simplement *badiner* au lieu de *foutre*.

BIDET. « Je conduisis le bidet jusqu'à la porte de l'étable » : le *bidet de culbute* était l'un des noms du phallus, et *détourner le bidet* signifiait ménager une femme lors de la futuition.

BORAX. « Le borax est un sel minéral qui se tire d'une pierre qu'on trouve aux Indes Orientales dans les terres nitreuses, et qu'on fait calciner, lessiver et cristalliser » (*Dictionnaire de Trévoux*). On l'utilise pour souder les métaux ou avancer leur fonte. Mais c'est aussi une espèce de bézoard de crapaud, « c'est-à-dire une sorte de pierre qui se trouve dans la tête du crapaud, à laquelle on attribue de grandes propriétés ». Alchimie, médecine de l'amour, puissance mystérieuse des sels, et de la pierre du fiel que recèlent les animaux des Indes...

BOUCHE DE POISSON. Vraisemblablement la commissure des grandes ou des petites lèvres du sexe féminin.

BOULE OU PERLE ROUGE. Certains y voient la vulve gonflée sous l'effet de l'excitation sexuelle, d'autres le gland empourpré du clitoris gonflé.

BOURRIQUER. « Baiser une femme comme l'âne saillit sa femelle, avec la même impétuosité et la même absence de précautions – et de délicatesse » (*Dictionnaire de Delvau*).

BOUTEILLES (PLANCHE À –). Planche dans laquelle on a fait des trous qui permettent d'insérer les bouteilles vides pour les faire sécher après les avoir lavées.

BRANCARD. « C'est le lit portatif pour transporter les malades, ce peut être une grande civière formée de cerceaux en berceau que portent les mulets ou les hommes. Pour les charrons, le brancard est la pièce de bois pliant qui joint le train de derrière d'une chaise roulante au train de devant » (*Dictionnaire de Trévoux*).

CALTEAU (LE PÈRE –). La signification de l'expression est incertaine. Y a-t-il un lien avec *calotter* (donner une gifle, une calotte à quelqu'un) ? avec *caler* (quand la cale met d'aplomb, remplit l'espace vide, immobilise) ? Rappelons que *Cale tout* est le commandement de laisser tomber tout d'un coup ce que l'on tient suspendu. De son côté, le Père Duchesne revendique sans cesse : « Il faut que je me cale à mon tour. »

CANTHARIDÉE (POTION –). La cantharide est un « insecte qui, réduit en poudre, est un aphrodisiaque énergique et dangereux qu'emploient les gens épuisés par les excès vénériens pour en recommencer d'autres » (*Dictionnaire de Delvau*).

CAPUCE. En arabe, *qilnâqissi*. Le mot, tel qu'il est transcrit, semble inexistant. On peut le rapprocher de *qalins* ou *qilnâs*, calotte. Une traduction littérale donnerait : « le *nayk* de la calotte ».

CAPUCINS (CHAMP DES –). Il y avait entre l'abbaye royale du Val-de-Grâce et le couvent des capucins de Saint-Jacques un grand terrain vide qu'on nomme le champ des Capucins. Les capucins s'installèrent ailleurs en 1779. Une partie du couvent fut alors transformée en hôpital pour vénériens des deux sexes. De là l'expression dont se servent les filles contraintes d'y séjourner : passer un terme au champ des Capucins.

CARCASSE. *Le Cabinet satyrique* fait ses délices du mot qui sonne violemment à proximité de sarcasme, et inscrit dans l'œil l'image d'ossements qu'anime le désir. Carcasse « se dit figurément des personnes devenues fort maigres soit par maladie, soit par vieillesse, qui n'ont que les os et la peau. *Corpus malicentium, ipsa macies*. Cette femme se pare, encore que ce ne soit qu'une vieille *carcasse* » (*Dictionnaire de Trévoux*).

CAROUSSE. « Carousse ou carrousse, subst. fém. Fête. Ce mot, au premier sens, signifie action de boire à l'envi » (*Dictionnaire de Lacurne de Sainte-Palaye*).

CARREAU. Dans le plus beau déshabillé du monde, comtesses et marquises s'exposent sur un lit orné de mille carreaux : coussins carrés, de brocart ou de velours, galonnés d'or.

CASQUE. Ce mot désigne un capuchon de cuir, bois poli ou corne de buffle, qui recouvre le gland du pénis, toujours à des fins prétendues d'hygiène ou de contraception ; en réalité comme suppléant à une défaillance physique, ou adjuvant à une vigueur déjà plaisante pour les « gourmandes ». On se perd en conjectures quant à la façon dont ce « casque » tenait en place. Probablement relié par de minces fils à l'« armure », elle-même retenue par un cordon autour des hanches ? Certains textes précisent qu'il se perd souvent dans l'ardeur du combat.

CAVALIER. La métaphore, extrêmement courante dans ce type de textes, engendre tout un champ métaphorique – cf. les termes de *chevaucher*, de *monture*, ainsi que l'usage qui est fait du verbe *crever* (comme *crever sa monture*). On pouvait encore dire cela à l'époque de bien d'autres manières : chaudronner, cliqueter, coigner, croquer, embloquer, embourer, embrocher, etc.

CEINTURE DE VÉNUS. La ceinture de Vénus est magique : qui la porte est livré au désir ou le délivre : « Un ruban décoré de riches broderies, qui contient tous les charmes. Là sont désir, tendresse et propos amoureux, qui séduisent le cœur et trompent les plus sages » (*Iliade*, XIV, 214-216).

CENTAURÉE. « Sorte d'herbe employée dans la médecine. Il y a deux sortes de Centaurées, la grande et la petite centaurée » (*Dictionnaire de l'Académie*, 1718). La légende veut que le centaure Chiron (mi-homme, mi-cheval), précepteur de Télémaque, ait découvert la plante aux vertus médicinales.

CHANTERELLE. « La corde d'un luth, d'un violon, etc., qui est la plus déliée, et qui a le son le plus clair. *Mettre une chanterelle. Hausser la chanterelle. Baisser la chanterelle. La chanterelle s'est rompue* » (*Dictionnaire de l'Académie*, 1718). Le Roux la donne « pour membre viril. Métaphore tirée de la première corde d'un instrument de musique. Mais dans ce sens-ci, c'est la partie qui donne du plaisir aux femmes, et qui les ravit par sa douce harmonie. »

CHAT (LE BOUFFAGE DU –). Le chat est le « nom que les femmes donnent à la divine cicatrice qu'elles ont au bas du ventre – à cause de son épaisse fourrure, et aussi parfois à cause des griffes avec lesquelles elle déchire la pine des honnêtes gens qui s'y frottent » (*Dictionnaire de Delvau*). « Bouffer la craquette, le cul, un chat : gamahucher une femme », précise dans son

Dictionnaire érotique Pierre Guiraud, qui note que « bouffer au sens de manger est le terme générique pour désigner le coït buccal, plus spécialement pratiqué sur une femme ».

CHATOUILLEMENT, CHATOUILLER. Au XVIIe siècle, chatouiller avait soit la signification actuelle soit, en un sens plus large, celle de sensation agréable : « la musique chatouille l'oreille, les bonnes odeurs chatouillent le nez » (*Dictionnaire de Furetière*) ; il y avait aussi une signification spirituelle : « les pensées agréablement vous chatouillent l'âme » (*ibid.*). Ici, le terme est exclusivement réservé aux sensations sexuelles.

CHRYSANTHÈMES (UNION DES –). Par semblance de forme, désigne l'anus. L'empereur Mu (vers 1100 avant notre ère) avait la réputation, plus ou moins légendaire, de rechercher les jeunes garçons en une sorte d'élixir de longue vie.

CIABATTINA. Littéralement : « La Savetière ». C'était une courtisane du bas de l'échelle.

CLAQUEMURER. « Renfermer, resserrer dans une étroite prison. *Ce garcon faisait l'insolent, on l'a claquemuré. Il a été claquemuré dans les petites-maisons*. Il ne se dit qu'en plaisanterie » (*Dictionnaire de l'Académie*, 1718). C'est « se resserrer, se renfermer, se borner, s'appliquer, s'adonner, s'abaisser à quelque chose de commun et de bas », écrit Le Roux dans son *Dictionnaire comique*. Le mot est formé sur le préfixe *claque-* et dérivé de *claquemur*, un ancien jeu d'enfant.

COLLE-À-FANNE. La colophane est une « sorte de résine dont les joueurs d'instruments se servent pour frotter les crins de l'archet dont ils jouent » (*Dictionnaire de l'Académie*, 1718). Y a-t-il ici jeu de mots délibéré (fane, feuille, colle-à-femme...), effet burlesque de méprise, ou réelle confusion par attraction de la « colle à pierre », le mastic qui sert aux marbriers à joindre les marbres ?

CONNEAU. Dans *Le Moyen de parvenir, œuvre contenant la raison de tout ce qui a été, est et sera* (1610), Béroalde de Verville distingue, selon les âges de la vie : *connin, connant, con, connasse*. La langue ne se lasse pas de faire résonner le mot. Sa déclinaison suscite un nuancier tapageur, qui donne aussi *connichon, conneau, connaud* ou *connil*. Dans *La Nouvelle Messaline* de Grandval fils, Conine s'offre à remplacer sa maîtresse : *Mais vengez-vous, seigneur, et faites choix d'une autre ; / Elle change de vit et méprise le vôtre.*

COQUETTE. Le mot ici, affublé à Vénus, est probablement plus riche de sens qu'il n'y paraît à première vue. Le substantif apparaît au début du XVIIe siècle pour désigner une femme bavarde, et donc polissonne. Le mot sert ensuite à désigner le principal rôle féminin. La coquette, c'est enfin la « mouche » de ruelle (qu'on n'utilisait seulement que dans l'intimité) que les élégantes se fixaient sur la lèvre.

CORDES DE SON LUTH. Une des multiples façons poétiques de désigner le clitoris, plus précisément, peut-être, les ligaments qui retiennent le capuchon.

COUSSI, COUSSI. Couci-couci, forme francisée de l'italien *cosi cosi*, est selon Le Roux une « facon basse et populaire, qui signifie tellement quellement. Une coquette vous aimera couci-couci ». Faire couci-couci a une évidente valeur érotique. Dans *Adélaïde Du Guesclin* (1734) de Voltaire, à la réplique fatale : « Es-tu content, Coucy ? », le parterre ne manqua pas de répondre unanimement : « Couci-couci. »

CRAPAUD DE LA LUNE AU NEUVIÈME CIEL. Les Chinois voient un crapaud dans la lune, appelée notamment « palais du crapaud » ; on dit aussi que la belle Chang'e, qui s'enfuit dans la lune après avoir volé l'élixir de longue vie à son mari, fut changée en crapaud. Le crapaud à trois pattes est associé à Liu Hai, l'un des huit immortels du panthéon taoïste. Aux éclipses, le crapaud est supposé avoir gobé la lune. Le neuvième ciel est l'empyrée ; on ne peut imaginer plus haut.

CULOTTER. Nombreux sont les dérivés, les locutions qui se forment à la fin du XVIIIe siècle à partir de *culot*, comme à partir de *culotte*, dans un sens érotique. Le mot peut également être mis pour *culleter* : « Pour farfouiller, chatouiller entre les jambes d'une femme, la baiser, ou bien faire les premières approches, c'est-à-dire chercher l'ouverture » (*Dictionnaire comique* de Le Roux). *Culbuter* n'est pas loin. A l'article du plaisir : « Dans un sens figuré et libre, signifie de même que carabiner une femme, la renverser, la jeter en désordre sur un lit ou sur l'herbe, pour en jouir ensuite. »

CYPRINE. Le sexe de la femme. Le mot est formé à partir de Cyprine (Aphrodite), la déesse de l'amour. « Mais la cyprine est aussi un coquillage », précise Pierre Guiraud dans son *Dictionnaire érotique*.

DÉMANGEAISON. Envie, désir violent.

DENT DE MACLE. Cette image du clitoris a de quoi laisser perplexe. Certains sinologues l'identifient aux petites lèvres, *labium minus pudendi*, peut-être à tort mais non sans raison s'il s'agit du frein du clitoris, repli des petites lèvres. D'autres traduisent « l'Indentation en forme de grain de blé », entendant par là, semble-t-il, la commissure des lèvres opposée au clitoris.

DIOGÈNE. « Diogène le cynique a été un de ces hommes extraordinaires qui outrent tout, sans en excepter la raison, et qui vérifient la maxime, *Qu'il n'y a point de grand esprit dans le caractère duquel il n'entre un peu de folie* » (*Dictionnaire historique et critique* de Bayle). « Ce qu'il y a de plus impudent, et de plus inexcusable dans sa vie, est qu'à la vue du public il se plongeait brutalement dans les actes de l'impureté. » Il en va de même de l'onanisme, dont Diogène fut grand partisan, alléguant l'exemple de Pan à qui Mercure aurait enseigné cette « voie de soulagement ». Il pratiquait publiquement « ce que les casuistes appellent péché de mollesse, et disait effrontément qu'il serait bien aise de pouvoir apaiser par une semblable voie les désirs de son estomac ». Son succès était considérable. Laïs, qui d'ordinaire mettait ses faveurs à très haut prix, « faisait la courtoisie tout entière à notre cynique, tout maussade et pied-poudreux qu'il était ».

DUCHESNE (LE PÈRE). Dorvigny fait représenter le 3 février 1789 *Le Père Duchesne ou la Mauvaise Habitude*, comédie en deux actes et en prose (publiée peu après chez Cailleau). Le Père Duchesne, ancien second canonnier sur *Le Triomphant*, doit épouser la servante de Monsieur le marquis. Présenté à la marquise, il s'agit pour lui – « toujours prêt à lâcher le gros mot » – de ne pas jurer, de ne pas prononcer « bougre » ni « foutre ». Tel est le suspense sur lequel roule la pièce ! Mais bientôt deux journaux sont en concurrence : les *Lettres bougrement patriotiques du Père Duchesne* de Lemaire et *Le Père Duchesne* de Hébert, créé en septembre 1790, qui s'imposera très vite comme le périodique le plus populaire de la Révolution. Désormais il ne craint pas de lâcher le mot. Tout au contraire, c'est dans l'insurrection de *Foutre !* que la Révolution s'affirme.

ÉGOUVILLON. Le mot est mis pour *écouvillon*, formé à partir du latin *scopa*, balai. C'est en effet le balai auquel est fixé un chiffon, qui sert aux boulangers à nettoyer leur four. L'usage se répand dans des contextes différents : brosse ou chiffon au bout d'un manche ou d'un bâton, pour nettoyer une arme à feu par exemple. Le croisement se fera avec *goupillon* : « Aspersoir. Petit bâton au bout duquel il y a de la soie de cochon, et dont le prêtre se sert à l'église pour prendre de l'eau bénite, et pour la répandre sur le peuple » (*Dictionnaire de l'Académie*, 1718). Les deux mots conviennent parfaitement à la langue érotique. Dans *Le Moyen de parvenir*, Béroalde de Verville évoque les nonnains qui vont « se donner du goupillon à l'opposite des reins ».

ÉLÉPHANTIS. Eléphantis (on trouve aussi la forme Eléphantide) est célèbre pour avoir écrit le livre des *Figuræ veneris*, qui n'a pas été conservé. Elle y expose un certain nombre de postures érotiques. Dans la *Vie des douze Césars*, Suétone écrit au livre sur Tibère que celui-ci invitait garçons et filles à s'accoupler en groupes de trois devant lui, afin de raviver ses désirs, et qu'il plaçait devant eux le livre ouvert des *Figuræ Veneris* pour qu'ils en imitent les postures. C'est le même titre que Forberg fait revivre quand il publie en 1824 en latin l'ouvrage *De Figuris Veneris,* connu dans sa traduction française sous le titre de *Manuel d'érotologie classique*.

EMPEIGNE (GUEULE D'–). Le mot *empeigne*, qui désigne au sens strict le dessous d'une chaussure, a fini par prendre dans cette expression – depuis la fin du XIXe siècle – le sens de « visage laid et ridicule » et, par extension, celui d'individu désagréable.

ENFER (LA BARRIÈRE D'–). Plusieurs éléments se rencontrent ici... Mont-Rouge était le premier village au sortir de Paris, sur la route d'Orléans (ainsi nommé d'un seigneur de Montlhéry, surnommé le Rouge pour la couleur flamboyante de ses cheveux). La rue d'Enfer, cependant, commençait à la place Saint-Michel pour aboutir à la grande route d'Orléans, qui s'appelait aussi rue de Vanves ou rue de Vauvert, puis rue des Chartreux. L'ordre des chartreux avait en effet obtenu de saint Louis le palais de Vauvert, abandonné de ses propriétaires parce qu'il était hanté de spectres, de revenants terrifiants. Les disciples de saint Bruno firent rapidement fuir le diable et transformèrent le château en couvent. Le nom de la rue, et l'expression « au diable Vauvert », gardent le souvenir du tapage des démons infernaux. Entrée importante dans Paris, la barrière d'Enfer proprement dite fut percée en 1784, en partie sur la commune de Mont-Rouge. Est-ce à l'exorcisme attribué aux chartreux que le texte fait ici allusion (« et pour chasser le diable... ») ? Ou renvoie-t-il à l'un des nombreux établissements jésuites situés dans la rue d'Enfer ou à proximité ? On sait ce qu'est au XVIIIe siècle « le goût de saint Ignace » : la réputation des jésuites les montre héritiers de Sodome, *philotanus* convaincus, *oyolisant* leurs élèves. Comme l'écrit Voltaire : *Un rimeur sorti des Jésuites, / Des peuples de l'ancienne loi / Ne connaît que les Sodomites*.

ENGIN. Le *Dictionnaire de Trévoux* rappelle que « ce mot vient de *ingenium*, qui signifie simplement esprit, industrie, et parce qu'il faut de l'esprit pour inventer les machines qui augmentent les forces mouvantes, on les a aussi appelées engins ». Chez Marot, le mot signifiait ruse, finesse, industrie, habileté. Le *Dictionnaire comique* de Le Roux rapporte encore qu'*engin* se dit pour « ruse, tour d'esprit, finesse, matoiserie, adresse ». Mais il vaut surtout, dans le monde libertin, « pour membre viril ».

ÉTIQUETTE. « L'étiquette était pour elle [la comtesse de Noailles] une sorte d'atmosphère : au moindre dérangement de l'ordre consacré, on eût dit qu'elle allait étouffer » (*Mémoires de Madame Campan*, Mercure de France, 1988). La cour de Louis XIV et la cour d'Espagne semblent avoir porté le plus loin, en Europe, le règlement des grandes et des petites cérémonies, des rites et des usages qu'impose la monarchie : les manières et le ton, les honneurs, les préséances, les égards et les présentations, bals, deuils, titres, langages et costumes, tout l'art des visites, des révérences, des mariages, des accouchements et des voyages, dans la division minutieuse des obligations et des faveurs.

FAIM. Qui obtient longue vie, c'est-à-dire vie perpétuelle, n'a plus faim, c'est-à-dire qu'il peut se passer de manger. Manger maintient en vie mais aussi la détruit.

FEMME-BICHE. Les *Kâma Sûtra* classent les mâles selon la grandeur de leur pénis et les femmes selon la profondeur de leur sexe. La femme-biche apparaît la première dans cette classification, qui va – pour les femmes – du plus étroit au plus vaste. Un commentaire aux *Kâma Sûtra* la décrit ainsi : « La femme-biche a de beaux cheveux, un corps mince, une peau dorée, son organe est froid comme un rayon de lune. Elle a des dents fortes, une voix basse, les cheveux abondants. Son visage est étroit, ses sécrétions sexuelles sont parfumées. Elle ne crie jamais. »

FLORENTINS. Fabrice et Marius, les Florentins de *L'Académie des Dames*, ont immanquablement le vice de leur pays, le « vice italien ». Au XVIIe siècle, la sodomie était en principe punie de mort lorsqu'elle avait été constatée après enquête. Mais on observe en fait une relative indulgence de la part de l'Eglise et de l'Etat face au « vice ultramontain ».

FOLLET. Dans le roman chinois *Le Moine Mèche-de-Lampe*, Follet est le personnage principal, celui que désigne le titre. Il appartient à la catégorie imaginaire des lutins. Petit moine qui devient grand à volonté, il pousse son espièglerie jusqu'à visiter le corps des femmes, et l'intérieur même de celui-ci. C'est une métaphore, à peine voilée, du pénis.

FOSSETTE. Le mot est un diminutif de *fosse*. « Petit creux que les enfants font en terre, pour jouer à qui y fera tenir plus de noix, plus de noisettes, etc. *Jouer à la fossette* » (*Dictionnaire de l'Académie*, 1718).

FRANCONI. Antoine Franconi fut le plus célèbre écuyer de l'Europe. Né à Venise en 1738, mort à Paris en 1836, il avait commencé par être saltimbanque, montreur d'animaux savants. Après avoir rencontré à Paris les Astley, père et fils, qui y avaient ouvert un *Amphithéâtre équestre*, après s'être formé lui-même comme voltigeur équestre, il rouvrit le manège en 1791, puis s'installa dans le jardin des Capucins. La vogue de Franconi fut immense, on venait en foule admirer ses spectacles. Il réalisait des pantomimes avec ses enfants qui, à leur tour, fondèrent le *Cirque olympique des frères Franconi*.

FRESSURE DE VACHE. Le sexe de la femme. Pierre Guiraud dans son *Dictionnaire érotique* fournit cette précision : « La fressure désigne les gros viscères d'un animal ; c'est donc l'intérieur. »

FRUIT OU GRAIN DE LA VALLÉE. *Gushi,* une des multiples façons poétiques de désigner peut-être le gland du clitoris ou un point non identifié du vagin ; *shi* désigne aussi bien le grain que le fruit.

GARBALADE. Faut-il penser à tout ce qui relève de *gabeler* ? *Se gabeler* : « Pour se divertir, se réjouir, se donner du bon temps, vivre en joie, se goberger, se railler, se moquer, dire le mot pour rire » (*Dictionnaire comique* de Le Roux). Faut-il penser à *garbe* qui « vient de l'italien, et signifie air, mine, tour de visage, physionomie » ? Y a-t-il formation du mot en écho à *caracolade* ? La signification du mot reste incertaine.

GODEMICHÉ. Sur le parcours de l'initiation aux plaisirs qui conduit le roman libertin, l'apparition du godemiché ne se fait pas attendre. Tel est le cordon de saint François qui ravit Eradice en extase dans *Thérèse philosophe*. Le père Dirrag « lui montra enfin ce prétendu cordon, qui n'était autre chose qu'un assez gros morceau de corde de huit pouces de longueur enduit d'un mastic qui le rendait dur et uni. Il était recouvert proprement d'un étui de velours cramoisi qui lui servait de fourreau. En un mot, c'était un de ces meubles de religieuses que l'on nomme godemichés ». Dans *Eve ressuscitée ou la Belle sans chemise* (1683), Angélique et Judith, friandes du morceau, réalisent elles-mêmes cette « pièce de velours bien cousue et arrondie qu'on remplit de son ». Le Roux le définit ainsi : « C'est une espèce d'instrument que les Italiens nomment *fregona*. Il en est de plusieurs sortes, comme à la florentine, à la romaine. Ces instruments sont d'ordinaire faits de velours, et représentent au naturel le membre viril. » Parmi les étymologies proposées, la plus fréquente fait remonter le mot au latin médiéval, *gaudere*, jouir, à la formation : *gaude mihi*.

GODICHE. Deux étymologies se disputent l'origine de *godiche*. Soit que le mot vienne de *Claude* et de son diminutif familier *Godon*, au sens de nigaud ; soit qu'il vienne de *gode*, dérivé de *godet*, au sens d'enflé, stupide. Etre godiche, c'est montrer en tout maladresse et niaiseric.

GRAVONNER. « Patiner (caresser avec les mains) les testicules pendant le coït » (Pierre Guiraud, *Dictionnaire érotique*).

GROSSE DE CAMIONS. On dira une grosse de boutons, une grosse de balles de jeu de paume, une grosse d'aiguilles : « Douze douzaines de certaines marchandises » (*Dictionnaire de l'Académie*, 1718). De quoi ficher bien des *camions*, qui sont de très petites aiguilles, dans la pelote.

GUENUCHE. « Petite guenon. *Une jolie guenuche. Guenuche coiffée* » (*Dictionnaire de l'Académie*, 1718). Pour Le Roux, *guenon* est « Sobriquet, ou nom injurieux qu'on donne aux femmes. Signifie laide, difforme, d'une laideur à faire peur » (*Dictionnaire comique*). *Guenuche*, on le voit, enchérit sur *guenon*, et désigne souvent la *guenille*, le sexe féminin.

HYDROGÈNE (LE GAZ –). Le mot apparaît en 1787. Rappelons que le gaz hydrogène (l'un des principes constitutifs de l'eau) était désigné d'abord sous le nom d'air inflammable. On faisait en public de nombreuses expériences ayant recours à l'air inflammable ; les montgolfières en renouvelèrent la vogue. Il y eut des coiffures, des chansons, des vêtements *à l'air inflammable*.

HYPOCRAS. « Breuvage qu'on fait avec du vin, du sucre, de la cannelle, du girofle, du zinzembre, et autres ingrédients. On fait aussi de l'hypocras d'eau, que les Médecins appellent bouchet. On en fait aussi de bière et de cidre. L'hypocras passe pour vin de liqueur, et se boit par délices à la fin d'un repas » (*Furetière*).

INDRA, INDRÂNÎ. Indra – qui signifie la « force » – est, dans le vieux panthéon védique, le dieu de la guerre. Eternellement jeune, « sa force réside dans la substance séminale de tous les êtres ». Indrânî est son épouse.

INGUEN. Les dictionnaires latins traduisent pudiquement « les parties naturelles ». Si l'on se fie à l'étymologie, le mot a d'abord signifié « enflure » ; on notera le clin d'œil de Voltaire qui désigne explicitement, tout en la voilant sous la défroque d'une autre langue, la mentule « enflée » de l'âne.

INVALIDES. Après plusieurs échecs pour ouvrir à Paris une maison destinée à recueillir les soldats estropiés, blessés à la guerre, ce fut Louis XIV qui mena à bien le projet, et fit construire le magnifique hôtel des Invalides. Chamfort raconte : « M. d'Argenson disait à M. le comte de Sébourg, qui était l'amant de sa femme : "Il y a deux places qui vous conviendraient également : le gouvernement de la Bastille et celui des Invalides ; si je vous donne la Bastille, tout le monde dira que je vous y ai envoyé ; si je vous donne les Invalides, on croira que c'est ma femme" » (« Produits de la civilisation perfectionnée », *Caractères et Anecdotes*, 625).

INVENTION. Dans la langue érotique, le mot sert aussi bien à désigner le sexe de l'homme que celui de la femme.

JAGHANA. C'est la partie du corps de la femme qui s'étend entre le nombril et les cuisses ; en fait, son pubis.

LÉDA. Fille de Thestios, roi d'Etolie, épouse de Tyndare, roi de Sparte, Léda fut la mère de Clytemnestre et d'Hélène de Troie. Zeus, amoureux d'elle, prit pour la posséder l'apparence d'un cygne. De cette union naquirent les deux jumeaux, Castor et Pollux, nés dans un œuf : les Dioscures.

LICOBONI. Y a-t-il référence malicieuse à la célèbre famille Riccoboni, comédiens et auteurs à la Comédie-Italienne, jusqu'à Marie-Jeanne Laboras de Mézières, épouse d'Antoine-François Riccoboni, traductrice de Fielding, célèbre pour son *Histoire du marquis de Crécy* ?

LINGAM. « Signe, pierre érigée, de forme cylindrique, d'apparence phallique, qui représente dans l'hindouisme l'univers et la nature fondamentale, complément de la yoni, symbolisée par une pierre couchée. Lorsque le lingam est associé à la yoni, cet ensemble symbolise les forces ou énergies mâle et femelle de Shiva dont la fonction est de créer et de détruire » (Louis Frédéric, *Dictionnaire de la civilisation indienne*).

MALTHUS. Pasteur anglican, puis économiste (1766-1834), Malthus prétendait que la population croissait plus vite que les ressources de la planète. D'où la désignation de cette posture qui évite d'engendrer.

MARJOLANA. Il y a dans la langue médiévale *marjoler*, qui signifie : caresser, cajoler. Il y a *marjolet* : le petit fagot, qui désigne au figuré un homme futile et vain, petit jeune homme qui fait le galant : « Il se trouverait plus de gentils hommes qui fussent mestifs et plus propres à faire les marjolets, berlandiers et batteurs de pavé que s'employer à la vraie vertu et aux armes », écrit Sully dans ses *Mémoires* (éd. 1725). La marjolaine, cependant, est une plante aromatique utilisée comme assaisonnement pour ses propriétés stimulantes. On attend de la signora Marjolana qu'elle se joigne aux Compagnons de la marjolaine, bande joyeuse de garçons gaillards, prompts au plaisir.

MARTEAU DE JADE. *Yu chui,* marteau, maillet ou battoir, comme aussi *Yu jing*, tige de jade, parmi les multiples désignations métaphoriques du pénis.

MERCURE. C'est l'entremetteur par excellence. Mercure se dit pour le « messager d'amour, qui porte les billets doux de deux amants, maquereau, commode, maquignon de chair humaine, comme le dieu Mercure l'était de Jupiter » (*Dictionnaire comique* de Le Roux).

MESSALINE. L'arrière-petite-fille d'Octavie, l'impératrice de Rome, l'épouse de Claude, la mère d'Octavie et de Britannicus, Valeria Messalina échangeait, à la nuit tombée, le ciel du lit impérial pour la paillasse d'un boucan. Dans l'atmosphère échauffée du lupanar, sous le nom de Lycisca, les seins enfermés dans un réseau d'or, elle faisait trafic de ses charmes. Longtemps la figure de Messaline suscita la plus grande fascination. Les prédicateurs voient en elle l'incarnation de la Luxure. A son tour, le libertinage en fait son miel. Dans *La Nouvelle Messaline* de Grandval fils (tragédie en un acte et en vers), Messaline est fille de Couillanus, roi de Foutange, se partageant entre Vitus, Pinez de Villeprune, Matricius et Nombrilis, ses amants.

MIGNARDISE. Le mot s'est formé à partir de *mignon*. « Délicatesse de quelque chose, soit qu'elle vienne de la nature, ou de l'art » (*Dictionnaire de Trévoux*). Il y a mignardise dans la tournure d'un vers, dans l'exécution d'un tableau (le mot a pu croiser alors les œuvres du peintre Mignard), dans la séduction d'un visage, ou les flatteries d'une femme. Le Roux donne mignardise « pour caresse, flatterie, manières douces et attrayantes, cajoleries, gentillesse amoureuse et engageante ». La mignardise est encore un petit œillet gris, rouge ou blanc, qui fleurit au printemps.

MIGNONS. Au Japon, à l'époque, on désignait ainsi les jeunes acteurs de théâtre qui offraient leurs services aux amateurs, parmi lesquels de nombreux moines et militaires.

MONTESSU. Pauline Montessu, née à Marseille en 1805, morte à Asnières en 1877, débuta à Lyon en 1813. Elle fit les délices de l'Opéra de Paris, de 1820 à 1836. Au regard des chroniqueurs contemporains, sa danse mêlait le talent et la grâce, que couronnait un sourire « que personne n'a encore trouvé le secret d'imiter ».

MOULINET. *Moulinet*, comme *cheville*, sert à tout et fait tourner ensemble les arts et les techniques. Au XVIIIe siècle, au propre comme au figuré, il appartient au domaine de la « méchanique » (pour enlever ou tirer les fardeaux), de la cuisine (pour faire le chocolat), de la marine ou de la plomberie. Mouvement capital au jeu d'escrime, aux yeux du militaire *faire le moulinet*, c'est faire pivoter sur le centre un bataillon rangé en bataille. Pour le bourreau, c'est l'instrument qui, avec la tourtouse, étrangle celui qu'on roue. En mercerie, le moulinet est un petit ornement de soie qui, parmi les pompons et les sourcils d'hannetons, orne les palatines. C'est auprès du danseur de corde que *L'Art de foutre* pourra prendre conseil : « Il consiste à aller en avant et en arrière pour se donner le branle. Le voltigeur se donne le branle en faisant le moulinet » (*Dictionnaire de Trévoux*).

NÉOCORE. « Ministre d'un temple, chargé de veiller à sa propreté, à ses ornements, à ses statues » (Belin de Ballu). Le nom est formé de deux mots grecs, dont l'un signifie « temple » et l'autre « nettoyer, orner, parer ».

NIGAUDINOS. Avec *nigaud*, *nigaudement*, *nigauder* et *nigauderie*, *nigaudinos* désigne un sot, un imbécile. Maladresse et niaiserie forment le personnage. La farce s'en réserve l'emploi. Mais, au-delà du rire, dans la misogynie ambiante du siècle, le nigaud exprime cette fatalité qui conduit le plus dégourdi des hommes dans les bras d'une plus rusée que lui.

OCCASION. *La Nuit et le Moment, Le Hasard du coin du feu* de Crébillon sont les deux traités majeurs de l'occasion selon le libertin. Mérard de Saint-Just y revient en publiant en 1770 *L'Occasion et le Moment*. Dans la mythologie romaine, l'Occasion était une déesse représentée sous la figure d'une femme nue, chauve par-derrière, armée d'un rasoir, et tenant un pied sur une roue.

PAF. Pénis. Donner du nerf à son « paf ». Pierre Guiraud, dans son *Dictionnaire érotique*, note : « Argotisme qui date de la fin du XIXe siècle et doit s'apparenter à la racine onomatopéïque *paffer*, souffler, gifler, et aussi s'enivrer. Mais on voit mal comment. »

PAILLASSONNER. *Paille* donne *paillard*, *paillasse*, et toute la famille. Nombreuses sont en effet les expressions familières qui sont formées à partir de *paillasse* au sens de toile ou grossier matelas de paille. On trouve ainsi *paillasse de corps de garde* : « Ces mots sont figurés, et signifient dans le style bas et satirique, une femme ou une fille de mauvaise vie qui s'abandonne indifféremment à tous les soldats, au premier venu » (*Dictionnaire de Trévoux*). *Paillassonner* est courir la fille, et faire le déduit. L'homosexuel est *brûleur de paillasse*. Au Théâtre de la Foire, le paillasse est personnage de la farce, bouffon, souffre-douleur perpétuel. Il doit son nom au fait qu'il était habillé d'une toile de paille.

PATINER. Pour toucher, manier, tâter, farfouiller. « Dans le sens libre signifie aussi manier la nature d'une femme, la lui chatouiller des doigts, lui donner du plaisir. C'est ordinairement le prélude pour passer outre » (*Dictionnaire comique* de Le Roux). Le mot, dès le Moyen Age, est dérivé de *patte*, lui-même issu d'une onomatopée exprimant le bruit du contact entre deux objets, ou deux parties du corps.

PELOTONS DE VÉNUS. Parmi les petites boules, balles à jouer, pelotes d'épingles, groupes de personnes ou d'insectes assemblés (il y a des pelotons d'infanterie, des pelotons de mouches), les deux pelotons sont « pour génitoires, testicules », à proximité de la quenouille (*Dictionnaire comique* de Le Roux).

PETIT-MAÎTRE. L'expression, apparue au XVIe siècle, s'impose un siècle plus tard pour désigner les jeunes nobles de l'entourage de Condé et de son frère, le prince de Conti, quand *la cabale des Petits-maîtres* remplace celle des *Frondeurs*. Au XVIIIe siècle, c'est le jeune homme à la mode, désinvolte et méprisant, poupée mondaine, papillon inconstant : vrai héros de toilette qui fait pendant à la coquette évaporée.

PHILOPÈDE. Le mot ne semble pas attesté en français. En grec, *philopais* signifie au sens strict « qui aime *ses* enfants » et, en un sens plus général, « qui aime *les* enfants ». Il est formé de deux mots grecs : *celui qui a de l'affection pour* et *enfants*. Le verbe grec *philein* marque plus l'amitié que l'amour au sens strict. Chantraine fait observer que le mot « exprime proprement, non une relation sentimentale, mais l'appartenance à un groupe social ».

PHRYNÉ. Phryné fut l'une des plus célèbres courtisanes de la Grèce antique (IVe siècle). C'est sous ses traits qu'Apelle peignit l'Aphrodite Anadyomène, que Praxitèle sculpta l'Aphrodite de Cnide. La statue garda la trace des désirs violents – « insensés » – qu'elle avait suscités chez ses admirateurs.

PINCES DE JADE. *Yuqian,* probablement les grandes lèvres, peut-être les nymphes des petites lèvres.

PINOTTE (MME) ET SES COMPAGNES. La plus célèbre des nombreuses listes des prostituées parisiennes – listes qui se multiplieront tout au long de la Révolution – est le *Tarif des filles du Palais- Royal, lieux circonvoisins et autres quartiers de Paris, avec leurs noms et demeures*, qui se présente comme « un acte patriotique » à destination des nouveaux venus dans Paris, pour écarter celles qui voudraient « rançonner le patriotisme de nos frères de provinces ». Il y aura cinq livraisons successives. C'est la seconde qui donne « Pinotte et ses compagnes, Palais-Royal, n° 50, la pièce 4 livres 16 francs ».

PIOT. « Terme dont on se sert en raillerie ou en débauche, pour dire du vin. *C'est un homme qui aime le piot*. Il est populaire » (*Dictionnaire de l'Académie*).

PLUME (TAILLER UNE –). Pratiquer la fellation. Pierre Guiraud note, dans son *Dictionnaire érotique* : « L'expression est connotée par le sens argotique de *plume*, pince-monseigneur dont les noms désignent aussi le pénis. »

POISON. La syphilis est ce poison universellement partagé. « Car il ne faut pas s'imaginer que la vérole soit uniquement du ressort des prostituées publiques : ce mal américain, que Christophe Colomb mit au compte de ses découvertes, ne respecte ni rang ni qualité » (*Décrets des sens sanctionnés par la volupté*).

POLARD ou PAULARD. Le mot vient probablement de *paul*, forme dialectale de *pal*, pieu, et désigne bien évidemment le pénis (d'après le *Dictionnaire érotique* de Guiraud).

POPPÉE. Maîtresse de Néron, puis sa femme, elle est mêlée à l'assassinat d'Agrippine, la mère de l'empereur. « Modeste était son air, ses mœurs dissolues. » Nous pouvons imaginer, à la lecture de Tacite, tout ce qu'il fallait à Poppée d'impudicité, de cruauté, d'ambition pour parvenir au pouvoir au milieu de favoris habiles, de maîtresses illustres dans la science des voluptés.

PORTE MYSTÉRIEUSE. *Pinxuanmen,* le fond du vagin, là où il communique avec l'utérus.

POSTILLON. *Faire le postillon*, *se donner le postillon* consiste en l'introduction du doigt dans l'anus. Le postillon est « le valet qui monte sur un des chevaux de devant d'un attelage » (*Dictionnaire de l'Académie*, 1718).

POULAIN. Le mot désigne, en termes de chirurgie, « une tumeur maligne qui vient aux aines et procède d'une cause vénérienne. On l'appelle aussi bubon » (*Dictionnaire de Trévoux*).

PRESTOLET. « Un abbé qui fréquente les spectacles et les toilettes, n'est qu'un vrai prestolet » (*Dictionnaire critique* de

Caraccioli). Le mot est d'origine provençale, où il signifie prêtre. Le *Dictionnaire de Trévoux* confirme l'image négative : « Terme odieux dont on se sert pour mépriser un prêtre sans établissement et sans naissance. »

PRIAPE. C'est ici le dieu entre tous, dieu porte-membre, tout entier dans le membre qui porte haut son nom. Priape est, en effet, « un dieu fabuleux du Paganisme adoré à Lampsaque, ville de l'Hellespont, lieu de sa naissance, fils de Vénus et de Bacchus. Il était aussi le dieu des jardins. Ils ont nommé de son nom la partie honteuse des hommes, parce qu'il l'avait d'une grosseur extraordinaire, et pour cela il était fort vénéré des femmes » (*Dictionnaire de Trévoux*).

QUINZE-VINGT. L'hospice des Quinze-Vingt avait été fondé par saint Louis vers l'an 1260 pour trois cents aveugles pauvres. L'hôpital comportait une paroisse (saint Rémi), de même qu'une chapelle (saint Nicaise) dont l'une des portes donnait dans la rue Saint-Nicaise où s'était établi le fameux magasin de l'Opéra, de sorte que les filles en avaient fait leur paroisse, répandant impudence et malice aux saints lieux.

RANGONE (HERCULE –). Homme de guerre, mais aussi poète et musicien, Ercole Rangone avait épousé une grande courtisane romaine, Angela Greca.

RÉCOLLETS. Le couvent des récollets était situé à Paris, rue du Faubourg-Saint-Martin. Comme les carmes, les capucins, les cordeliers, les récollets ont belle réputation dans la littérature satirique anti-religieuse.

ROSE (LA DOUBLE FEUILLE DE –). *Anilinctus*, ou caresse de l'anus avec la bouche et la langue. Maupassant en fera l'un des épisodes de sa pièce scatologique *A la feuille de rose, maison turque*, qui ne fut publiée qu'en 1945.

ROUÉ. « Nom donné sous la régence à des hommes sans mœurs, compagnons des désordres du duc d'Orléans, ainsi dits parce qu'ils étaient dignes de figurer sur la roue » (*Littré*). Le mot a fini par désigner un homme sans principes et sans mœurs.

SALSEPAREILLE. « Plante qui croît au Pérou, et qui s'attache aux murailles ou le long des arbres voisins. » De l'espagnol *zarzaparilla*, elle fut importée d'Amérique. « La racine de salsepareille, poursuit le *Dictionnaire de Trévoux*, est sudorifique et dessicatoire, on s'en sert pour les gonorrhées et pour les autres maux vénériens, pour le rhumatisme, pour la sciatique. »

SCEPTRE DE JADE. *Yu ruyi,* une des multiples façons de désigner le pénis. Le sceptre chinois, *ruyi*, « à mon bon plaisir », n'a ni les fonctions, ni la forme du nôtre. Il est sans doute retenu ici pour son nom plus que pour sa forme recourbée.

SCRUTATEUR. Pour Le Roux, « ce mot se dit en parlant de Dieu, et signifie : qui sonde les cœurs, qui y pénètre ». Les applications malicieuses sont évidentes. Le *Dictionnaire de Trévoux* en resserre l'usage au style noble, et cite Bossuet : « Hardis scrutateurs des mystères dont la grandeur les accablera. » Le dictionnaire souligne que le mot « se dit aussi de ceux qui étudient la nature ».

SINUEUX (COURS D'EAU –). Allusion à une réunion poétique organisée, aux IXe et Xe siècles, dans les jardins du palais impérial au troisième jour de la troisième lune. Les participants étaient installés au bord d'un ruisseau sinueux sur lequel étaient lâchées à intervalles des coupes remplies de saké, et chacun devait composer un poème avant que la coupe passât devant lui. Il pouvait alors la boire, puis la remplissait et la remettait dans le courant.

TAGLIONI. Marie Taglioni, née à Stockholm en 1804, morte à Marseille en 1884, fut l'élève de Coulon, et de son père, Filippo Taglioni, qui réalisa pour elle la chorégraphie de *La Sylphide* (1832). Ce fut, avec *Robert le diable* (1830), puis *La Révolte au sérail* (1833), son plus grand succès. Grande rivale de Fanny Essler, elle réalisa l'image de la danseuse romantique à travers l'art des pointes et la séduction d'un corps aérien ; Théophile Gautier la célébra parmi *Les Beautés de l'Opéra*.

TESTICULES. « Couille est le mot technique, testicule celui de l'art », écrit Sade. Dans *Thérèse philosophe*, tandis que le père Dirrag fait éprouver à la belle Eradice la puissance de sa cheville ouvrière, « deux verrues, qui pendaient entre les cuisses de sa Révérence, semblaient en être comme les témoins ». L'étymologie est ainsi rejouée, puisque le mot est formé à partir de *testes* (témoins) pour désigner métaphoriquement la chose : *testiculi*. On retrouve fréquemment le jeu de mots dans la littérature du XVIIIe siècle.

TRIBADES. Du grec *tribein* (frotter), « c'est une espèce d'hermaphrodite, ou une femme qui hait le commerce des hommes, mais qui met son unique plaisir à caresser les femmes. Voyez le *Traité d'anatomie* de M. Dionis, où il assure qu'il y a des femmes qui ont les deux sexes, c'est-à-dire que leur clitoris leur sortant de la nature de la grosseur presque d'un membre viril, lorsqu'elles sont enflammées du feu d'amour, elles peuvent se donner du plaisir et en procurer aussi à d'autres femmes » (*Dictionnaire comique* de Le Roux).

TURNUM (AD). C'est d'abord *tornus*, le tour, l'outil de l'ouvrier, du tourneur. *Tornare*, façonner au tour, signifie ensuite mettre en forme, puis tout mouvement circulaire, dans le déplacement d'une personne, ou d'une chose que l'on fait tourner autour d'un axe.

YONI. Voir LINGAM.

Dans la même collection :

L'ACADÉMIE DES DAMES
OU LA PHILOSOPHIE DANS LE BOUDOIR
DU GRAND SIÈCLE
Dialogues érotiques présentés par Jean-Pierre Dubost.

AL-JÂHIZ
LE LIVRE DES MÉRITES RESPECTIFS
DES JOUVENCEAUX ET DES JOUVENCELLES
Traduit de l'arabe et présenté par Bernard Bouillon,
suivi du livre des *Amours* du Pseudo-Lucien de Samosate
traduit du grec par Jacques-Nicolas Belin de Ballu
et d'*Alcibiade enfant à l'école* d'Antonio Rocco,
textes choisis et présentés par Jacques Cotin.

AMOUR ET RANCUNE
LES SPECTACLES CURIEUX DU PLAISIR
Récits érotiques traduits du chinois
et présentés par André Lévy.

AMOUR ET RANCUNE
LES MIROIRS DU DÉSIR
Récits érotiques traduits du chinois
et présentés par André Lévy.

LE BRÉVIAIRE ARABE DE L'AMOUR
Traduit de l'arabe et présenté par Mohamed Lasly.

CENT POÈMES D'AMOUR DE LA CHINE ANCIENNE
Traduits du chinois et présentés par André Lévy.

CONTES DU CONSEILLER DE LA DIGUE
Traduits du japonais et présentés par Renée Garde.

COURTISANES DU JAPON
Textes traduits du japonais
et présentés par Jean Cholley.

L'ESPION LIBERTIN OU LE CALENDRIER
DU PLAISIR
Histoires, adresses, tarifs et spécialités
des courtisanes de Paris.
Textes choisis et présentés par Patrick Wald Lasowski.

HAIKU ÉROTIQUES
Traduits du japonais et présentés par Jean Cholley.

HISTOIRES D'AMOUR DU TEMPS JADIS
Précédées de *Portraits crachés* par Pascal Quignard,
traduites du japonais et présentées
par Dominique Lavigne-Kurihara.

LE JARDIN PARFUMÉ
Manuel d'érotologie arabe du Cheikh Nefzaoui
traduit par le baron R *** et présenté par Mohamed Lasly.

MANUEL DE L'OREILLER
POUR POSSÉDER LES FEMMES
Traduit du japonais et présenté par Jean Cholley.
Introduction de Sugiura Saichirô.

LE MOINE MÈCHE-DE-LAMPE
Roman pornographique du début des Qing
traduit du chinois et présenté par Aloïs Tatu.

LA SCIENCE PRATIQUE DE L'AMOUR
Manuels révolutionnaires érotiques
présentés par Patrick Wald Lasowski.

SONGE D'UNE NUIT DE PRINTEMPS
Poèmes d'amour des dames de Heian
traduits du japonais et présentés par Renée Garde.

SAIKAKU
ARASHI, VIE ET MORT D'UN ACTEUR
Traduit du japonais et présenté par Daniel Struve.

SAIKAKU
L'HOMME QUI NE VÉCUT QUE POUR AIMER
Traduit du japonais et présenté par Gérard Siary
avec la collaboration de Mieko Nakajima-Siary.

SAIKAKU
LA LUNE DE CE MONDE FLOTTANT
Traduit du japonais et présenté par Daniel Struve.

SAIKAKU
LE GRAND MIROIR DE L'AMOUR MÂLE
I. AMOURS DES SAMOURAÏS
Traduit du japonais et présenté par Gérard Siary
avec la collaboration de Mieko Nakajima-Siary.

SAIKAKU
LE GRAND MIROIR DE L'AMOUR MÂLE
II. AMOURS DES ACTEURS
Traduit du japonais et présenté par Gérard Siary
avec la collaboration de Mieko Nakajima-Siary.

LE SUBLIME DISCOURS DE LA FILLE CANDIDE
Manuel érotique chinois
traduit et présenté par André Lévy.

TOUT POUR L'AMOUR
Récits érotiques traduits du chinois
et présentés par André Lévy.

UTAMARO
LE CHANT DE LA VOLUPTÉ
Traduit du japonais par Jacques Lévy.
Préface de Nelly Delay.

par Achevé d'imprimer
en octobre 2003
IMPRIMERIE LIENHART
à Aubenas d'Ardèche

Dépôt légal octobre 2003
N° d'imprimeur : 7161
Printed in France